世界卫生组织驻华办事处卫生应急基金项目
中国中西部自然灾害食品安全培训教材的开发项目
天津市高等学校本科教学质量与教学改革研究计划重点项目

突发公共卫生事件应对与处置

主　编　黄国伟　姜凡晓
副主编　张　欣　职心乐　刘　欢

北京大学医学出版社

TUFA GONGGONGWEISHENG SHIJIAN YINGDUI YU CHUZHI

图书在版编目（CIP）数据

突发公共卫生事件应对与处置/黄国伟，姜凡晓主编.
—北京：北京大学医学出版社，2016.7（2024.1重印）
　ISBN 978-7-5659-1403-4

　Ⅰ.①突… Ⅱ.①黄… ②姜… Ⅲ.①公共卫生-突发事件-卫生管理-中国　Ⅳ.①R199.2

　中国版本图书馆CIP数据核字（2016）第124453号

突发公共卫生事件应对与处置

主　　编：黄国伟　姜凡晓
出版发行：北京大学医学出版社
地　　址：（100191）北京市海淀区学院路38号 北京大学医学部院内
电　　话：发行部 010-82802230；图书邮购 010-82802495
网　　址：http://www.pumpress.com.cn
E - mail：booksale@bjmu.edu.cn
印　　刷：中煤（北京）印务有限公司
经　　销：新华书店
责任编辑：陈奋　张立峰　　责任校对：王怀玲　　责任印制：李啸
开　　本：787 mm×1092 mm　1/16　印张：14　字数：358千字
版　　次：2016年7月第1版　2024年1月第3次印刷
书　　号：ISBN 978-7-5659-1403-4
定　　价：52.00元
版权所有，违者必究
（凡属质量问题请与本社发行部联系退换）

编写人员

主　编　黄国伟　姜凡晓
副主编　张　欣　职心乐　刘　欢
编　者　(以姓氏笔画排序)
　　　　王　哲　中国疾病预防控制中心卫生应急中心
　　　　毛吉祥　世界卫生组织驻华办事处卫生应急项目组
　　　　刘　欢　天津医科大学公共卫生学院营养与食品卫生学系
　　　　苏媛媛　天津医科大学公共卫生学院预防医学实验中心
　　　　张　欣　天津医科大学公共卫生学院儿少卫生与妇幼保健教研室
　　　　张　强　天津医科大学公共卫生学院劳动卫生与环境卫生学系
　　　　张绪梅　天津医科大学公共卫生学院营养与食品卫生学系
　　　　侯心玥　天津医科大学公共卫生学院预防医学实验中心
　　　　姜凡晓　天津医科大学公共卫生学院预防医学实验中心
　　　　高　娜　天津医科大学公共卫生学院劳动卫生与环境卫生教研室
　　　　高　磊　天津医科大学公共卫生学院儿少卫生与妇幼保健学系
　　　　职心乐　天津医科大学公共卫生学院流行病与卫生统计学系
　　　　黄国伟　天津医科大学公共卫生学院营养与食品卫生学系

序

在漫长的人类发展历史中，战争和灾难夺去过无数人的生命，可以说人类发展的历史就是一部曲折的灾难史。进入近代社会后，工业革命将社会带入高速发展的阶段，同时也给社会带来很多新的不稳定因素。传统的各类灾难，如地震、洪水等自然灾害，虽然在人类的不懈努力下，频率已有所降低，但依然不断发生。与此同时，很多历史上从未发生过的天灾人祸在不断上演，例如工业化食品大规模生产所带来的食物中毒事件、变异的细菌或病毒所导致的传染病肆虐、一些已经被消灭的传染病又卷土重来、化学品或强辐射物的大规模泄漏等。为了应对种类复杂、数量繁多的各类灾难事故，人类已经发展出了越来越完善的突发事件应急管理方法。

由于气候变化及地理和环境等因素，中国每年都会受到多种灾害侵袭。这些灾害的发生不仅对经济和社会发展造成了威胁，同时也极大地威胁着人们的生命安全。2008年的四川汶川特大地震造成了69 227人死亡，17 923人失踪。灾难过后，各种卫生和医疗问题大量显现，卫生需求急剧提升。2003年，重症急性呼吸综合征（SARS）的暴发流行造成了中国，包括香港、澳门、台湾地区共七千余人感染，694人死亡。对于政府和卫生专业人士来说，当前最重要的是强化整个国家医疗卫生系统灾前的准备、风险防控及灾后的救援和有效管理能力。在这方面，西方国家相比于中国经验更丰富、理论更完善。中国在这方面虽然已经做了很多工作，但由于地区自然条件的差异、经济发展水平的不够先进且不均衡等因素，仍有很多需要改善的地方。对于突发公共卫生事件应对与处置的专业人才更是需求远大于供给。

突发公共卫生事件与医疗救援及疾病防控等活动总是息息相关的。每当有突发公共卫生事件发生时，大量的医护工作者都会被派往第一线进行各类抢救、救护工作。另一方面，处理突发公共卫生事件既要有良好的医学专业知识，又要有应对危机的统筹、分析和判断、指挥和决策能力。在突发公共卫生事件应对处置中，既懂医学专业，又了解突发公共卫生事件管理方法的复合型人才是非常关键的。

目前相比美国、日本等国家，我国极少有医学院校为医疗专业和公共卫生专业学生设立卫生应急管理课程，相应的科研机构和从事此类工作的医学专家、学者还很匮乏。这是我国突发公共卫生事件管理事业中亟待解决的问题。

本书即为面向医科院校学生编写的一本介绍突发公共卫生事件应对与处置方法的教材。不同于一般危机管理类教材只讲方法或只讲政策、法规，本书结合了医科各类专业知识，贴近实际情况，使学生能够更具体地了解突发公共卫生事件的应急管理和处置，在将来的工作岗位上能够学以致用，为突发公共卫生应急管理复合型人才的培养提供参考教材。

主编　黄国伟
2016年6月

目　　录

第一章　突发公共卫生事件概述 ……………………………………………………… 1
第一节　突发公共事件概述 ………………………………………………………… 1
一、突发公共事件的概念 ………………………………………………………… 1
二、突发公共事件的分类 ………………………………………………………… 1
三、突发公共事件的分级 ………………………………………………………… 1
第二节　突发公共卫生事件概述 …………………………………………………… 2
一、突发公共卫生事件的概念 …………………………………………………… 2
二、突发公共卫生事件的界定 …………………………………………………… 2
三、突发公共卫生事件的分类 …………………………………………………… 2
四、突发公共卫生事件的分级 …………………………………………………… 3
第三节　突发公共卫生事件的特征和主要有害因素 ……………………………… 4
一、突发公共卫生事件的特征 …………………………………………………… 4
二、突发公共卫生事件的主要有害因素 ………………………………………… 5

第二章　突发公共卫生事件应急管理 ………………………………………………… 8
第一节　国外突发公共卫生事件应急管理体系 …………………………………… 8
一、美国 …………………………………………………………………………… 8
二、英国 …………………………………………………………………………… 9
三、日本 …………………………………………………………………………… 10
第二节　我国公共卫生应急管理体系、组织机构和指导原则 …………………… 10
一、我国公共卫生应急管理体系 ………………………………………………… 10
二、我国公共卫生应急管理的组织机构 ………………………………………… 13
三、我国公共卫生应急管理的指导原则 ………………………………………… 14
第三节　公共卫生应急管理核心内容 ……………………………………………… 14
一、风险管理 ……………………………………………………………………… 14
二、信息管理 ……………………………………………………………………… 16
三、风险沟通 ……………………………………………………………………… 18

第三章　传染病暴发事件应急处理 …………………………………………………… 22
第一节　传染病暴发事件概述 ……………………………………………………… 22
一、传染病的流行与暴发 ………………………………………………………… 22
二、传染病暴发的风险管理 ……………………………………………………… 24
第二节　传染病的监测与预警 ……………………………………………………… 25
一、传染病的监测 ………………………………………………………………… 26
二、传染病的预警 ………………………………………………………………… 28

第三节 传染病的预警系统 ·· 29
　一、传染病预警系统建设技术原则 ··· 30
　二、传染病预警系统的基本框架 ··· 30
　三、现代传染病的预警系统 ·· 31
第四节 传染病监测预警的评价 ··· 32
　一、预警评价系统的工作内容 ·· 32
　二、预警评价系统的指标 ··· 32
第五节 传染病暴发的现场调查 ··· 33
　一、现场调查的概述 ·· 33
　二、现场调查的步骤与任务 ·· 33
　三、暴发现场的干预措施 ··· 36
第六节 传染病突发事件案例——人感染猪链球菌病暴发 ································ 37
　一、现场流行病学调查 ·· 38
　二、流行病学分析 ·· 40
　三、实验室支持与病因推断 ·· 42
　四、暴发疫情控制与综合评价 ·· 43

第四章 自然灾害事件应急处理 ·· 46
第一节 灾害中的预防医学 ··· 46
　一、概念 ··· 46
　二、灾后人群公共卫生学评估和紧急需求评估 ······································· 47
　三、灾后的公共卫生干预措施 ·· 48
　四、灾后的公共卫生监测 ··· 48
第二节 灾后主要的公共卫生应急服务 ·· 49
　一、饮水安全 ·· 49
　二、环境卫生 ·· 51
　三、食品安全与营养保障 ··· 52
　四、安全免疫接种 ·· 60
第三节 灾害中常见的疾病及防控措施 ·· 62
　一、灾害与疾病 ··· 62
　二、灾害中几种常见疾病 ··· 63
第四节 灾害应急预案制订和灾害中应急物资的筹备与管理 ·························· 70
　一、应急预案的种类与制订 ·· 70
　二、灾害中应急物资的筹备与管理 ··· 73
第五节 群体伤亡的医学检伤和医疗救治 ··· 75
　一、群体伤亡事件中伤员处理 ·· 75
　二、灾害现场的救援 ·· 76
　三、伤员救治 ·· 76
　四、检伤分类 ·· 76
第六节 我国常见的自然灾害及其公共卫生危害 ··· 78

一、自然灾害类型及公共卫生危害 ································· 78
　　二、灾害卫生应急案例分析 ····································· 81

第五章　食物中毒事件应急处理 ···································· 85
第一节　食物中毒概述 ··· 85
　　一、食物中毒定义 ··· 85
　　二、食物中毒的发病特点 ····································· 85
　　三、食物中毒分类 ··· 86
　　四、食物中毒事件分级 ······································· 86
第二节　食物中毒应急处理组织体系与职责 ······················· 87
　　一、应急指挥机构 ··· 87
　　二、卫生应急机构职责 ······································· 88
　　三、食物中毒事件发生单位的责任 ····························· 89
第三节　食物中毒应急准备、报告与响应 ························· 89
　　一、食物中毒应急处理准备原则要求 ··························· 89
　　二、食物中毒事件卫生应急准备 ······························· 90
　　三、食物中毒事件的监测与预警 ······························· 93
　　四、食物中毒事件报告 ······································· 94
　　五、食物中毒事件的应急响应 ································· 96
第四节　食物中毒现场调查处理 ································· 97
　　一、食物中毒现场调查处理目的与原则 ························· 97
　　二、食物中毒应急处理原则 ··································· 98
　　三、食物中毒的现场调查与处理 ······························· 98
第五节　食物中毒调查资料分析及善后处理 ······················ 106
　　一、调查资料分析 ·· 106
　　二、食物中毒的善后处理 ···································· 108
第六节　各种食物中毒发生和处理特点 ·························· 109
　　一、细菌性食物中毒 ·· 109
　　二、化学性食物中毒 ·· 109
　　三、动物性食物中毒 ·· 110
　　四、植物性食物中毒 ·· 110
　　五、真菌性食物中毒 ·· 111
第七节　食物中毒案例 ·· 111
　　一、食物中毒事件调查总结报告（案例） ······················ 111
　　二、食物中毒调查处置情况与分析（案例） ···················· 113

第六章　饮用水污染事件应急处理 ································· 125
第一节　水污染概述 ·· 125
　　一、饮用水污染的主要来源 ·································· 125
　　二、饮用水污染的主要污染物 ································ 126

第二节　饮用水污染的危害 ··· 127
　　　　一、饮用水污染对人体健康的危害 ··· 127
　　　　二、饮用水污染对社会经济的影响 ··· 130
　　第三节　我国生活饮用水污染事件概述 ··· 130
　　　　一、饮用水污染事件的类型 ··· 130
　　　　二、饮用水污染事件发生的原因及途径 ··· 131
　　　　三、饮用水污染事件的危害 ··· 133
　　第四节　生活饮用水污染事件的处置 ··· 134
　　　　一、生活饮用水污染事件的处理程序 ··· 134
　　　　二、生活饮用水污染事件的认定 ·· 136
　　　　三、生活饮用水污染事件的现场处置 ··· 137
　　　　四、生活饮用水污染事件的终止 ·· 137
　　　　五、生活饮用水污染事件的善后处置 ··· 138

第七章　突发化学品中毒事件应急处理 ··· 140
　　第一节　化学品急性中毒 ··· 140
　　　　一、化学品急性中毒的概述 ··· 140
　　　　二、化学品急性中毒的临床特征 ·· 144
　　第二节　常见的急性化学品中毒 ·· 148
　　　　一、窒息性气体中毒 ·· 148
　　　　二、刺激性气体中毒 ·· 150
　　　　三、有机溶剂中毒 ·· 152
　　　　四、农药中毒 ··· 154
　　第三节　化学品急性中毒发生的原因及预防措施 ··· 155
　　　　一、化学品急性中毒发生的原因 ·· 155
　　　　二、化学品急性中毒的预防措施 ·· 158
　　第四节　化学品急性中毒事故调查与应急救援预案制订 ····························· 161
　　　　一、急性中毒事故的调查 ·· 161
　　　　二、应急救援预案的制订 ·· 164

第八章　核（放射）突发事件应急处理 ··· 169
　　第一节　核（放射）突发事件概述 ··· 169
　　　　一、核与辐射的基本知识 ·· 169
　　　　二、辐射的作用方式及其影响因素 ·· 171
　　　　三、辐射危害的临床表现 ·· 173
　　第二节　核（放射）突发事件的类型和特点 ··· 175
　　　　一、核（放射）突发事件的类型 ·· 175
　　　　二、核（放射）突发事件的基本特点 ··· 178
　　第三节　核（放射）突发事件的应对 ··· 181
　　　　一、应急准备 ··· 181

二、应急响应···184
第四节　核（放射）突发事件的医学处理·······················188
　　一、分级医疗救治···188
　　二、常见的医学应急处理方法·······························191

第九章　心理危机干预···194
第一节　应激概述···194
　　一、应激的概念···194
　　二、应激反应···194
　　三、应激反应模型··195
第二节　应激相关障碍···197
　　一、应激分类···197
　　二、急性应激障碍··198
　　三、创伤后应激障碍···199
　　四、适应障碍···200
第三节　心理危机干预···202
　　一、心理危机···202
　　二、危机干预···203
　　三、危机干预的六步法·····································204
　　四、主要干预技巧··206
第四节　案例分析···207
　　一、事件背景介绍··207
　　二、确定干预人群··208
　　三、干预措施···208
　　四、效果评估···209

第一章 突发公共卫生事件概述

第一节 突发公共事件概述

一、突发公共事件的概念

在《国家突发公共事件总体应急预案》的第一条"总则"中指出:"突发公共事件是指突然发生,造成或者可能造成重大人员伤亡、财产损失、生态环境破坏和严重社会危害,危及公共安全的紧急事件。"

突发公共事件(public emergency)是一种特别的、迫在眉睫的危机或危险局势。其影响公众的生命安全和日常活动,妨碍国家机关依法行使权力,对社会的正常秩序构成威胁,必须采取特殊对抗措施才能恢复正常。突发公共事件可以是自然的因素、社会的因素或人为的因素所造成。此类突发公共事件的影响常波及多个地区、国家和大洲,具有跨行政区域、跨国家的特征。

二、突发公共事件的分类

《国家突发公共事件总体应急预案》根据突发公共事件的发生过程、性质和机制,将突发公共事件主要分为四类:自然灾害、事故灾难、公共卫生事件和社会安全事件。

1. 自然灾害　主要包括水旱灾害、气象灾害、地震灾害、地质灾害、海洋灾害、生物灾害和森林草原火灾等。

2. 事故灾难　主要包括工矿商贸等企业的各类安全事故,交通运输事故,公共设施和设备事故,环境污染和生态破坏事件等。

3. 公共卫生事件　主要包括传染病疫情,群体性不明原因疾病,食品安全和职业危害,动物疫情,以及其他严重影响公众健康和生命安全的事件。

4. 社会安全事件　主要包括恐怖袭击事件,经济安全事件和涉外突发事件等。

三、突发公共事件的分级

根据《国家突发公共事件总体应急预案》,各类突发公共事件按照其性质、严重程度、可控性和影响范围等因素,一般分为四级:Ⅰ级(特别重大)、Ⅱ级(重大)、Ⅲ级(较大)和Ⅳ级(一般)。

突发公共事件是一类危害人民生命、财产和社会安全与稳定的突然暴发的事件,不仅会造成众多死伤,打乱公众的生活节奏,对居民健康和心理造成巨大冲击,而且还会导致巨大的经济损失。政府和公众必须确立这样的危机观念和忧患意识:突发公共事件不是会不会发生,而是必定会发生,或早或迟,或大或小,终究要出现,我们应该立足于如何应对明天就可能发生的突发公共事件。

第二节　突发公共卫生事件概述

一、突发公共卫生事件的概念

《突发公共卫生事件应急条例》明确提出：突发公共卫生事件（public health emergencies）是指突然发生，造成或者可能造成社会公众健康严重损害的重大传染病疫情、群体性不明原因疾病、重大食物和职业中毒以及其他严重影响公众健康的事件。其中重大传染病疫情是指某种传染病在短时间内发生，波及范围广泛，出现大量的患者或死亡病例，其发病率远远超过常年的发病率水平的传染病疫情。重大传染病的概念不仅指甲类传染病，还包括乙类与丙类传染病暴发或多例死亡、罕见的或已消灭的传染病、临床及病原学特点与原有疾病特征明显异常的疾病、新出现传染病的疑似病例等。传染病的分类请详见《中华人民共和国传染病防治法》。

二、突发公共卫生事件的界定

符合下列情况时即可界定为突发公共卫生事件：
1. 范围为一个社区（城市的居委会、农村的自然村）或以上；
2. 伤亡人数较多或可能危及居民生命安全和财产损失；
3. 如不采取有效控制措施，事态可能进一步扩大；
4. 需要政府协调多个部门参与，统一调配社会整体资源；
5. 必须动员公众群测、群防、群控；
6. 需要启动应急措施预案。

三、突发公共卫生事件的分类

突发公共卫生事件有不同的分类方法，我国将该类事件分为重大传染病疫情、群体性不明原因疾病、重大食物中毒或职业中毒和其他严重影响公众健康的事件四大类。

（一）重大传染病疫情

是指传染病的暴发（在一个局部地区短期内突然发生多例同一种传染病患者）和流行（一个地区某种传染病发病率显著超过该病历年的一般发病率水平），包括肺鼠疫、肺炭疽和霍乱的发生或暴发，动物间鼠疫、布鲁菌病和炭疽等流行，乙类传染病和丙类传染病暴发或多例死亡。

1. 常见的传染病暴发：在局部地区短期内突然发生多例同一种传染病。
2. 常见的传染病流行：一个地区某种传染病发病率显著超过该病历年的发病率水平。
3. 罕见的传染病或已消灭的传染病再度发生。
4. 新发传染病的疑似病例或确诊病例出现。

（二）群体性不明原因疾病

是指一定时间内（通常是指 2 周内），在某个相对集中的区域（如同一个医疗机构、自然村、社区、建筑工地、学校等集体单位）内同时或者相继出现 3 例及以上相同临床表现，经县级及以上医院组织专家会诊，不能诊断或解释病因，有重症病例或死亡病例发生的疾病。

（三）重大食物中毒或职业中毒

1. 指一次中毒人数超过 30 人，或发生 1 例以上死亡的饮用水或食物中毒。
2. 短期内发生 3 人以上或出现 1 例以上死亡的职业中毒。

（四）其他严重影响公众健康的事件

1. 医源性感染暴发：药品或免疫接种引起的群体性反应或死亡事件。
2. 严重威胁或危害公众健康的水、环境、食品污染。
3. 有毒有害化学品、生物毒素等引起的集体急性中毒事件。
4. 放射性、有毒有害化学品丢失、泄漏等事件。
5. 生物、化学、核辐射等恐怖袭击事件。
6. 有潜在威胁的传染病动物宿主、媒介生物发生异常。
7. 学生中发生自杀或他杀事件，出现 1 例以上的死亡。
8. 突发灾害/伤害事件

（1）造成群死群伤或对居民生命财产和心理造成巨大威胁的天灾；
（2）严重的火灾或爆炸事件；
（3）重大交通伤害：如空难、海难、机车事故、地铁事故或特大道路交通伤害（包括桥梁断塌）；
（4）工程（矿山、建筑、工厂、仓库等）事故；
（5）公共场所、娱乐场所或居民区的骚乱、暴动；
（6）恐怖活动，有组织的暴力活动，如暗杀、枪杀、袭击、劫持人质和邪教集体自杀等；
（7）国内或国际恐怖分子的恐怖袭击。

9. 上级卫生行政部门临时认定的其他重大公共卫生事件。

四、突发公共卫生事件的分级

《国家突发公共事件医疗卫生救援应急预案》根据突发公共事件导致人员伤亡和健康危害情况，将医疗卫生救援事件分为特别重大（Ⅰ级）、重大（Ⅱ级）、较大（Ⅲ级）和一般（Ⅳ级）四级。

（一）特别重大事件（Ⅰ级）

1. 一次事件出现特别重大人员伤亡，且危重人员多，或者核事故和突发放射事件、化学品泄漏事故导致大量人员伤亡，事件发生地省级人民政府或有关部门请求国家在医疗卫生救援工作上给予支持的突发公共事件。
2. 跨省（区、市）的有特别严重人员伤亡的突发公共事件。
3. 国务院及其有关部门确定的其他需要开展医疗卫生救援工作的特别重大突发公共事件。

（二）重大事件（Ⅱ级）

1. 一次事件出现重大人员伤亡，其中，死亡和危重病例超过 5 例的突发公共事件。
2. 跨市（地）的有严重人员伤亡的突发公共事件。
3. 省级人民政府及其有关部门确定的其他需要开展医疗卫生救援工作的重大突发公共事件。

(三) 较大事件（Ⅲ级）

1. 一次事件出现较大人员伤亡，其中，死亡和危重病例超过 3 例的突发公共事件。
2. 市（地）级人民政府及其有关部门确定的其他需要开展医疗卫生救援工作的较大突发公共事件。

(四) 一般事件（Ⅳ级）

1. 一次事件出现一定数量人员伤亡，其中，死亡和危重病例超过 1 例的突发公共事件。
2. 县级人民政府及其有关部门确定的其他需要开展医疗卫生救援工作的一般突发公共事件。

第三节　突发公共卫生事件的特征和主要有害因素

一、突发公共卫生事件的特征

突发公共卫生事件是由物理、化学、生物等因素造成的群体性急性发病事件，具有突发性、不确定性、社会性、多变与多元性和严重危害性等特征。

（一）突发性

突发公共卫生事件是一种迫在眉睫的危险状态，事件以迅雷不及掩耳之势在极短的时间内突然暴发，其发生时间、事件规模、发展态势和影响程度常出乎意料。事件一旦发生，对居民生命安全和社会环境的摧毁能量被迅速释放，呈快速蔓延之势，而且变化迅速，解决问题的机会稍纵即逝，如果不及时采取应对措施，将会造成更大的危害和损失。

突发公共卫生事件虽然是一种非正常的状态，但它也是社会生活的一种常态，是一种必然会出现的事件。突发公共卫生事件在发生之前常有一些先兆和征象，然而由于人们认识上的局限而不能预知其来临。公共卫生工作中的各种各样的监测，就是监视、探测、分析、判断和发现突发事件的蛛丝马迹，有助于我们在突发公共卫生事件暴发之前或发生初期及时警觉。

（二）不确定性

由于突发公共卫生事件的随机性，很多信息是随着事态的发展而演变的，而且所得到的信息是不及时、不全面的，在信息的反馈和处理过程中，信息的准确性和有效性也难以保证。不确定性表现在事件产生的原因、进展速度、波及范围、发展趋势和危害程度等各个方面都无规律可循，事件瞬息万变，难以准确预测和把握其态势。突发公共卫生事件在暴发前可能会被认为是不可能发生的，甚至在事件刚开始出现时也没有引起必要的注意，但却会导致意想不到的结局。不确定性和人类理性的有限，使得人们在突发事件面前往往无所适从，同时也增加了人们的恐慌感与不安全感。例如在"9.11"事件中，当美国人目睹或听说在纽约曼哈顿闹市区，两架飞机先后撞击世界贸易中心摩天大楼致使世贸双塔轰然倒塌时，大多数人先是难以置信，旋即感到不安和惊慌，岌岌自危，不知道不幸将在什么时候会在自己身边发生。

有备无患，以不变应万变。针对突发公共卫生事件的预警、预报和应急准备等工作，可以使政府和公众在突如其来的不确定事件面前不至于惊慌失措，变被动为主动，化消极为积极，能够有序地落实应对措施。

(三) 社会性

社会性的表现在于突发公共卫生事件往往关系到个体、社区（系统或部门）和社会等各种主体，其影响和涉及的主体具有群体性和社会性。有的事件虽然所直接涉及的范围不一定是公众领域，但是事件却因迅速传播而引起公众的关注，成为公共热点并造成公共损失、公众心理恐慌和社会秩序混乱。随着经济全球化和对外开放的扩大，一些突发公共卫生事件在空间波及的范围越来越广。例如2003年发生的SARS疫情、2005年的禽流感疫情等，虽然只在一些国家和地区发生，但是其影响却是广泛的、全球性的，造成各地风声鹤唳、草木皆兵，"疑似病例"此起彼伏。

社会性的另一方面表现是自然灾害、事故灾难和所有社会安全事件都可能演变为突发公共卫生事件。当前我国正处于经济转轨和社会转型的关键时期，许多深层次的矛盾和问题逐渐显现，诱发突发公共卫生事件的社会性因素也不断增多。例如劳资关系、劳企关系紧张，纠纷、冲突和职业伤害呈上升趋势；社会秩序受到破坏，犯罪、治安事件日益突出，形形色色的暴力事件频发；各类交通、火灾、工伤和建筑事故频频发生，群死群伤的恶性事件层出不穷；在利润的驱使下，一些人道德缺失，致使食品安全和药品安全事件不断发生。社会不稳定因素增多，突发事件所引发的公共卫生问题与日俱增。

(四) 多变与多元性

突发公共卫生事件无论是事件本身或是其所造成的伤害，在不同情景中的表现形式均各不相同、具有独特性，因而无法照章办事；同样的，突发事件因发生的时间、地点、原因及变化的趋势均不同，其表现形式和结果千变万化，使决策者面临着巨大的决策压力和紧迫感；突发事件还可能衍生出次生事件、二次事件和再燃，眼看即将平息的事件旋即风云骤变、急转直下，再度出现意想不到的另一种紧急状态。紧迫、多元、多变是所有突发事件的共性，既无经验可借鉴，也无规律可循。例如，1976年在苏丹南部和刚果（金）（旧称扎伊尔）发生的埃博拉出血热，事隔3年于1979—1980年在苏丹、象牙海岸（1986年1月起，中文译名改为科特迪瓦）和肯尼亚再度出现，15年后又在扎伊尔（1995年）发生，2014年再次席卷几内亚、利比里亚、塞拉利昂和尼日利亚西非数国。SARS在2003—2004年发生和流行，已销声匿迹5个年头，会不会像埃博拉出血热那样有朝一日卷土重来尚不可知。

(五) 严重危害性

不论什么性质和规模的突发公共卫生事件，必然造成不同程度的人员伤亡、社会动乱和恐慌，带来无可估量的损失和社会危害。随着突发公共卫生事件扩散力和传染力的增强，波及的范围不断扩大，给社会带来的危害也越来越大。公共卫生问题的危害不只关系到公众健康，导致疾病、损伤、死亡或残疾，而且也表现在引发人群恐慌，破坏正常生产、生活秩序，产生社会的动乱和不稳定等方面，直接或间接地影响到政治、经济、社会秩序和国家的安全。

二、突发公共卫生事件的主要有害因素

突发公共卫生事件与洪涝、地震、火山爆发、风暴等自然灾害一样，都是由人类生态系统中的生物因素、化学因素、核辐射因素等诸多有害因素引起的。这些有害因素有些是由传染源、污染源直接传播给人群，有些则是由于受到气象、自然灾害、大型工程建设、人群大规模迁移等因素的干扰，打破了原有的生态平衡，促使有害因素大量产生和释放而进入人体。可见，有害因素的种类以及各自的影响因素是多种多样的，甚至是很复杂的。现介绍几

种主要的有害因素。

（一）生物性有害因素

引起突发公共卫生事件的生物性有害因素主要有以下几类：

1. 病原微生物　包括致病的病毒、细菌、螺旋体、真菌等，例如冠状病毒、流感病毒、肝炎病毒、葡萄球菌、军团菌属、沙门菌属、霍乱弧菌、钩端螺旋体等。这类病原微生物可以分别通过空气、飞沫、水或食物等环境渠道，进入人体，引起传染病的暴发或食物中毒。

2. 微生物产生的毒素　这些毒素是微生物体内的代谢产物，主要是由于食物在加工过程中受到污染，或者是由于食物没有妥善保管而造成细菌大量繁殖，产生大量毒素，如葡萄球菌毒素、肉毒杆菌毒素等污染了食物，引起食物中毒。

3. 病原生物　例如疟原虫引起疟疾，各种寄生虫引起寄生虫病等。

4. 病媒生物　例如蚊子、苍蝇、蟑螂、虱子、跳蚤、老鼠、某些野生动物等，身上都能携带多种病原微生物传播传染病。

这些生物性有害因素的传播途径除了通过空气、水、食物等通常的途径以外，地震、洪涝灾害、天气过冷过热、居住环境的变迁、人口大规模迁移等因素，均能促使生物性有害因素的急剧扩散，更易引起传染病的暴发，尤其是生物武器造成的危害更大。

（二）化学性有害因素

造成突发公共卫生事件的化学因素的种类也非常多，它是造成食物中毒、职业中毒、环境污染等突发事件的主要原因。这些有害因素主要来自生产事故、操作故障、误食、谋害、化学武器、环境污染等。这些有害因素是通过空气、水、食物等环境渠道进入人体。进入的方式可以是吸入、食入、饮入甚至是皮肤接触，有些有害因素在气象条件恶劣时，造成的危害更严重。例如炎热、严寒、逆温、大风或是水流速度变化等环境因素的影响，都能加剧化学性有害因素的作用。例如印度博帕尔事件是在有风的气象条件下，将甲基异氰酸酯刮往下风侧，危害了更多的居民。又如1952年的伦敦烟雾事件则是在无风、低温、高湿的气象条件下，浓雾像锅盖一样笼罩在伦敦地区上空不易扩散，造成严重的烟雾事件，与往年同期相比多死亡4000人。

这些化学性有害因素主要是直接来自污染源，即从污染源直接通过各种渠道进入人体。但另有一些化学性有害因素并不是直接来自污染源，而是由其他污染物在环境中经过物理、化学或生物学的作用转变而成的，称为二次污染物。例如如果饮水中硝酸盐含量很高，在温暖的水温条件下水中微生物可以将硝酸盐还原成亚硝酸盐，就会引起饮用者亚硝酸盐中毒。曾有一案例，某农村幼儿园里，晚饭后未刷洗饭锅，直接加入含硝酸盐高的饮用水，利用灶内柴火的余热保温，次日直接在这温水中熬粥，造成很多孩子亚硝酸盐中毒。所以，化学物质在环境中转化成二次污染物造成的危害，也是不可忽视的。

（三）物理性有害因素

引起突发公共卫生事件最常见的物理因素是酷暑热浪、核泄漏，此外还有核战争等。

由此可见，大多数突发公共卫生事件的原因是已知的，只要掌握了它们的特性、来源、传播途径、影响因素、症状表现等情况是可以采取措施予以控制和预防的。另有一些暂时原因不明的突发事件，也可以根据症状、传播途径等情况，通过深入调查和研究、现场与实验室相结合，也是可以查明的。

（黄国伟　姜凡晓　毛吉祥）

参考文献

1. 王声涌,林汉生. 突发公共卫生事件应急管理学. 广州:暨南大学出版社,2011.
2. 万明国,王成昌. 突发公共卫生事件应急管理. 北京:中国经济出版社,2009.

第二章 突发公共卫生事件应急管理

第一节 国外突发公共卫生事件应急管理体系

在经济发达国家已逐渐建立起一套较为完善的突发公共卫生事件应急管理体系，将突发公共卫生事件应对计划、核心协调机构、危机应对网络和社会应对能力包容在应急管理体系之中。他们的应急管理体系基本上是按行政区域逐级分设的。然而，20世纪90年代以来，突发公共卫生事件呈现跨行政区划的特征，如何合理地整合与配置应对资源，迅速、有效地应对突发公共卫生事件，怎样组织和协调国家与地方政府，跨国家、跨地区以至全球的应急联动，这些都是各国突发公共卫生事件应急管理必须面对的新挑战。下面重点介绍美国、英国和日本三国突发公共卫生事件的应急管理体系的框架结构。

一、美国

美国是世界上突发公共卫生事件管理体系发展最为完善，公共卫生技术和设备最为先进的国家。

(一) 突发公共卫生事件应对系统

美国的突发公共卫生事件应对系统是一个全方位、立体化、多层次和综合性的应急管理网络，包括公共卫生、突发事件管理、执法、医疗服务、科研力量和第一现场应对人员（如消防员、救护人员等）的多维度、多领域的综合、联动、协作系统，包括全国公共卫生信息系统、全国公共卫生实验室快速诊断应急网络系统、现场流行病学调查控制机动队伍和网络系统、全国大都市医学应急网络系统及全国医药器械应急物品救援快速反应系统。

(二) 突发公共卫生事件危机管理的结构体系

美国不仅有完善的决策和执行系统，而且投入了大量的资金用于信息网络建设、更新医疗设备、人员培训和物资及药品储备。

1. 决策系统 以总统、国家安全委员会、国土安全部（Department of Homeland Security，DHS）、联邦紧急事务管理署（Federal Emergency Management Agency，FEMA）、卫生与公共服务部（Health and Human Services，HHS）和疾病控制与预防中心（CDC），形成对突发公共卫生事件管理的重要决策、协调和执行机构。

2. 信息系统 包括国立卫生研究院、国立医学图书馆、国立医学图书馆互联网、国家公共卫生统计、信息系统联合会和国家卫生统计中心。

3. 执行系统 执行联邦反应计划中所包含的十二个紧急支援功能，每个功能由一个职能部门负责。

4. 保障系统 包括资源保障、资金支撑、社会心理支持和首位反应者职业安全保障等。

(三) 突发公共卫生事件危机管理的功能体系

突发公共卫生事件危机管理的功能体系包括疾病控制与预防中心（CDC）、卫生资源与服务管理局（Health Resources and Services Administration，HRSA）及大都市医疗反应系统（Metropolitan Medical Response System，MMRS）三个垂直系统。

1. 疾病控制与预防中心　隶属于卫生与公共服务部，是美国突发公共卫生事件应对系统的核心和协调中心，突发公共卫生事件的具体决策和执行机构之一。其主要职能是制订全国性疾病控制和预防战略，进行公共卫生监测和预警，应对突发事件，整合资源，培养公共卫生领域管理者及工作人员。疾病控制与预防中心在国际卫生合作中同样扮演着重要角色，对国际疾病预防和控制的支持也是其重要职责之一。为突发公共事件提供先期预防与准备、突发事件反应、突发事件应急救援和灾后重建服务。

2. 卫生资源及服务管理局　隶属于卫生与公共服务部，通过"HRSA医院应急准备系统"提高州/地方医院、门诊中心和其他卫生保健部门的应急救援能力，执行区域应对突发公共卫生事件的各项措施。

3. 大都市医疗反应系统　美国不仅在国家层面建立了完备的公共卫生突发事件管理体系，而且在人口密集、易遭突发事件袭击的大都市建立了较完备的大都市医疗反应系统，以增强大都市对突发公共卫生事件的应对能力。确保大都市在突发公共卫生事件发生后最初的48小时内，第一时间启动本城市跨部门之间的协调运作有效应对，直到州或联邦政府应急反应力量的到来。

二、英国

英国的突发公共卫生事件应急管理由卫生部及其指导下的国民医疗服务系统共同承担。卫生部的突发事件规划协调小组所颁布的"国民健康服务系统突发事件应对计划"构成了英国突发公共卫生事件应对体系的综合框架。这一应对体系包括战略层面和执行层面两部分。

（一）突发公共卫生事件应对体系

1. 战略层面　突发公共卫生事件的战略性指导政策的制订主要集中在中央，由设立在卫生部的突发事件规划协调小组、卫生保护局、卫生部首席医疗官、卫生部执行主任，以及伦敦、英格兰北部、中南部和东部四个大区的卫生和社会保障委员会负责。主要的职能部门有：

（1）卫生部突发事件规划协调小组：负责协调突发事件规划，使国民医疗服务体系在响应重大事件上始终处于一种准备就绪状态。

（2）卫生保护局：卫生保护局是2003年新成立的非部门公共实体，职能是保障国民的健康，减少传染病、化学危害、毒物和放射性物质危害的影响，召集有关卫生专家共同应对传染病、毒物、化学和射线危害等突发事件，向公众提供公正权威的信息和专业建议，向政府提供政策建议，开展研发、教育和培训等。

2. 执行层面　对突发公共卫生事件的响应和执行则是在地方层面。在英国的大多数突发公共卫生事件是在地方层面处理的，地方响应是突发事件响应的重点，在这一过程中，初级保健联合体和地方政府扮演着重要的角色。只有在事件的影响范围和事件本身的影响程度上超过了地方范围，并超出了地方国民医疗服务体系所能承受的能力以外的情况，才能寻求更高一级的地区协调或中央政府的支持。

（二）突发公共卫生事件管理的主要特点

英国的突发公共卫生事件管理，是一个以卫生部和国民医疗服务体系为主导的垂直管理体系，地方政府并没有设立处理突发公共卫生事件的相应部门。

中央卫生部是危机应对的"掌舵者"，负责制订应对公共卫生突发事件的战略性指导纲要，为地方提供智力支持，对地方的相关部门进行绩效评估。地方国民医疗服务体系服务实体是突发公共卫生事件应对的"划桨者"，不仅要负责制订突发公共卫生危机的规划，而且要直接承担应对危机的服务。

英国的突发公共卫生事件应急反应是以社区为中心的快速响应体系，即以初级保健联合体为核心，以社区为基础、自下而上的突发事件响应体系。

三、日本

1998年，日本厚生省第一次拟订综合的突发公共卫生事件管理计划，而后迅速改变了以往只在突发公共卫生事件发生时才采取措施的传统，并实施以预防为中心的突发公共卫生事件管理系统。

日本的突发公共卫生事件应急管理体系由主管健康卫生、福利、劳保的厚生劳动省负责建立并以之为核心，这一系统同时被纳入整个国家危机管理体系。日本的突发公共卫生事件应急管理体系覆盖面很广，通过纵向行业系统管理和分地区管理的衔接，形成全国突发公共卫生事件应急管理网络。

1. 由厚生劳动省、8个派驻地区分局、13家检疫所、47所国立大学医学系和附属医院、62家国立医院、125家国立疗养所、5家国立研究院构成国家突发公共卫生事件应急管理系统。中央主管突发公共卫生事件应急管理的职责是收集信息、制订和实施应急对策。

2. 由都道府县卫生健康局、卫生试验所、保健所、县立医院、市村町及保健中心组成地方管理系统。

第二节　我国公共卫生应急管理体系、组织机构和指导原则

一、我国公共卫生应急管理体系

突发公共卫生事件应急管理是一项复杂的系统工程，需要一个科学、合理、协调的运行体系来保证应急管理的高效、有序。突发公共卫生事件应急管理体系是为应对突发公共卫生事件而建立的组织结构，是应急管理工作有效运行的一系列组织安排和条件保障，是应急管理的基础和核心。

（一）我国突发公共卫生事件应急预案体系

我国在经历了SARS事件后，开始着手制订和修改各类突发公共卫生事件应急预案。2003年5月7日，国务院第7次常务会议通过了《突发公共卫生事件应急条例》。根据国务院和《国家突发公共事件总体应急预案》的要求，2006年颁布了《国家突发公共卫生事件应急预案》《国家突发公共事件医疗卫生救援应急预案》《人感染高致病性禽流感应急预案》《疟疾突发疫情应急处理预案》《卫生部应对流感大流行准备计划与应急预案》；2007年颁布了《群体性不明原因疾病应急处置方案》（试行）《高温中暑事件卫生应急预案》《出入境口岸猴痘防治预案》；2008年颁布了《非职业性一氧化碳中毒事件应急预案》《地震灾区鼠疫等3种传染病疫情应急处理预案》《国家重大食品安全事故应急预案》等。

为了加强应急能力建设，（原）卫生部组织编写了《卫生应急工作手册》，作为全国卫

应急工作的培训教材，指导卫生应急队伍现场处置工作，规范卫生应急工作；同时制订了全国应急工作培训计划。组织预案培训、宣传和实施，动员全社会参与，积极开展卫生应急知识宣传和培训。

（二）突发公共卫生事件应急指挥系统

按照我国《国家突发公共卫生事件应急预案》的规定，应急指挥机构分全国应急指挥部和省级行政区应急指挥部。现行的应急指挥系统主要由以下机构组建：

1. **全国突发公共卫生事件应急指挥部**　国家卫生计生委依照职责和《国家突发公共卫生事件应急预案》的规定，在国务院统一领导下，负责组织、协调全国突发公共卫生事件应急处理工作，并根据突发公共卫生事件应急处理工作的实际需要，提出成立全国突发公共卫生事件应急指挥部。全国突发公共卫生事件应急指挥部负责对特别重大突发公共卫生事件的统一领导、统一指挥，做出处理突发公共卫生事件的重大决策。

2. **省级突发公共卫生事件应急指挥部**　实行属地管理的原则，负责对本行政区域内突发公共卫生事件应急处理的协调和指挥。

3. **日常管理机构**　国务院卫生行政部门设立卫生应急办公室（突发公共卫生事件应急指挥中心），负责全国突发公共卫生事件应急处理的日常管理工作。各省级、市（地）级、县级卫生行政部门指定突发公共卫生事件的日常管理机构，负责本行政区域或本系统内突发公共卫生事件应急的协调、管理工作。

4. **专家咨询委员会**　国务院卫生行政部门和省级卫生行政部门负责组建突发公共卫生事件专家咨询委员会。

5. **应急处理专业技术机构**　医疗机构、疾病预防控制机构、卫生监督机构、出入境检验检疫机构等都是突发公共卫生事件应急处理的专业技术机构。

（三）突发公共卫生事件的监测与预警

通过长期不间断地监测公众健康和公共卫生问题，发现危机的蛛丝马迹或突发事件的苗头、迹象，迅速、准确地做出突发公共卫生事件预警报告，制订防范的具体措施，做好应对突发公共卫生事件的准备。科学的监测是有效预防和控制突发公共卫生事件的基础，也是做好突发公共卫生事件应急处理工作的前提。监控系统的建设包括全国医院传染病监控、全国疾病报告系统、食源性疾病动态监控、全球新发传染病监控等。

1. **突发公共卫生事件的监测**　国家建立统一的突发公共卫生事件监测、预警与报告网络体系，各级医疗机构、疾病预防控制机构、卫生监督机构和出入境检验检疫机构负责开展突发公共卫生事件的日常监测工作。省级人民政府卫生行政部门要按照国家统一规定和要求，结合实际，组织开展重点传染病和突发公共卫生事件的主动监测。国务院卫生行政部门和地方各级人民政府卫生行政部门具有对监测工作进行管理和监督、保证监测质量的职责。

2. **突发公共卫生事件的预警**　各级人民政府卫生行政部门根据医疗机构、疾病预防控制机构、卫生监督机构提供的监测信息，按照突发公共卫生事件的发生、发展规律和特点，及时分析其对公众身心健康的危害程度、可能的发展趋势，及时预警、预报。

3. **突发公共卫生事件应急信息共享**　在充分利用现有资源的基础上建设医疗救治信息网络，实现卫生行政部门、医疗救治机构与疾病预防控制机构之间的信息共享。

（四）突发公共卫生事件的反应系统

突发事件一旦发生，各系统都应根据事先制定的计划和相关法律、法规进行程序化运作，快速启动反应系统，从而使各项救援工作有条不紊地进行。要充分发挥现有医疗机构、疾病预防控制中心（CDC）与卫生监督所的应急救援作用，与此同时，根据应急工作的需要，可派遣或临时组建医疗应急救援队伍和卫生防疫应急救援队伍。

应急医疗救治体系按照"中央指导、地方负责、统筹兼顾、平战结合、因地制宜、合理布局"的原则，逐步在全国范围内建成包括急救机构、传染病救治机构和化学中毒与核辐射救治基地在内的，符合国情、覆盖城乡、功能完善、反应灵敏、运转协调、持续发展的医疗紧急救治体系。具体包括：

1. **实验室检测体系** 当突发公共卫生事件出现时，为了能及时确诊病源及确认生物或化学恐怖物质，必须建立一套综合的、多层次的实验室应急网络，保证先进、快速的生物鉴别和诊断能力，及时为应急工作提供准确的科学依据。国家和省级的疾病预防控制中心、卫生监督机构指定的专业检验检测单位，在地方专业机构的配合下，按有关技术规范采集足够的标本，分送省级和国家应急处理功能网络实验室检测，查找致病原因。

2. **疾病预防控制体系** 国家建立统一的疾病预防控制体系和疾病控制专业队伍。各省（区、市）、市（地）、县（市）加强疾病预防控制机构和基层预防保健组织建设，强化医疗卫生机构的疾病预防控制的责任，健全快速畅通的疫情信息网络，改善疾病预防控制机构基础设施和实验室设备条件，提高流行病学调查、现场处置和实验室检测检验能力。

3. **卫生执法监督体系** 国家建立统一的卫生执法监督体系。各级卫生行政部门明确职能，落实责任，规范执法监督行为，加强卫生执法监督队伍建设。对卫生监督人员实行资格准入制度和在岗培训制度，全面提高卫生执法监督的能力和水平。

4. **医疗应急救援队伍** 医疗应急救援体系主要由院前急救和医院急诊两部分组成，通过信息网络系统和指挥调度系统进行信息联系和调度指挥，在保护人民身体健康和生命安全、维护社会稳定、促进经济社会协调发展等方面发挥重要作用。医疗卫生应急救援队伍包括医疗应急救援队伍和卫生防疫应急救援队伍，及时开展对受危害群众的救治、疾病控制和卫生监督等工作；心理救援也是医疗卫生救援中不可缺少的部分。

5. **卫生防疫应急救援队伍** 卫生防疫应急救援队伍负责现场卫生防疫应急工作：开展对疫情的控制和流行病学调查、卫生监督和卫生宣教、改善卫生条件、改变不健康行为等工作。

由临床急救、卫生、流行病学、检验（检疫）、心理医生和现场工作者共同组成的医疗卫生应急救援队伍，是一支有"实事"无"实体"的组织，即平时分散，"战"时集中，招之即来，来之能"战"，定期进行快速反应培训、学习和演练。应急救援人员包括专职应急救援人员、兼职应急救援人员、一般的医疗卫生人员和志愿者。不论专职/兼职的应急救援人员、一般的医疗卫生人员还是志愿者，都应当接受专业应急救援培训，具备相关应急救援知识与技能，满足应急救援工作的需要，熟练掌握应急救援器材和设备的使用，并持证上岗。

（五）突发公共卫生事件的报告与信息发布系统

1. **突发公共卫生事件的报告系统** 国务院卫生行政部门制定突发公共卫生事件应急报告规范，建立重大、紧急疫情报告系统。

突发公共卫生事件监测报告机构、医疗卫生机构和有关卫生单位发现突发公共卫生事件的，应当在2小时内向所在地县级人民政府卫生行政主管部门报告。接到报告的卫生行政部门应当在2小时内向本级人民政府报告，并同时向上一级人民政府卫生行政部门报告。县级人民政府应当在接到报告后2小时内向设区的市级人民政府或上一级人民政府报告。设区的市级人民政府应当在接到报告后的2小时内向省、自治区、直辖市人民政府报告。省、自治区、直辖市人民政府在接到报告后1小时内，向国务院卫生行政部门报告。卫生计生委对可能造成重大社会影响的突发公共卫生事件，应当立即向国务院报告。

突发公共卫生事件的报告系统针对报告的内容与范围、报告的类型、事件的责任报告单位和报告人，以及事件的举报制度均有明确要求。

2. 突发公共卫生事件的信息发布系统　《突发公共卫生事件应急条例》规定，国家建立突发公共卫生事件的信息发布制度，信息发布应当及时、准确、全面。国务院卫生行政主管部门负责向社会发布突发公共卫生事件的信息。必要时，可以授权省、自治区、直辖市人民政府卫生行政主管部门向社会发布本行政区域内突发公共卫生事件的信息。

为了及时向社会通报和公布各地传染病疫情和突发公共卫生事件信息，保障公民知情权，有效控制传染病疫情，妥善处置突发公共卫生事件，卫生计生委可以授权各省、自治区、直辖市卫生行政部门发布本辖区内法定报告传染病疫情和突发公共卫生事件信息，具体发布时间和方式可以自行确定。

透明、公开的信息在突发公共卫生事件的应急处理中有着重要的作用。因此，应急处理体系中必须要有一套准确、透明的信息发布体系。国家建立突发公共卫生事件应急决策指挥系统的信息、技术平台，承担突发公共卫生事件及相关信息收集、处理、分析、发布和传递等工作，采取分级负责的方式实施。

（六）突发公共卫生事件的保障系统

要做到反应迅速和及时控制突发事件，关键在于拥有一个强大的保障体系，才能做到防患于未然。我国突发公共卫生应急管理体系正在逐步建立一个全面的保障系统，包括物资保障、经费保障、通信与交通保障、法律保障和社会公众的宣传教育等。

二、我国公共卫生应急管理的组织机构

（一）我国突发公共卫生事件应急管理网络

我国突发公共卫生事件应急管理网络由"中央-省-地（市）-县"四级疾病控制预防与卫生监督工作网络组成。

国务院设立突发公共卫生事件应急处理指挥部，由国务院有关部门和军队有关部门组成。国务院主管领导人担任总指挥，负责对全国突发公共卫生事件应急处理的统一领导、统一指挥。卫生计生委和其所属的疾病控制和卫生监督机构（如中国疾病控制与预防中心等）在各自职责范围内做好突发公共卫生事件应急处理的有关工作。

省、自治区、直辖市人民政府成立地方突发公共卫生事件处理指挥部，由省、自治区、直辖市人民政府的主要领导人担任总指挥，负责领导、指挥本行政区域内突发公共卫生事件处理的有关工作。

地方政府有关部门、卫生行政主管部门具体负责组织突发公共卫生事件的调查、控制和医疗救治工作，其他有关部门在各自职责范围内做好突发公共卫生事件处理的有关工作。

（二）我国突发公共卫生事件应急管理架构

国家卫生与计划生育委员会设有卫生应急办公室（突发公共卫生事件应急指挥中心），其主要职责是：①拟订卫生应急和紧急医学救援政策、制度、规划、预案和规范措施；②指导全国卫生应急体系和能力建设；③指导、协调突发公共卫生事件的预防准备、监测预警、

处置救援、总结评估等工作；④协调指导突发公共卫生事件和其他突发事件预防控制和紧急医学救援工作；⑤组织实施对突发急性传染病防控和应急措施；⑥对重大灾害、恐怖、中毒事件及核事故、辐射事故等组织实施紧急医学救援；⑦发布突发公共卫生事件应急处置信息。

省、自治区、直辖市卫生厅（局）亦有卫生应急办公室。

中国疾病预防控制中心和部分省级疾病预防控制中心也设置有专门的应急处置部门，协助行政部门提供相应的技术支持。

国家卫生与计划生育委员会还组建了国家卫生应急专家咨询委员会和国家突发公共卫生事件应急专家库，组建并完善国家各类卫生应急队伍建设。

三、我国公共卫生应急管理的指导原则

《国家突发公共事件总体应急预案》明确了我国的应急管理体制是"分类管理、分级负责、条块结合、属地管理"。其应急管理的基本工作原则是以人为本原则、预防原则、属地管理原则、依法原则、联动原则、科学原则。

第三节 公共卫生应急管理核心内容

一、风险管理

（一）风险管理的概念和起源

风险管理（risk management）是研究风险发生规律和风险控制技术的一门新型管理科学。1916年，法国的管理学大师亨利·法约尔首次将风险管理的思想引入到企业经营当中，将安全职能作为企业经营六项职能（技术职能、商业职能、财务职能、会计职能、管理职能和安全职能）的基础和保障。在20世纪50年代的美国，风险管理开始逐渐发展为学科的形式，并逐步形成了独立的理论体系。到20世纪70年代，风险管理逐步规范化、标准化、程序化，管理领域不断扩大。风险管理逐渐从单纯应用于企业管理扩大到应用于社会管理领域，成为政府制订政策、采取管理措施的重要依据。

风险是指致灾因子在人群和社会中导致突发事件的可能性以及严重程度。风险的大小与致灾因子、脆弱性以及应急能力有关。它们之间的关系可用以下公式表示：

$$风险 = \frac{致灾因子 \times 脆弱性}{应急能力}$$

风险管理的定义是指通过采取消除致灾因子、降低人群和社会的脆弱性，提高组织机构的应急能力等综合性措施，以达到降低突发事件风险的一系列管理方法。

（二）风险管理的主要内容和相关术语

风险管理是指风险管理单位通过风险识别、风险衡量、风险评估、风险决策管理等方式，对风险实施有效控制和妥善处理损失。其中风险评估（risk assessment）是包括风险识别、风险分析、风险评价和风险管理建议在内的全部过程。而风险识别（risk identification）是指发现、列举和描述风险要素特征的过程，可以反映出利益相关者关注的问题。这里的风险要素可以包括事件、来源或危险（源）、及其后果和概率。对于来源的识别（source identification）包括发现、列举和描述风险来源的过程。在安全问题上，来源识别叫做危险（源）识别。以自然灾害公共卫生风险为例，自然灾害公共卫生风险识别主要涉及威胁、脆弱性、资源三个基本要素。

（1）威胁（threat）：是指可能导致群体健康危害，或导致公共卫生风险或组织危害等不希望事件的潜在原因；自然灾害威胁的属性包括生物、化学、物理因素的病因主体，影响对象（人体、宿主动物），致病性与出现频率等；

（2）脆弱性（vulnerability）：是指灾区人群，包括医疗卫生救援队伍暴露病因的易感、致病、致伤残、致死的严重程度，以及人群心理、精神脆弱性的严重程度；或卫生资源被冲击、统筹卫生资源能力差或困难的严重程度；或生活环境、公共卫生基础设施破坏或造成次生灾害的严重程度；

（3）资源（resources）：是特指对公共卫生的重要程度或敏感程度的卫生相关资源。自然灾害资源的属性包括人们赖以生存的生活、生产环境资源，抵御威胁的卫生资源、已采取应急预防和准备资源。其中资源识别的两面性既有其积极一面——核心体现资源承受能力与控制能力，又有其消极一面——核心体现自身难以保全，并极易造成次生、衍生灾害。

在识别时应注意界定，避免同一性质问题两个指标重复测量。

风险评估的第二阶段是风险分析（risk analysis），即系统地运用相关信息来确认风险的来源，并对风险进行估计。风险分析为风险评价、风险处理和风险承受提供了一个基础；而其中运用到的信息可以包括历史数据、理论分析、基于可靠信息的见解以及利益相关者的关注。对风险进行估计也同样是一种分析专业方法。风险估计（risk estimation）是指对风险的概率及后果进行赋值，继而选择适当的分析方法对其危害程度进行定量、半定量评价的过程。

风险评估的第三阶段是风险评价，是将估计后的风险与给定的风险准则对比，来决定风险严重性的过程。风险评价有助于做出接受还是处理某一个风险的决策。以自然灾害为例，其公共卫生风险评估包括特定区域、时间内识别可能发生的自然灾害种类及其主要公共卫生问题，继而识别特定自然灾害发生、发展各个阶段的公共卫生风险要素，描述各风险要素发生的可能性、后果严重性及其分布特征，综合分析、评价风险等级，并提出风险管理建议的过程。自然灾害公共卫生风险评估还包括日常公共卫生风险评估，主要指年终或翌年初对该区域、一年内总的可能发生的自然灾害、带来的主要公共卫生问题及其风险进行评估，或在各种特定灾害发生前期对可能带来的主要公共卫生问题和剩余风险进一步评估。其产出是描述特定时空、特定灾害的公共卫生问题，派生的各种公共卫生风险要素，及其属性（可能性、后果严重性）与分布特征，风险等级，并提出风险预防与应急准备的建议。

风险管理的核心目标是以最少的成本获得最大的安全保障，减少风险事故造成的损失和不利影响。风险管理的过程是决策的过程。风险管理具有以下特点：对象的特殊性、范围的广泛性、应用性和全面性。在不同条件、理念或环境下，风险管理的目标会不同。

风险管理包含对突发事件事前、事中、事后所有风险方面的管理。有效的风险管理通常需要转移或缩减风险的来源、范围和影响，提高风险初始管理的地位，改进对风险冲击的反应管理，完善修复管理以便迅速、有效地减轻突发事件造成的损害。综上所述，风险管理就是为恰当处理风险提供指导原则，以避开或减少损失。通过及时、正确的应对措施来减少突发事件向风险转化的可能。

按照风险管理理论，政府在突发公共卫生事件应急管理上应做到以下几方面：

（1）有效预防突发公共卫生事件的发生：加强突发公共卫生事件应急管理，并进行预测和预防工作，尽可能防止其发生。

（2）控制突发公共卫生事件的扩散蔓延：一旦发生突发公共卫生事件后，必须积极做好应急管理。不论是传染病的暴发流行，还是不明原因群体性疾病的发生，或者是重大食物中毒与职业中毒发生后，都要迅速、有效地控制事态的扩大，特别是传染病暴发流行发生后，控制疫情的扩散蔓延是首要的任务。而控制扩散的关键则是控制传染源、切断传播途径和保护易感人群。

（3）紧急救治在突发公共卫生事件中受害的公众。

（4）增强社会公众的健康意识：增强社会公众讲究卫生、促进健康的意识，改变那些长期形成的不讲卫生的习惯和不良的生活方式，形成"讲究卫生，从我做起"的良好社会风尚，人人都重视健康促进，积极开展体育锻炼和有益健康的文化娱乐活动，保护环境，减少污染，使社会经济可持续发展的观念深入人心，并逐渐见诸行动，促进国家公共卫生事业的和谐可持续发展。

二、信息管理

突发事件的信息是指与突发事件有关的一切信息。突发事件信息包括两个基本方面的内容：一是指关于突发事件本身的信息，如突发事件的类型、起始时间、严重程度、所造成的危害等；二是指应对处置突发事件的信息，即在处理突发事件过程中形成的信息，包括各种紧急决策信息、社会动员信息、资源调配信息等。突发事件信息具有价值性、时效性、载体依附性、共享性等特点。

突发事件信息管理过程也是一个信息输入、输出以及信息反馈的过程。信息管理既是突发事件处理的一项基础性工作，亦决定着突发事件应急处理的成败。为最大限度地保证信息管理的科学性、准确性和权威性，需构建一套科学有效的管理机制，内容应包括四个基本组成部分：信息收集机制、信息整理机制、信息沟通机制和信息反馈机制。

（一）信息收集机制

要提高对突发事件的预见力和熟悉度，一个很重要的手段就是要获取尽可能详细、具体的突发事件信息。如果对这些一无所知，那么选择行动方案将无从谈起，这样就会浪费很多资源，使时间白白流失。因此，在这一阶段，要把握突发事件信息源的种类，做好突发事件信息的识别工作，并要通过各种手段及时捕获与突发事件有关的各种信息。同时，突发事件信息的收集，要保证信息的真实性与完整性，这是收集工作的基本要求，也是有效防范和应对各种突发事件的前提与基础。在当今信息社会，应急管理部门要想建立健全的科学、规范的突发事件信息收集机制，需要从这几个方面加强工作：成立专门的信息处理机构，建立突发事件信息库，建立各级突发事件信息系统，实现信息收集法制化。

（二）信息整理机制

赫伯特·西蒙认为：当今世界上，稀缺的资源不是信息，而是信息处理能力。建立突发事件信息整理机制的目的就是要把杂乱无章的信息变为系统有序的信息，为应急决策服务。为此，要建立突发事件信息分析制度，规范信息分析工作，保证整理工作的科学性、维护信息的权威性与真实性，使公众及时了解事情的真相以及处理的最新情况。在信息加工整理阶段，主要应做好以下几个方面的工作：

1. 突发事件信息的识别　在比较分析的基础上，根据监测收集到的突发事件信息判断其实际存在状态，确定和描述已经出现的突发事件信息，为开展突发事件信息诊断做好认识上的充分准备。

2. 突发事件信息的诊断或分析　根据事件信息识别的结果，利用与事件相关的各种信息，对已被识别的事件信息进行基本成因分析和发展趋势预测，为事件信息的评价提供依据。对突发事件信息的诊断，一方面要深入分析事件产生的原因，必须尽量从多方面找原因和根源，以便使应急预防与预警工作真正落到实处；另一方面要合理预测事件的发展趋势。

3. 突发事件信息的评价　对已被确认的主要事件信息进行损失性评价，以明确在这些事件信息冲击下会遭受什么打击，造成什么损失。事件信息评价主要有两个方面：①对现已被确认的事件信息正在造成的损失进行评价；②对现已被确认的事件信息在将来一定时期内可能造成的损失进行评估。对事件信息可能带来损失的评价结论是进行应急管理工作的决策依据。通过对零散、杂乱无序的各种突发事件信息进行有机分类、排序、统计、分析、编辑和存储等诸多整理工作，为应急决策提供强有力的信息支撑，为信息沟通提供准备。

（三）信息沟通机制

信息沟通是突发事件信息处理的核心。英国危机公关专家里杰斯特曾提出危机沟通的"三T"原则：①以我为主提供情况（tell your own tale）；②提供全部情况（tell it all）；③尽快提供情况（tell it fast）。

基于危机沟通的基本原理，突发事件信息沟通机制至少应包括两个基本方面：信息报告制度和信息公开制度。

1. 建立健全信息报告制度　2006年1月8日，国务院发布的《国家突发公共事件总体应急预案》中明确规定了信息报告制度，即"特别重大或重大突发公共事件发生后，各地区、各部门要立即报告，最迟不得超过4小时，同时通报有关地区和部门。应急处置过程中，要及时续报有关情况。"《国家重大食品安全事故应急预案》规定："事故发生地人民政府或有关部门应在知悉重大食品安全事故后1小时内做出初次报告；根据事故处理的进程或上级的要求随时做出阶段报告；在事故处理结束后10日内做出总结报告。"《中华人民共和国突发事件应对法》第三十八条明确规定："获悉突发事件信息的公民、法人或其他组织，应当立即向所在地人民政府、有关主管部门或指定的专业机构报告。"三十九条规定："有关单位和个人报送、报告突发事件信息，应做到及时、客观、真实，不得迟报、谎报、瞒报、漏报。"

2. 建立健全信息公开制度　"SARS"事件以及之后的数次公共卫生突发事件的经验表明：突发事件应对处理的顺畅与相关信息的公开透明程度密切相关。公开透明程度越高，应对处理就越顺畅、社会情绪也就越稳定。可见突发事件发生后政府能够在第一时间将突发事件信息全面、准确告知公众，对于稳定公众心态、动员公众力量具有重要的现实意义。

（四）信息反馈机制

突发事件信息反馈是检验突发事件处理效果的重要手段，其目的在于通过反馈各种有关突发事件处理工作的评价、意见或建议，对突发事件处理过程进行干预和影响，促进突发事件应急管理水平的提高。信息反馈机制的建立，不仅可以使得突发事件处理效率大大提高，而且还可以赢得公众的广泛理解与支持，从而为战胜各种突发事件打下坚实的群众基础。为此，在突发事件应急管理过程中，有关部门要增强做好信息反馈工作的责任感，加强对信息反馈工作的管理，采取切实有效的措施，建立、健全多级突发事件信息反馈机制。

突发事件信息反馈渠道的建立,应该从两个基本方面入手:

(1) 外部信息的反馈:即社会公众对突发事件处理过程及其结果的评价与建议;

(2) 应急管理机构内部不同部门之间的反馈:即各职能部门及时总结经验教训,并将这些经验教训及时反馈到统一的监督、管理部门,以求改进工作,争取更好地协同处理各种突发事件。

为了建立灵敏高效的信息反馈机制,需要积极创新信息反馈手段,除了使用传统的书面反馈和口头反馈等方式外,在当今信息环境下,突发事件信息的反馈还要积极应用网络、无线通信设施等现代信息技术手段,增强信息反馈的时效性。同时加强对反馈信息的分析与处理工作,及时采用定量分析、定性分析等方法分析、处理各种反馈信息,得到处理结果后,要及时报告给应急管理部门,以检验突发事件处理措施的有效性,发现问题,及时修正处理方案,从而为有效解决突发事件提供信息支持。

三、风险沟通

(一) 风险沟通的概念和起源

风险沟通研究起源于国外 20 世纪 70 年代,涉及心理学、传播学、新闻学、公共关系学。20 世纪 80 年代中期,当面临有毒废物、核能工业以及其他危险物的威胁时,风险沟通逐渐发展成为环境和职业卫生领域的风险管理和社区决策的必要组成部分。经过多年的发展和完善,目前已经形成了比较先进和成熟的风险沟通机制。

风险沟通是指在相关各方之间有关风险及其相关因素的信息和意见的相互交流;主要指政府及其部门与媒体和公众的互动和对话。风险沟通是有效的风险管理手段,是个体、群体和组织间交换风险信息和看法的过程。其目的是为政府及有关部门提供政策建议、在部门间建立良好的信息沟通、及时向媒体提供信息、告知公众潜在风险、帮助公众做出正确反应和采取有效行动。

(二) 风险沟通的重要性

曾任世界卫生组织(WHO)总干事的李钟郁博士讲过:"过去五年里,我们在控制疾病暴发方面取得了巨大成功,但是我们直到最近才认识到,对于疾病暴发控制来说,风险沟通和实验室分析以及流行病学调查、临床医疗一样关键。"时任卫生部部长陈竺曾在鲁豫鄂三省手足口病防控电视电话会商会议上提出:"要不断提高风险沟通能力,尤其是提高基层卫生行政干部、有关医务人员的风险沟通能力。"国家卫生计生委副主任尹力在第五届中国健康传播大会开幕式上的讲话中也提到:"风险沟通是危机管理的重要途径,它是政府部门、专业机构、公众与媒体之间建立的理性沟通渠道。"

我国在多部法律、法规中均明确提出了依法进行风险沟通的重要性。《中华人民共和国突发事件应对法》第五十三条和第五十四条明确规定:"履行统一领导职责或者组织处置突发事件的人民政府,应当按照有关规定统一、准确、及时发布有关突发事件事态发展和应急处置工作的信息。""任何单位和个人不得编造、传播有关突发事件事态发展或者处置工作的虚假信息。"《中华人民共和国传染病防治法》第三十八条规定:"国家建立传染病疫情信息公布制度。""公布传染病疫情信息应当及时、准确。"《突发公共卫生事件应急条例》第二十五条规定:"国家建立突发事件信息公布制度。""信息发布应当及时、准确、全面。"《中华人民共和国政府信息公开条例》第十条将突发公共事件的应急预案、预警信息及应对情况规定为应重点公开的政府信息。

(三) 风险沟通的基本原理

1. 创建目标和关键信息　缺少明确的交流目标和关键的支持信息经常是人们不能进行高效沟通的主要原因。建立目标和确定支持性信息是进行风险沟通的首要问题。

2. 表述信息　一旦建立起目标，风险沟通的主要挑战就在于信息的传递和确保信息被发现和接收。实现这个目的的方法是看有哪些信息被接受，并且要进行巧妙的重复。如果目标易于被关注且支持该目标的信息对于公众的风险很低，那么这个信息就应该从始至终不断地清晰地陈述给公众。

3. 准确而及时地传递信息　在风险沟通的过程中，如果不能够提供及时的信息就会产生信息真空，继而社会就会充斥着各种谣传。如果不能提供准确的信息，则可能会出现误导大众的后果。

(四) 风险沟通的信息内容

风险沟通中的信息应具有以下特点：简单、及时、准确、可信、一致、连贯。

风险沟通中的信息内容应包括：对事件的解释，告知事件的潜在风险和可能的发展趋势；通报政府的应对能力，目前采取的应对措施及成效；以及提供针对群众的指导，包括相关的知识和群众应该采取的行为。

(五) 风险沟通的原则

突发公共卫生事件应急中的风险沟通需遵循以下原则：提早准备、及时主动、信息真实、口径一致、有力应对、维护信誉。

WHO针对疫情暴发的应急风险沟通列出了如下原则：信任（trust）、尽早宣布（announce early）、透明（transparency）、听取公众的声音并使其参与进来（listen to and involve the public）和计划（planning）。

(六) 卫生应急中的风险沟通

卫生应急风险沟通首先要以加强突发公共卫生事件监测与预警制度建设以及建立风险评估机制为基础。其中监测包括医疗机构传染病、中毒、临床异常病例监测，实验室监测，流行病调查和现场相关工作监测，媒体、舆论和报纸、期刊监测，部门信息监测以及症状监测；预警制度则指通过多种途径收集突发公共卫生事件信息，及时分析、评估事件风险可能性和影响、确定是否发出健康风险提示或警报，并采取措施。确保成功的风险沟通还需要规范信息报送标准和流程。

1. 突发公共卫生事件风险沟通程序

(1) 信息搜集整理：不同突发公共卫生事件的信息各有特点，在进行风险沟通时应掌握不同特点，有所侧重：对于重大传染病疫情，应重点关注该传染病的传播能力，是否有特异性的预防或治疗方法等。对于群体性不明原因疾病，应重点关注该病是否有传染性，目前病因调查的进展如何；若病原学病因一时未明，则其流行病学病因可能是什么。在进行沟通时尽量不用"不明原因"的表述方式，而代之以群体性发热、群体性腹泻等专业名词，以免引起不必要的恐慌。对于中毒事件，应重点关注发生中毒的总人数、死亡人数、中毒的原因、毒源是否已经被控制等。对于预防接种群体性反应，则应尽快判明是否为群体性癔症。

(2) 成立工作机构：成立突发公共卫生事件风险沟通小组，明确小组各成员责任，确定新闻发言人，建立专家咨询组。

(3) 制订工作方案：风险沟通小组负责组织联络、制订突发公共卫生事件风险沟通计划，做好相应的信息、物资等准备工作。

（4）舆情监测研判：及时通过互联网和各类公益电话等渠道收集舆情，分析研判，编写舆情信息专报，提出风险沟通建议，为决策提供参考。

（5）赶赴事件现场：及时联系上级卫生行政部门，提前准备必备的工作和生活物资，落实办公场所、设备等办公条件，协调组织媒体赶赴事件现场。

（6）现场采访服务：配合上级卫生行政部门成立现场新闻宣传工作机构。对现场记者进行登记造册，提供采访接待等服务。根据安全等情况，酌情划定采访区域。

（7）开展新闻发布：配合上级卫生行政部门根据事态发展和处置情况举行新闻发布会、组织媒体报道、接受记者采访、提供新闻稿。以授权新闻单位发布等形式实时发布信息。做到真诚坦率、早讲事实、重讲态度、慎下结论，针对各种谣言、传言，迅速公开澄清，消除不良影响。

（8）加强健康传播：发挥专家优势，利用各种方式，传播健康知识，提升公众健康素养。

（9）发挥新媒体作用：充分发挥互联网、手机等新媒体的作用，开展信息发布、知识传播等风险沟通工作。

2. 突发公共卫生事件发生后，在信息的对外发布方面主要遵循的基本原则

（1）信息发布要考虑到不同的受传对象：在突发事件发生后信息发布时要注意考虑到与事件有关的所有群体、组织及所有利益相关者，而且还要意识到不同对象有不同的信息需求，不同受众采取不同的沟通方式方法，即采取不同的沟通策略，如政府沟通策略、媒体沟通策略、医务人员沟通策略、公众沟通策略等。

（2）第一时间发布：事件发生后，要抓住时机，及时发布信息，不要等到一切都搞清楚再发布。告诉媒体现在情况如何，并要意识到："尚无可靠结论"或者"没有任何确切消息"本身也就是一条重要信息。它能够有效防止错误、虚假信息的出现和蔓延。同时，不要怕出错，错了不要紧，错了要马上予以纠正。只要公开透明，媒体不会揪住个别错误信息不放。不应该因害怕出错而坐失第一时间的信息发布，以免造成事态的进一步扩散，自身的公信力遭受质疑。

（3）不间断发布：突发事件的信息发布后，媒体与公众就会特别关注，最佳方案是不间断地发布信息。如加拿大在 SARS 期间每天发布两到三次信息，使公众、媒体及时掌握最新动态消息。

（4）用最简单的语言告诉公众最核心的信息：在突发事件信息发布中，要注意用最简单的语言告诉公众最核心的信息。例如，当一条河的河水被污染时，重要的是，要告诉老百姓不要直接饮用从河里取的水，至于河水被什么物质污染、程度如何，不是需要所有公众全部立即了解的。同时注意与媒体互动，告诉媒体发生了什么，建议媒体怎么做，而不要被动地等媒体来问。

（5）指定可接受采访的专家名单：发言人由政府官员担任并不总是最好的选择，有时专家或医生反而更合适。专家在与媒体沟通中的作用很重要，权威专家为媒体和大众所信任，通过他们发布信息有时效果可能更好。在突发事件发生后，为了媒体采访方便，还可以向记者公布某方面权威专家的名单。

（6）让公众保持适度恐惧：心理学专家提示对危机的反应要适度，如果过度恐惧就会造成恐慌；反之如果毫不畏惧，反而不利于对疫情的控制。引导舆论，使公众处于适度恐惧的心理状态。

（7）适当采取非正式的信息发布方式：媒体和公众对于不同的信息发布方式有不同的理解，正式的新闻发布会一般意味着重大事件的发生。为了防止或减少公众对事态的错觉，可以采取小型通报会，或者专家现场接受采访等方式。既便于组织，又能够尽量避免公众对事件的恐慌心理。

3. 风险沟通　按照沟通的对象可分为系统内沟通、部门间沟通和媒体与公众沟通。正确及时的媒体沟通以及公众沟通有利于防止谣言传播，维护社会秩序稳定；有利于控制疾病流行，保障人民群众身体健康；有利于公众理解、支持和配合政府工作。

（姜凡晓　黄国伟　侯心玥　职心乐）

参考文献

1. 王声涌，林汉生. 突发公共卫生事件应急管理学. 广州：暨南大学出版社，2011.
2. 世界卫生组织. 环球计划—人道主义宪章与人道救援响应最低标准，2011.
3. 万明国，王成昌. 突发公共卫生事件应急管理. 北京：中国经济出版社，2009.
4. 郭新彪，刘君卓. 突发公共卫生事件应急指引. 北京：化学工业出版社，2009.

第三章 传染病暴发事件应急处理

第一节 传染病暴发事件概述

2003年，SARS在我国暴发，并迅速席卷全球。当时，我国自第一例病例发病到确诊经历了两个月，到最后控制疫情又经历了约半年时间，其间共感染5327人，死亡349人（不包括港澳台地区），其中感染医务人员1002人。SARS疫情充分暴露了我国防范与应对突发公共卫生事件的能力不足，促使我们痛定思痛，全力推进包括突发急性传染病事件应急管理在内的应急管理体系建设。2013年春天，一种新型禽流感病毒H7N9在上海市和安徽省首先被发现。自发现首批病例以来，中国疾病预防控制中心迅速组织专家诊断、治疗，从发现到控制疫情仅用了两个月，其间共感染132例，死亡33例。此次人感染H7N9疫情的成功防治，充分证明了我国在应对突发急性传染病事件方面的成熟与进步。

传染病的预防控制是当今人类面临的重大挑战。WHO在2007年的世界卫生报告中提出，现今快速流动的、相互依赖和相互关联的世界，为传染病的快速传播、核放射以及有毒物质的威胁创造了无数机会。传染病从地理学角度上讲比历史任何时候传播的速度都要快。在人类历史发展过程中，传染病一直是人类健康最主要的威胁。早在古罗马时代就曾发生过多次大规模的瘟疫流行。公元79年，意大利维苏威火山猛烈喷发后发生的瘟疫，死亡万余人。公元125年，非洲和意大利地区爆发蝗灾，之后发生的传染病流行导致80余万人死亡；并由此引发了宗教信仰、政治、经济、社会结构以及医药卫生的危机。第二次世界大战结束后，随着人类社会的全面进步，临床医学、预防医学、基础医学及药学等的迅猛发展，为更有效地预防和控制传染病奠定了坚实基础，全球因传染病死亡人数占总死亡人数的比例，从19世纪的50%~60%下降到20世纪80年代的10%以下。但是近年来全球传染病发病率大幅回升，传染病暴发流行事件不断，一些曾经被认为早已得到控制的传染病，如性病、结核病、疟疾、霍乱、鼠疫、白喉、登革热等卷土重来。霍乱自1817年开始到20世纪末，出现过七次大流行，1991年又入侵拉丁美洲，流行态势发生剧变，其来势之猛、传播之快、发病人数之多、波及范围之广令国际社会震惊。

另一方面，新发传染病以及不明原因疾病的不断涌现，继而引起的突发公共卫生事件已成为近年来突出的公共卫生问题。人类与环境的相互作用为新发或重新出现各种传染病并引起暴发流行创造了条件，自然和社会的巨大变化也为传染病暴发制造了温床，如快捷而频繁的国际旅行、城市过度拥挤、环境卫生状况恶化等。及早发现并识别出传染病疫情的异常升高，是有效控制传染病暴发、新发传染病和不明原因疾病流行的现实需要，因此，传染病监测预警技术在这一现实需要的推动下发展起来。

一、传染病的流行与暴发

（一）传染病的流行和传播途径

在社区人群中通常发生的某种特定疾病的数量，可以称为该疾病的基线水平（baseline

level) 或本地水平 (endemic level)，该水平不一定必须达到最理想水平，即发病例数为零；而一般应是实际观察值。在不采取干预措施的情况下，假定目前疾病水平不是特别高，人群中还有易感者，新病例就有可能在一定的水平上继续发生。因此，疾病的基线水平通常被视为期望水平。

散发 (sporadic)：是指疾病的发生既不频繁，又无规律可循。

流行 (epidemic)：是指在某地区人群中，疾病的数量增加，常常突然地超过正常期望水平。

暴发 (outbreak)：与流行定义相接近，但是往往用于更局限的地理区域内。

聚集 (cluster)：是指某一时间、某一地区内病例数集中出现，超过期望的数量，但我们往往不知道期望水平是多少。

大流行 (pandemic)：是指席卷几个国家或各大洲的疾病流行，通常波及大量人群。

当有足够数量的病原体和易感宿主存在，当病原体能够有效地从传染源传播给易感宿主时，疾病就会流行。更确切地说，疾病流行有如下的原因：

(1) 近期病原体数目增加或毒力增强；
(2) 病原体新近输入某地区，该地区既往未发现此类病例；
(3) 传播模式增强，造成更多易感人群暴露；
(4) 环境条件有助于宿主和病原体之间的相互作用；
(5) 宿主对病原体的易感性发生改变；
(6) 导致宿主暴露水平增加的因素出现，或新的感染途径出现。

因此，传播途径是传染病传播的重要环节之一，传播途径主要指病原体从传染源排出后，侵入新的易感宿主前，在外界环境中所经历的全部过程，即病原体更换宿主在外环境中所经历的全过程。常见的传播途径包括水平传播 (horizontal transmission) 和垂直传播 (vertical transmission)。水平传播指人与人 (或动物) 之间以水平形式平行传播，包括经空气、水、食物、接触、媒介节肢动物、土壤传播和医源性传播等。垂直传播指母体传给子代的传播，从广义上讲，垂直传播属于间接接触传播。水平传播与垂直传播交替出现的一种传播方式称为"Z"型传播。不同传播途径引起的传染病具备不同的流行病学特征，掌握病原体的传播方式有助于对传播途径进行分析和判断。

(二) 传染病暴发的模式

1. 传染病的暴发　暴发 (outbreak) 与流行的定义相接近，但是往往用于更局限的地理区域内。传染病暴发是指在局限的区域范围和短时间内突然发生许多同类传染病病例的现象。对传染病暴发调查主要是要了解暴发情况，查明暴发原因，以及提出和采取干预对策。

2. 传染病暴发的模式　根据疾病在人群中的传播方式可将传染病暴发分为以下几类：①同源型 (common source)，包括点源传播、间歇性传播和连续性传播；②扩散型 (propagated)；③混合型 (mixed)；④其他。

同源型暴发是指人群均暴露在相同来源的感染性病原体、毒素之中。如果发病群体在相对较短的时间内暴露，所有个体均在一个潜伏期内发病，这种同源型暴发就是点源型暴发 (point-source outbreak)。例如：2007年1月，在北京某酒楼食用生的福寿螺者中发生广州管圆线虫病集体发病，都是点源型暴发的例子。在同源型暴发疫情中，发病群体暴露时间可能经历几天、几周或更长的一段时间。对连续性同源型暴发，暴露和发病日期持续较长的时间。而间歇性同源型暴发的暴露和病例数，都呈间歇性出现。

扩散型暴发源于人与人之间的传播，通常是人间的直接接触传播，如梅毒。也可能通过载体媒介进行传播，如共用针头可传播乙型肝炎、艾滋病。还有可能通过媒介节肢动物进行传播，如蚊子传播疟疾、黄热病。在此类暴发疫情中，超过一个潜伏期以后才出现病例。在若干代病例出现之后，疾病的流行往往就消退了。究其原因，可能与疾病传播需要一定数量的易感者有关（即易感者临界水平），当易感者减少至临界水平之下，流行就会消退；也可能与阻断传播的干预措施有关。

有些疾病兼具同源型暴发和扩散型暴发的特点。同源型暴发疫情伴随人与人续发传播的现象并非少见，这种模式就是混合型暴发，例如2009年在中国11个省份甲型H1N1流感（猪流感）疫情的暴发。

另外，还有些暴发既非同源型又非人传人的扩散型。人畜共患病或通过媒介节肢动物传播的疾病发生暴发，可能是由于宿主感染率达到足够高的水平，媒介节肢动物达到足够多的数量，或者人与节肢动物相互之间发生了足够的作用。例如，20世纪80年代后期在美国东北部几个州发生的莱姆病流行，1999年夏秋季在纽约及附近地区发生的西尼罗脑炎流行。

二、传染病暴发的风险管理

风险管理最早起源于20世纪的美国，其后风险管理的概念原理以及实践从美国传播到欧美、日本等国家和地区，众多国家纷纷效仿，制定全国性风险管理标准，指导和推动风险管理工作。风险识别是风险管理的第一步，在传染病暴发风险识别中，主要是通过各种方法确定风险来源，并研究传染病暴发将会对社会造成的影响，这是风险管理的第一个阶段；后续两个阶段分别为风险评估和风险处理，评估阶段主要包括风险的判断和量化等，处理阶段则是制订风险应对计划。

（一）传染病暴发的风险识别

传染病暴发事件中的风险识别是一种预测，其不确定性决定了不可能一次性把所有风险都识别出来，因此需要有规律地贯穿于整个公共卫生保障的实施过程中。一般来讲，识别阶段，我们首先应考虑传染病暴发的背景以及传播、流行风险等，具体工作中应特别注意其中一些主要因素的作用，不应因面面俱到而冲淡了对重要因素的评估，同时还可能造成分析过程中不必要的复杂性。一般我们确定传染病的影响因素，会选择重要的、相对稳定的，且易于评价的影响因素。另外，在风险识别过程中，既要考虑疾病的自然规律，又要关注疾病的控制干预措施以及效果情况，在识别过程中不仅要收集整理和分析相关历史资料，还要评估现有的干预措施及效果，结合地区特点进行预测和识别。常用的识别方法有：经验判断法、头脑风暴法、Delphi专家咨询法等。

（二）传染病暴发的风险评估

传染病暴发的风险评估过程中，被识别出的风险有些是可控的，可以通过对自身内部的调整予以控制或克服，还有些外部风险是无法控制的，甚至是不知道的，所以对风险本质进行分析就变得非常必要。传染病重大疫情风险分析可以从四个方面考察：风险发生的可能性、风险发生的后果、风险重要程度和风险综合评估。

1. 风险发生的可能性　即风险可能发生的概率。按传染病暴发既往资料将其分为法定传染病、输入性传染病、新发传染病三类。每种暴发事件的病因及其危险因素可从四个方面分别进行风险描述：①生物因素（传染源、传播途径、易感人群）；②行为因素（精神、心理、文化）；③环境因素（自然环境、生态环境）；④社会因素（法律、法规、标准与规范、服务能力、预防控制策略和措施、管理水平等）。进而将风险发生的可能性分级。

2. **风险发生的后果** 即风险所产生的危害及影响。风险的后果受三方面因素影响：风险源的可能性和危害程度、风险所作用对象的承受能力、以及控制和应对突发事件的能力。同时风险后果还要考虑事件造成的人员、财产损失和环境影响、政治影响、社会影响等。根据数据分析、专家会商、确定事件等级标准，根据严重程度进行事件发生后果的分级。

3. **风险的重要程度** 仅就传染病疫情事件而言，并非所有风险均被等同考虑，常见的散发病例风险度极低，可不在此研究范围内。

4. **风险综合评估** 风险的综合评估涉及风险发生概率和风险危害程度两个因素。通常有些风险的影响较大，而发生概率很小；有些风险影响不大，但频繁出现。因此进行风险综合评估时，需要综合考虑两个因素，多采用风险矩阵法。

(三) 传染病暴发的风险处理

对于可预防消除的风险，应采取严密有效的管理和预防措施，在风险发生的萌芽状态就进行一定程度的化解和管理工作，防患于未然。对于各种不同性质特征的风险，可以制作风险管理手册，创建风险管理理念，界定风险管理框架，明确职责目标，并分析和选择恰当的处理风险的方法，根据不同性质的问题迅速做出最佳处理方案。风险可以根据其严重程度分为不同等级。对于严重风险，必须通过较高级的管理细节来计划管理风险；对于高度风险，需要高水平的管理注意力，仔细研究和制订相关计划；对于重度风险，具体应用监督检测或反应程序化处理；而对于低风险，一般常规程序处理就可以了。风险处理中经常用到的措施有回避风险、减少风险、分散风险和追踪风险等。

1. **回避风险** 指当风险量化结果表明风险实在太大，并且就目前情况看，难以设法消除造成威胁的根源，此时应该主动放弃项目。

2. **减少风险** 最常用手段，即通过预防的手段，减少损失发生的机会，或通过减轻损失的重要性，来处理那些不能回避或转移的风险。

3. **分散风险** 指各有关部门应建立密切协作机制，共同分担风险。

4. **追踪风险** 指观察风险处理是否有效，建立实施控制风险的管理体制，强调持续回顾，确保风险管理计划与行动保持高度一致。

因为风险是在不断变化的，新的风险会产生，原有的风险会变大、变小或完全消失；而人们对风险的认识亦存在阶段性。因此，风险管理的过程是动态的过程。在风险管理决策贯彻和执行过程中，必须不断进行检查、评价和协调，建立一个咨询交流程序，使风险信息和分析结果能够双向多边的交换和传达，以便相互理解和采取有效的管理措施。

第二节 传染病的监测与预警

传染病监测是通过有计划地收集、分析传染病相关资料，提供有决策价值的信息来帮助疾病防控人员采取应对行动。传染病预警则是采用专门的预警分析技术来对监测的信息进行分析，以及早识别出传染病发病人数的异常增高。二者密切联系，预警是监测的重要应用领域。受益于相关学科理论与技术的发展与渗透，如流行病学、人工智能、微生物学、计算机、统计学等，监测与预警技术得到快速发展，并在传染病控制领域发挥越来越重要的作用。

监测与预警是国家防控传染病政策法律框架的重要组成部分。传染病预警制度是避免或减少传染病发生、流行，避免或减少传染病对公众健康安全和经济发展造成影响的重要预防控制措施，建立预警制度充分体现了传染病预防控制中预防为主的基本方针。

我国经历了2003年SARS流行后，包括传染病在内的突发公共卫生事件的法律建设受到前所未有的重视，制定施行了《突发公共卫生事件应急条例》，重新修订了《中华人民共和国传染病防治法》，并相继出台了《中华人民共和国突发事件应对法》《国家突发公共卫生事件相关信息报告管理工作规范》《国家传染病信息报告管理规范》等法律、法规、政策和预案，各个有关部门也制定了相应的规章制度，确保突发公共卫生事件报告管理的实施力度，从而降低其对人民群众健康和生活的影响。这一系列的法律、法规构成了我国传染病防治法律框架，其中强调监测与预警工作成为其重要组成部分。

确保监测与预警系统的正常运行，要依靠科技，加强公共安全科学研究和技术开发，采用先进的监测、预测、预警、预防和应急处置技术及设施，提高应对突发公共事件的科技水平和指挥能力，避免发生次生、衍生事件。各级卫生行政部门要建立和完善包括预警系统在内的应急制度和工作制度，根据监测、预测的信息，及时组织专家咨询委员会对突发公共卫生事件对公众健康的危害程度和可能的发展趋势进行分析、评估和预测，适时发布预警信息。

一、传染病的监测

传染病监测是指通过连续、系统地收集传染病及其相关因素信息，动态分析传染病在时间、空间中的变化，了解传染病流行现状及变化趋势，为制订和调整预防控制措施提供依据。传染病监测在各种疾病监测中应用得最早，也最普遍，常常用于描述传染病流行水平与特征，对传染病流行趋势进行预测，对传染病暴发流行事件进行预警，发现新的传染病等，监测结果直接用于指导传染病控制计划的制订、实施和评估，帮助决策者合理规划疾病防控资源，还能应用于大众健康教育等。

（一）传染病的监测方法

传染病监测除传统的病例监测外，还拓展到了症状监测（syndromic surveillance）、事件监测（event-based surveillance）、影响因素监测（risk factor surveillance）、病原监测（pathogen surveillance）等领域，基于互联网等信息采集工具，引入了地理信息系统（geography information system）等技术，丰富了数据形式、提高了数据质量。

（二）传染病的监测内容

WHO规定的国际共同监测的传染病病种，主要有疟疾、流行性感冒、脊髓灰质炎、流行性斑疹伤寒、回归热五种疾病。我国根据本国的发病特点，增加了登革热作为同步监测的传染病。该病亦被列为国境检疫监测的传染病。另外，我国规定的37种法定传染病也是监测的重要病种。

传染病每个病种监测的内容，包括该疾病或症状在人群中的发生和分布，人群易感性，病媒生物分布情况，相关的生活习惯及行为因素，病原体型别、毒力及耐药；除此以外，还包括影响传染病传播与流行的生态学因素、气象因素，甚至社会经济政策等。

（三）传染病的监测运行步骤

1. 监测对象　在设计监测系统时，首先要根据监测目的、疾病控制目标、资源和可利用性等方面来确定监测对象，即对监测对象的人、时间、地点的范围和特征加以限定和明确。对开展监测的疾病还需制订相应的病例定义。制订病例定义是为了保证资料报告的一致性和可比性，同时，还应考虑监测目的、监测点诊断条件和能力等。病例定义内容一般包括临床表现、流行病学特征、实验室检测结果等。

2. 资料来源　监测资料的来源主要包括基于人群/社区的资料、基于医疗机构的资料、基于实验室的资料等，有些资料还可能来源于卫生系统之外，如气象部门、农业部门等。监测资料一般采用报告卡、调查表等形式进行收集。考虑到资料收集的质量，一般要求内容明确、清晰并尽量简单，有必要时补充资料的填写说明。

3. 资料报告　资料的报告是监测的重要环节，也是进行监测评价的一个重要内容。资料的报告一般包括报告责任人、报告时限、报告方式、报告流程等内容。监测资料的准确性、可靠性、完整性和可比性是进行后续正确分析的前提。

4. 数据分析　指标数据分析是监测流程中的一个核心环节，在监测方案设计时，就应结合监测目的明确资料的分析指标。同所有描述性流行病学资料一样，监测资料可根据时间、地点、人群来分析，并用简单的图表来显示，也可根据监测的需要，应用一些复杂的统计学与计算机图形技术等来进行分析。

5. 数据解释与利用　在监测过程中需要及时挖掘数据背后的公共卫生含义，及时向有关人员传递监测结果，因此，必须及时对监测数据分析结果进行解释和利用。根据监测的性质，应明确数据解释者、结果的接受者和利用者，以及提前考虑结果传输的形式和时限。接收监测资料结果、解释的人员往往不是政策的直接制订者和管理人员，其所了解的专业知识可能较少，因此数据的解释要简单、容易理解，并注意尽量将参与监测工作相关人员的名单附在监测报告后面，既是一种荣誉也表明其承担了某种责任。

6. 监测系统的管理　应明确监测系统内部各相关部门与人员的职责，制订详细的工作规范，定期开展督导、考核和评价，建立和实行奖惩制度。监测过程中，要针对人员职责，开展持续培训，并为监测系统提供必要的经费保障。监测系统启动后，还要根据事先设计好的质控方案，对系统施行动态管理，对阶段性目标进行考核评估，可根据需要选取监测点开展督导活动。定期评价被公认为是监测系统质量控制的关键步骤。通过评价，可以发现系统运作中的问题，提出有针对性的改进建议。

(四) 传染病报告制度

目前我国的传染病监测信息报告管理系统，主要是基于早期的法定传染病报告系统发展而来的，我国的法定传染病报告系统最早建立于20世纪50年代，在这之后的几十年间，经历了巨大的变化，并得到不断完善。从20世纪80年代中期开始，计算机技术被引入到法定传染病的报告过程，替代了原来的通过邮寄传染病报告卡的上报方式，极大地缩短了疫情信息从基层到中央的传输时间，从基层县级到中国预防医学科学院在数日即可完成。这种方式一直持续了17年，直到2003年SARS暴发使国家决心建立实时性更强、监测范围更广的现代化传染病报告系统。该系统从2003年11月开始建设，在全国范围内建立"横纵向到底"，覆盖全国各级卫生行政部门，以及各级各类医疗卫生机构的疾病监测信息报告系统，实现传染病个案报告卡的网络实时直报，实时查询，提高了我国传染病报告、疾病监测、信息报告管理系统与分析系统的敏感性和时效性；后续的建设进一步整合了我国现有的各种传染病报告系统的资源，加强和改善了传染病疫情报告的管理工作，提高了我国传染病疫情报告的质量。

传染病监测信息报告管理系统的设计框架有几个核心部分：例如信息采集、数据库以及系统间接口、信息管理、信息利用、核心分级分类审核机制等。系统提供剔除功能，主要是为了避免同一名传染病患者因多次就诊而被报告多次；订正功能主要由各地的县级CDC工作人员操作完成，医院及各地的CDC可以根据不同的情况对传染病报告卡进行订正工作，例如改为确诊、补充死亡时间、患者排除等；另外系统还有查询，可以为各类用户提供便捷的查询手段，便于快速定位和浏览传染病报告卡信息。关于审核机制，目前我国对于甲类传染病以及按甲类管理的乙类传染病实行三级审核（即县、省、国家三级审核），对于其他乙类传染病及丙类传染病实行县级一级审核。

二、传染病的预警

预警与响应通常是紧密联系的，及时的预警可以指导响应行动，以控制传染病暴发流行事件的发生，或者将暴发流行事件的影响减小到最低程度，这就是所谓的"信息指导行动"（information for action）的原则。这种将预警信息用于指导相应行动的系统模式可以称为"预警-响应"模式。WHO倡导建立的传染病早期预警与响应系统（early warning and response system，EWARS）是这一模式的具体体现。

在暴发流行事件的早期，及时发现并发出警示信息，是传染病预警最基本的要求。在暴发流行事件发生时，传染病造成的危害与损失将随着事件发生时间的推移迅速增加，早期预警将为早期采取应对措施提供可能，若不能及时预警将失去控制疫情的机遇期。

传染病预警的目标可以针对单一疾病，但更多的情况是针对多种疾病。由于预警及后续的响应行动必然涉及资源动用，造成人力、物力和时间的消耗，有些响应行动甚至会对社会和公众产生较大的冲击，因此确定预警目标时需要非常慎重。原则上，在现有社会资源的约束条件下，选择危害严重、传播迅速、不及时处理容易对社会和经济造成严重影响的传染病作为预警的优先目标。

（一）传染病预警分类

1. 按时间分类

（1）近期预警：是针对传染病流行进行预测的，普遍性较差，特殊性较强，时间安排一般为1个月。

（2）短期预警：是按季节的规律性变化进行的，预测的对象有明显的季节依赖性或倾向性，时间安排一般为3个月。

（3）中期预警：主要针对一些发生原因复杂，变化规律不易掌握，但却可以认识的突发传染病进行预测，时间安排一般为半年或1年。

（4）长期预警：其预测的范围广，内容复杂，变量多，需要时间较长，一般在2年以上。

2. 按方法分类

（1）德尔菲（Delphi）法：即综合分析法预警，是一种先由专家得出预测值，然后进行估计的方法。

（2）数理统计法：是一种从定性到定量的数学模型，应用数理统计对既往传染病暴发的疫情资料及其影响因素资料，进行分析、推理，在过去传染病发展趋势的延长线上，推论未来的疫情趋势，从理论上讲是通过回归性调查来进行前瞻性的预测。

3. 按预警级别分类

根据预测结果对比阈值确定警戒状态，根据危险程度划分五级：无级预警（用"绿色"表示）、轻级预警（用"蓝色"表示）、中级预警（用"黄色"表示）、重级预警（用"橙色"

表示）、特级预警（用"红色"表示）。

（二）传染病预警的信息来源

预警是在已有信息资料基础上做出的判断，因此高质量的信息来源是成功预警所必需的。尽管现代社会是信息社会，但要获取高质量的信息其实十分困难。我们可能拥有各种各样的信息，但真正需要的信息、对于决策和行动具有指导意义的信息是很有限的。很多时候所需要的信息要么不能获取，要么费用昂贵，或者获取信息需要花费很多时间。从原则上考虑，关于预警的信息基础：第一，强调可获得性，比如现有监测系统收集的数据，获得性较好。第二，是及时性，预警的关键是时间上的提前量，只有实现早期预警，采取及时行动才有可能，如果不能获取实时数据，预警的价值将大打折扣。我国传染病报告系统从2004年起实现了网络直报，这为建立实时传染病预警系统提供了良好的条件。第三，是多渠道性，不同来源的信息反映事件的不同角度，综合分析不同渠道数据，将会显著增加预警系统的敏感性。

第三节 传染病的预警系统

传染病预警系统是在电子数据处理系统上发展起来的，通过对传染病管理信息进行收集、传递、存储与处理，根据预警模型或策略进行计算，并在满足特定阈值和条件之后自动发出预警信号，为多类用户共享信息，直接为各级机构和管理部门服务。它是现代公共卫生管理中不可缺少的重要组成部分，为提高传染病预防控制工作质量和效率发挥重要的支撑作用。

传染病预警系统作为计算机应用的特殊领域，它是面向传染病管理决策的、对具体传染病管理部门和机构进行全面管理的综合性人机系统，是现代信息技术与现代传染病管理方法与手段相结合的系统，具有以下几个突出特点：

1. 人机系统传染病预警系统的应用与传染病日常管理工作的各个环节是密不可分的。由于传染病监测预警的复杂性和不确定性，尤其是综合推断性的特点，再先进的计算机系统也只能起到辅助作用，或者说是提示作用，各级管理人员既是系统的使用者，又是系统的组成部分，对数据输入、事件的判断和决策，以及系统运行的状态都产生重要影响，最终决策仍然由传染病管理专业人员来完成，管理和决策的主体是人。所以说监测预警系统必然是一个人机结合的系统，在系统应用和开发的过程中都必须充分考虑到人对系统的影响因素。

2. 效率优先预警系统主要依据预先设定的模型或阈值通过自动处理程序来解决问题。根据事物的普遍性，优先考虑效率问题，在数据输入、存储、加工、输出、结果呈现等环节追求高效、快速、全面，从而达到人工操作难以达到的效率水平。它的优势在于以高速度、低成本完成对数据的处理。

3. 注重管理信息系统按照设定的程序运行。这些程序则预先由传染病管理专业人员根据政策、规范、经验等制定，其工作流程、管理模式和处理过程是确定的、自动的，系统直接由数据推动，使系统运行的一致性得到保证。同时，又不能把信息系统当做一个仿真管理系统，在系统建设过程中必须与先进的现代管理手段和方法结合起来。

4. 面向决策传染病预警系统是一个为决策服务的信息系统，要符合管理流行病学的思想方法，既要突出宏观性与普遍性，又要考虑到预警结果的敏感性和特异性。

一、传染病预警系统建设技术原则

传染病预警系统建设总体技术思路是依托信息网络技术，建立传染病发生与发展关联信息动态采集系统，根据传染病发生与发展规律所设定的预警模型，进行信息化的自动、实时、动态分析，判断预警事件是否成立，并将预警结论以信号形式自动传给目标人群，并及时收集用户反馈的响应处理结果。为达到上述目标，信息系统设计方面需满足以下条件：

1. **先进性**　预警信息系统实时处理大量复杂的传染病关联数据，以最快的速度和最精确的方式将预警信号传递给目标人群。系统采用技术的先进性至关重要，必须以先进的信息为基础，适应以互联网为平台的传染病管理信息化的建设方向，建立功能强大的数据处理中心，实现系统高效运行。

2. **实用性**　预警信息系统应符合传染病管理规范、管理模式和运作程序，能满足不同人员、不同病种、不同地区的预警工作需求。由于预警信息系统的基础是采集传染病数据，信息采集预示着终端信息采集人员需要付出具体的劳动，要充分利用日常工作中传染病关联信息采集系统，如发热、呼吸道症状、腹泻综合征、出疹性疾病症状、流感样综合征的监测报告系统等，尽量避免为了预警而增加数据的重复采集，降低系统运行成本，提高系统在实际工作中的实用性。

3. **开放性**　总体设计中，采用开放式的体系结构，使相对独立的各类传染病关联信息收集系统易于数据转接。同时，系统建设硬件环境、软件环境、操作平台相互之间减少依赖，发挥各自优势，并且保证网络的互联，为监测数据、GTS（global telecommunication system）数据及短信等多媒体信息数据的应用创造有利的条件。

4. **安全性**　系统安全可靠运行是整个系统建设的基础。鉴于预警系统关联信息的重要性，网络系统必须有较高的可靠性和安全性，除部署实施完整的信息系统安全，还需充分考虑关键设备和线路的冗余，便于进行在线修复、更换和扩充。

5. **扩展性**　传染病管理规范是持续变化的，预警实施标准也会不断改变，预警信息系统的方案设计必须认真考虑扩展性，建成的系统必须具有良好的可扩充性和升级能力，升级必须要以最简便的方式完成。

二、传染病预警系统的基本框架

从理论上说，传染病预警系统的基本框架由六个子系统组成：

1. **监测信息管理子系统**　是信息输入的门户，可以通过系统自动功能直接接受用户信息录入，也可通过接口技术接受其他系统的数据转接，并对数据进行初步整合、存储。

2. **风险信息管理子系统**　搜集来自监测系统或与疾病相关的外部环境有关信息，筛选并整合那些与预警密切相关的信息，对必要的数据进行加工、处理。风险信息的筛选质量是正确分析和判断异常事件的前提条件。

3. **预警指标管理子系统**　影响传染病发生、发展的因素是复杂的，为最大限度地提供准确的预警信息，遵循敏感性、特异性和规范性原则，尽可能对更多指标进行分析，需要建立一个专门用于管理指标体系的系统。

4. **预警推断管理子系统**　根据预先建立的预警数学模型，由风险信息系统中通过动态计算出来的具体指标值与预先设定的阈值进行判断。

5. 报警信号管理子系统　在预警推断子系统的基础上,通过多种形式,将预警信号和重要指示信息在第一时间传递给特定地区和特定人群。

6. 决策应对管理子系统　发出的信号,对应相应的预案要求,采取相应的办法和措施。决策应对处理是预警机制的最后一个阶段,根据报警系统,为决策部门提供一个辅助性应对方案,包括有关部门以及应急物资的储备状态等,进行监控管理和评估的功能。

信息从它的生成、收集、加工、储存、使用、维护直到失效退出的过程称为信息的生命周期。信息的生命周期中的几个主要阶段是信息的生成与收集、传输、加工、储存、使用和维护。传染病预警系统是一个复杂的系统,整个系统中各环节的活动贯穿了传染病监测与预警信息管理的全过程,传染病监测面向大量人群的群体性特点和预警的推理性特点,决定了预警系统的信息管理过程必定是一个海量的过程,也是一个完整的信息生命周期的过程,需要具备完整信息管理系统的基本功能。

三、现代传染病的预警系统

传染病预警机制是社会发展的客观要求。中国经济飞速发展,人民生活水平不断提高和健康观念的不断增强,对传染病预防控制工作提出了更高的要求。

目前国内外建立的预警系统多是以传染病监测系统为主要信息来源的,这些监测信息包括病例监测、事件监测、症状监测信息。来自实验室的监测报告对传染病预警是非常重要的信息,特别是针对病原体和人群易感性的监测资料。来自其他部门的信息对某些传染病预警也具有不可忽视的作用,比如异常气象信息和灾害信息,可能预示着呼吸道和肠道传染病的暴发流行。除此之外,对电视、广播、网络、报纸等媒体报道,以及公众传闻也有必要加以重视。WHO倡导的早期预警与响应系统(EWARS)和全球疫情警报和反应网络(global outbreak alert and response network,GOARN),在确立预警目标时重点考虑的是那些容易在国际迅速传播、容易对国际经济和贸易造成严重冲击的重要传染病,如天花、新亚型病毒所致的人流感、SARS、霍乱、肺鼠疫、黄热病,以及一些新认识的传染病。由WHO和南太平洋共同体(south pacific commission,SPC)共同建立的暴发预警系统(pacific public health surveillance network,PAGNET),其预警目标主要集中在6种传染病:麻疹、登革热、钩端螺旋体病、流感、霍乱和伤寒。而由WHO和法国国家健康与医学研究院联合建立的全球流感监测系统(FluNet)则是专门针对流感这一极易造成全球范围大流行的传染病预警系统。

现代传染病预警技术得益于疾病监测和统计预测技术发展。预测理论与技术得到较快发展,并在各个领域得到迅速应用。预测理论被引入医学领域后,受到了广大医护科研工作者的普遍重视,特别是在传染病的流行控制方面,其方法应用迅速发展。全球公共卫生情报网络(global public health intelligence network,GPHIN)是WHO和加拿大卫生部在1997年合作建立的,由加拿大公共卫生署负责开发和管理;2000年7月以后,由加拿大卫生部的"紧急准备和应急反应中心"具体负责管理。GPHIN的原理如同一个搜索引擎,寻找各个网站上相关主题的新文章。其开发基于软操作系统和JAVA语言,支持微软的网络浏览器和6种语言在全球范围内通用。

中国疾病预防控制中心采用移动百分位数法建立传染病自动预警概念模型,研究不同预警阈值,并对其灵敏度、特异度、时效性进行评价,并于2006年建立了"国家传染病信息系统"(China infectious diseases automated—alert response system,CIDARS),经过完善，于2008年4月21日在全国试运行，向各级疾病预防控制机构推广使用，首次在国内建立功能较为完善、实用的传染病预警系统。在现有的疾病报告信息系统中包含了一些有价值的病例空间信息，为研究空间聚集性提供支持，进一步开展了空间统计分析预警技术的研究，建立传染病时空聚集性探测预警。此外，国内部分地区利用传染病的报告信息、医院门诊等信息开展症状监测等方法的探索和研究，已经取得了一些成果。

第四节 传染病监测预警的评价

评价本身是一个比较的过程，将具体的系统、项目、组织现状与设定目标进行比较，来进行预期目标实现程度的评价，以及进行影响目标实现的因素评价等。

一、预警评价系统的工作内容

1. 识别利益相关群体　涉及详细描述预警系统建设和应用的参与人员及其职责，有助于了解系统运行所需的人力资源和服务对象。

2. 描述预警系统　应详尽深入地描述，有助于掌握系统运行情况，选择合适评价指标进行评价。描述可以从系统目标，预期结果，开展的活动，投入的资源，发展的阶段以及逻辑框架等方面着手。

3. 制订评价计划　需要首先明确评价目的，充分考虑评价结果的使用者，并将其相应利益纳入到评价计划制订者群体，这样有助于评价结果更符合各利益方的兴趣点，同时拟订评价问题和恰当的评价方法。

4. 收集评价证据　根据拟定好的方案完成评价。

二、预警评价系统的指标

1. 预警能力的评价　主要从及时性、有效性完成评价。及时性是传染病预警系统的核心性能指标；有效性主要用灵敏度和特异度等指标完成评价，体现预警系统采用的预警方法发现传染病暴发的能力。

2. 系统平台性能的评价　主要反映用户使用预警系统的感受，评价指标包括简便性、灵活性、可接受性、可靠性、可推广性和安全性等。

3. 预警响应能力的评价　重点分析响应处理的及时性和有效性等指标，如计算预警后用户初步分析判断和开展现场调查所需要的时间，评价现场响应的方式和工作效率等。

4. 卫生经济的评价　其核心是进行成本-效益评价，同时可以通过定性调查等方式收集传染病预警系统产生的社会学效益。

实际工作中，一般在传染病暴发后常常从下列具体项目入手进行评估：①包括暴发的原因，暴发的监测和侦查，对暴发的准备，暴发的处理和控制措施；②进行评估的每个标题下的各个项目，包括侦查和反应的时间线，效果，费用，丧失的机会以及新的修改的政策；③最后总结评价的结果应以书面报告的形式记录，包括一些明确的建议，如疾病流行的流行病学特征、监测、准备和采取的控制措施等。

第五节 传染病暴发的现场调查

本节阐述如何实施流行病学现场调查,重点强调现场调查必须完成的任务。本节虽然以社区急性传染病暴发作为背景,但其流行病学和公共卫生原理,同样适用于非传染性疾病的调查。

一、现场调查的概述

传染病暴发的现场调查即为现场流行病学调查。调查的目的包括:确定疾病病因、传染源、传播途径、高危人群以及暴露因素。有关的现场调查通常要准备充分。所幸的是,在许多暴发调查中,疾病的临床症状容易辨别,病原体能够迅速地被分离和鉴定,传染源、传播途径和疾病的危险因素通常业已熟知。然而如果临床诊断或实验室结果不清楚,那么调查工作就会变得相当困难。这就必须认真研究疾病的临床症状,以确定其传染源、传播途径和危险人群。

虽然现场调查工作千头万绪,但简而言之必须完成两项任务:第一,要收集有关信息对暴发疫情作出描述,即什么时候开始发病、在什么地方获得疾病,以及患者的特征是什么。这就是现场调查的描述性任务。通常情况下,利用这些简单的资料再加上临床诊断,就能确定病原因子的来源、传播途径,并且初步辨别有可能发病的危险人群。依据常理得到上述问题的答案虽有可能,但并不容易,进一步分析实属必要。有时候"引起疾病暴发的病原体寄生在何处?""如何传播?""哪些人是高危人群?"以及"暴露因子是什么?"等问题,并不会轻而易举得出答案,在这种情况下,就要完成第二项任务,即分析流行病学,从而回答上述问题。虽然没有两个流行病学工作者会用完全一样的方法进行调查,但总的来说,他们所收集的资料、使用的分析方法以及所提供的控制和预防措施应该是基本一致的。

二、现场调查的步骤与任务

为了快速行动,建立清晰的操作性优化方案,完成可信赖的现场调查,现按照逻辑次序列出了10项现场调查工作的基本任务,但在现场调查中你可以同时完成几项或采用不同的顺序。①确定流行的存在;②核实诊断;③病例的定义和计算病例数;④资料的时间、地区、人群分布分析;⑤确定高危人群;⑥建立假设以解释致病的特异暴露因子,并应用适当的统计分析方法检验假设;⑦用事实验证假设;⑧设计一个更加系统的调查方案;⑨准备书面报告;⑩采取控制和预防措施。

(一)确定流行或暴发的存在

如果当地发生的病例数超过平常估计值时,当地卫生部门一般都会知道。因为大多数的地方卫生机构都会有一些连续的传染病和某种非传染病的档案记录,通过按照周、月、年的数据对比,很容易确定实际数是否超过预期水平。如果社区临床医师上报的某病例数增加,就提示有必要进行调查,尽管当时可能还没有实验室数据。但此时要避免用"流行"或"暴发"这些词,因为当地医疗机构对病例数正常的升降会持有不同的观点。同时必须清楚地知道上报病例数的增多或减少是否有人为原因,人为原因最常见的是医师的误诊。

有时要很快确定暴发的存在比较困难。可能要从学校、工厂的缺勤记录或门诊患者和住院患者记录、实验室结果记录、死亡证明等获取信息。给当地执业医师打一个简单的电话如同一次快速的社区入户调查一样，能为暴发的存在提供有力的证据。在这种快速调查中，不能仅询问诊断结果而忽视症状和体征。例如为了获得疾病发生的线索，应询问医师发现咽喉痛、肠胃炎、发热伴皮疹的病例是否比平时要多。尽管对于确定的疾病这些症状并不是特异的，但这种调查通常能证实暴发的存在。

（二）核实诊断

通过用标准的实验室技术，如血清学检查或病原体的分离和鉴定，能够核实临床诊断。不要试图应用新引进的、实验性的或没有被广泛认可的检验技术作为核实诊断的方法，至少在调查阶段不要使用。并不是每个病例都要经实验室确诊，如果大多数患者的症状、体征与诊断符合，或许只有 15%～20% 由实验室确诊，就无需更多的实验室核实了。因为这些证据对于确诊已经足够。如果可能的话，可以亲自查看几例典型病例。不一定做出临床假设，但诊断必须由合格的医师一起来证实。

（三）病例的定义和计算病例数

流行病学工作者必须确定何谓病例，这要靠建立病例定义来完成。值得补充说明，人们用病例（case）代替疾病（illness），这里的病例不是指患有某种疾病的人；具有某种疾病的人叫做病例患者（case-patient），而病例的定义通常根据疾病的特征来确定。

采用病例定义，流行病学工作者搜集有关病例患者的信息。再根据搜集到的信息，从时间、地区和人群分布方面，进行全方位的描述。然后，按照不同的特征分类，用病例患者数除以各人群总数，计算疾病的率。最后，确定某个率是否高于正常的期望值。如果确实较高，就要采用分析性流行病学方法，选择适当的对照人群，与该人群相应的率进行比较，从而确定疾病率升高的原因。

建立一个可操作的病例定义，确定如何发现病例并对病例进行统计。一般来说，定义病例最好运用最简单和较客观的标准，例如发热、肺炎的 X 线检查结果、脑脊液中的白细胞计数、血便或皮疹等。然而在病例定义中，可以接受的、常见的疾病表现总会被考虑，而无论有或没有标准的实验室检测技术。在快速展开的现场调查中时间是一个关键因素，因此要使用简单的、容易应用的定义，以便认识那些可能会被漏诊的病例和被统计进来的非病例。例如，在甲型肝炎暴发时，首先要获得的就是黄疸史、发热和肝功能异常。然后再确定病例定义。

根据疾病问题和社区情况，查找疾病的方法也应该相应地有所变化。大多数疾病暴发均有一些可辨认的高危人群，所以这些疾病的发现就相对容易。许多没有被报告的病例的发现，可以通过与特定医师、医院、实验室、学校、工厂直接接触或者依靠媒体来发现。但是，有时为发现病例还需要做很细致的工作，例如询问医师调查、电话调查、入户调查、病原体分离和培养、血清学调查等。

仅知道病例数并不能提供充足的信息。控制和预防措施的制订还需要知道疾病的传染源和传播途径以及疾病的特征。因此，核实诊断还应包括相应信息的收集，尤其是疾病的特征，从而为明确暴发的特征提供线索。首先，收集患者的基本情况，如年龄、性别、地址、职业以及发病日期，对暴发作出简单描述。其次，收集患者的症状、体征和实验室资料。在调查时，如果疾病是经水或食物传播的，则要询问接触的频率、时间及性质。如果疾病的特征未知或不能做出适当的推断，则应询问有关疾病传播以及危险因素等问题。另外，如果初步分析尚无结论，则要运用问卷的形式作进一步的调查。

（四）时间、地点和人群资料收集

调查组必须确定合理的、精确的病例数，以便展开描述性分析。暴发的特征包括患者什么时候发病，在什么地方居住或发病，以及患者有什么特征。进行分析应尽早，疫情为什么发生的假设形成越早，可能收集到的资料就越丰富。暴发后期少量的额外病例数通常不会影响分析结果或控制措施。

1. 时间 用适当的时间间隔（x轴）表示疾病发生的时间，将所发生的病例数（y轴）绘制成直方图，用以表示病例的特征，称"流行曲线（epidemic curve）。流行曲线对暴发的规模、可能的传播方式、暴发的持续时间作了非常深刻的描述，比简单的"病例线图（line-listing）"表达的内容要丰富得多。通常从一个简单的疾病发病时间图，即流行曲线就可得到大量的信息。如果疾病的潜伏期是已知的，就能相对准确地区别同源暴露，人与人传播或两者混合传播。相反如果知道了暴露时间，就可以确定潜伏期。如果不知道发生何种疾病，流行曲线就更加重要。另外，如果暴发在继续并且你对暴发的疾病有了很好的认识，根据流行曲线还可以预测可能发生多少病例。

2. 地点 有时疾病在社区某个独特的地方发生或被发现。而在这个地方，如果你能去观察和考虑，就可能发现病因因子的来源和暴露特性方面大量的线索和证据，如饮用水的供给、牛奶供应途径、污水处理排放、优势风向、建筑物中的气流，以及传播媒介的生态习性等，这些因素在微生物或环境病原体的播散和确定这些因素中哪一个与疾病有关，可能发挥重要作用。如果把病例按地理特征描绘成图，则分布模式可以说明已知的传播来源和可能的暴露途径。

3. 人群 必须分析患者自身的特征，即病例的属性变化，如年龄、性别、种族、职业或其他任何有用的、描述病例群体属性的特征。如果发现独特的属性，通常会为查找危险人群提供线索，甚至找出一个特异的暴露因素。有些疾病通常发生于特定的年龄组或种族。通常职业是某种特定疾病的关键特征。疾病的发病因素，即人类可能的危险因素和暴露因素清单是无穷无尽的。然而想要对疾病传播问题（传染源、传播途径、易感人群）了解得更多，还需要寻求更多特异和恰当的信息，从而确定这些危险因素或暴露因素是否导致疾病。

（五）确定高危人群

当我们知道了发病数、发病时间与地点、发病特征，通常也会得到一个确切的诊断。这些数据通常提供了足够的信息，从而有充分的理由确信暴发是如何发生以及为什么会发生。例如，疾病暴发的时间、地点和人群分布的描述会有力地提示，只有居住在一个特定的社区、并接受一个共用供水系统的人群，才会发生一种疾病的危险；或者说只有某学校的某部分学生，或只有某一工厂的部分工人才有发病的危险。也许只是一部分在当地一家餐馆就餐的人群发生了疾病。然而，无论单一人群暴露于某危险因素是多么的明显，调查者还必须仔细地观察整个社区，以确定是否还有其他受影响的人群。

有时要弄清哪些人是高危人群是非常困难的，尤其是当暴发覆盖了较大的地理区域、累及许多年龄组人群、开始调查时又没有明显的特征时。此种情况下，调查组应对患者进行一些特殊的调查，以获得更加特殊的发病和危险因素的信息。

（六）建立和检验假设

建立和检验假设的步骤，即所谓现场调查真正的流行病学分析，通常是最艰巨的工作之一。至此我们应对暴发有了全面的了解，对最可能的传染来源和传播途径也有了深刻的认识，还必须找出引起疾病的暴露因素。

（七）用事实验证假设

从流行病学调查和统计学推断已经提供了引起疾病暴发最可能的暴露因素。然而应用临床表现、实验室结果和其他流行病学资料来验证假设仍是必需的。换句话说，要检验假定的暴露因素、传播方式和易感人群与该疾病已知事实的吻合程度究竟如何。

接下来的调查要证明简单的描述流行病学和分析流行病学方法的运用：即为什么不可能提出准确的证据，提出新的假设为什么是必要的，事实为什么必须符合逻辑，以及为什么必须继续调查直至得到可靠的结论。

（八）设计一个更系统化的研究

如果想找到更多的病例，更好的界定暴发的范围，或评价新的实验室方法或新的病例诊断技术，就应该设计完成更详细、更精心的研究，随着现场调查压力部分的减轻，此时可以考虑通过多种途径对高危人群进行调查，以便提高数据的质量，找到一些特定问题的答案。

进一步研究的最主要目的是提高病例定义的特异度和灵敏度，精确地掌握高危人群的真实数量，即提高分子和分母的精度。例如血清学调查再结合完整的临床病史，往往可以提高病例数量的准确性，可以更清楚地确定具有发病危险的人群。而且对确诊患者的再次调查，还可以粗略地量化暴露程度和剂量-反应关系，这是揭示疾病发病机制的有用信息。

（九）准备一份书面报告

一份书面报告不仅可以历练你的交流能力，并彰显你的流行病学水平，而且给卫生部门留下了一份永久性的调查结果文档。

三、暴发现场的干预措施

传染病暴发、非传染性疾病、伤害和失能等公共卫生问题，其预防和控制的干预措施有不同分类方法。经典的类型包括：

（1）针对宿主、环境、疾病病因或伤害原因的特异性干预措施；

（2）一级、二级和三级预防措施；

（3）Haddon伤害预防模式，该模式表明了事件前期、事件期和事件后期各阶段的干预策略。

有关这两类干预措施参见表3-1，其中控制传染病暴发的公共卫生干预措施包括抗生素、抗病毒制剂和疫苗用于暴露后的预防，追踪（cohorting）和隔离（isolating）感染者，推荐洗手指引、其他人群行为和卫生习惯的矫正（modification）等。

本节所描述的干预模式主要集中在生物和环境两个方面，针对暴发和其他应急性健康威胁，该干预模式用于系统地确定一系列干预措施的特性。具体包括：①专门针对多数传染病和其他病因因子的干预措施；②专门针对该病因因子易感人群的干预措施。其中第一类是针对传染来源的干预措施，主要包括减少病原因子对易感人群危害性的措施，如收集和销毁被污染的食品，禁止感染者从事食品制作和经营，直到他们通过治疗或自然转归不再具有传染性为止。需要补充的是，这两种类型的干预措施彼此有交叉，并且不会互相排斥。例如，当性传播疾病暴发时，使用安全套作为行为矫正措施可能会推荐给感染者，以阻断他们向易感的接触者传播；也可以推荐给易感人群，以降低他们暴露的危险性。

表 3-1 针对传染源和易感人群的公共卫生干预措施

1. 针对传染源的措施
   (1) 治疗感染者或治疗感染动物
   (2) 追踪和隔离感染者
   (3) 暴露人群的检疫
   (4) 污染场所和污染源的检疫
   (5) 划定防疫区域、关闭公共场所、停止或限制人群聚集
   (6) 收集和销毁食品、物品、动物和其他传染源
   (7) 污染表面和环境场所的清洁和消毒
   (8) 通过媒介控制，进行环境整治
   (9) 通过限制和控制污染物整治环境
   (10) 矫正行为，减低自身和他人的危险性
2. 针对易感者的措施
   (1) 实行暴露后预防
   (2) 提前进行免疫和疫苗接种
   (3) 从应接受疫苗接种人群中找出未接种疫苗者
   (4) 采用屏障技术
   (5) 划定防疫区域、关闭公共场所、停止或限制人群聚集
   (6) 矫正行为，减低自身和他人的危险性
   (7) 启用庇护场所
   (8) 采取接触者追踪、同伴告知，以及治疗措施
   (9) 发布政府公告、健康警示，以及其他减低危险性的信息

表 3-1 中罗列的有关措施以及其他可能的措施，在现场调查的不同阶段都可能被考虑。这也是流行病学工作者和公共卫生官员在现场调查期间，对公共卫生干预措施的选择和实施做出决策时，必须考虑的问题。

第六节 传染病突发事件案例
——人感染猪链球菌病暴发

2005 年 7 月 11 日，四川省资阳市 YJ 区 CDC 接到资阳市第三人民医院报告："收治 1 例疑似流行性出血热患者，但无流行病学证据，请调查、核实。"

问题 1：区 CDC 接到上述报告后，应该怎么办？

YJ 区 CDC 当日派员到医院调查并采集血样。7 月 12 日，送血样至省 CDC 检测流行性出血热抗体。7 月 12 日下午，YJ 区 CDC 接到资阳市第三人民医院报告："再次收治 1 例疑似流行性出血热患者，病危"；区 CDC 再次前往调查，调查过程中第 2 例患者死亡。

7 月 12 日，区 CDC 对医院进行回顾调查，结果显示：近半个月来，该院共收治 4 例类似病例，其中 2 例死亡，1 例病况不详（自动离院），1 例尚在治疗中。其中 3 例患者发生于 YJ 区，1 例患者发生于邻县。病例均有进食或接触不明原因死亡的病死猪、羊肉史；病例分布较散在，病例之间无任何接触史，临床表现为突发高热、乏力，伴恶心、呕吐，进而出现低血压、晕厥、休克症状，以及面部、上臂、胸部瘀斑等；临床检验：白细胞进行性增

多、血小板进行性减少、尿蛋白增高。

问题2：你是否认为这是一起传染病暴发？是否需要作进一步调查？

7月12日19:00，YJ区CDC向资阳市CDC报告了上述情况，资阳市CDC专业人员至医院调查，情况基本相同。此后两日内，就诊新病例和死亡人数增多。

7月14日，四川省CDC检测病例血清，结果流行性出血热抗体IgG、IgM均阴性。

7月15日12:00，鉴于血清学检查结果不支持出血热，资阳市卫生局向省卫生厅电话报告：资阳市发生不明原因疾病，共计发病5人，4人死亡；患者起病急、有高热、头痛等全身症状，严重者出现中毒性休克症状并死亡。

7月15日，四川省卫生厅组织省CDC、省级医院临床专家赴资阳调查。专家组首先到医院对患者的病情和治疗等情况进行了解，再到病家对其周围环境情况进行调查。CDC人员怀疑发病与病（死）猪有关系，当发现病家邻居有病（死）猪时，立即采集了死猪的标本，同时采集了患者血液、患者家属的血液待检。经过调查和会诊后，专家的意见不一致，部分专家倾向于诊断出血热，部分专家认为发病与病（死）猪、羊有关，可以排除出血热。

7月15日晚，四川省卫生厅将该起疫情传真报告卫生部应急办。

7月16日0:45，资阳市YJ区CDC通过"突发公共卫生事件报告管理信息系统"以"不明原因疾病疫情"上报。

7月16日，四川省CDC使用免疫荧光法，用羊抗人IgG标记患者血清后和病死猪肉进行反应，结果为阳性，提示患者的发病与病死的猪有关系。

问题3：对本起疫情的报告，特别是以"不明原因疾病疫情"报告，提出自己的看法。

一、现场流行病学调查

7月17日，四川省CDC第二次派出流调人员赴现场进行调查，与市、区CDC共同讨论制订病例定义，开展主动搜索病例和个案调查。根据当时所了解到的情况，拟定搜索病例的标准为：近期在YJ区或邻近农村地区，与病（死）猪（羊）有过接触，急性发热并伴有皮肤瘀点、瘀斑等感染性休克症状的病例。

（一）病例搜索及初步分析

问题4：请根据现有资料，制订搜索病例的标准——病例定义，如何开展病例搜索？

7月18日，工作组在收治病例的资阳市第三人民医院及病家周围邻居了解是否有符合以上病例定义的病例存在，经搜索共发现了7例病例（死亡5人），并对上述病例进行了个案调查，了解到本次疫情的基本特点。

首例病人：吴××，男，52岁。6月24日11:50分出现发热（38.2℃）、寒战、恶心、呕吐、全身疼痛、瘀斑等症状，19:00在送往医院途中死亡。6月22日11时接触过彭××（另一病例）家的病死羊。

7例患者发病时间分别为6月24日、6月26日、7月5日、7月9日、7月10日、7月16日、7月17日；分布于资阳市的2个区（市）、4个乡镇、6个村、7个社；男性6例，女性1例，均为农民。5例死亡病例从发病到死亡的病程最短4小时，最长21小时，平均11.6小时。

7例病例发生前，当地农村即有病（死）猪的情况发生。7例患者中，5例发病前宰杀过病（死）猪、羊，2例发病前参与了病死猪（羊）的加工处理；患者发病时间距最近一次宰杀或接触病死猪（羊）时间，最短<1天，最长达5天。个别病例手、臂部见皮肤破损，

伤口发黑，化脓少。另有6名参与宰杀者未发病；参与烹煮食用病、死猪肉的140名村民无发病；病例的密切接触者，包括家人、邻居、亲属、医务人员、同病房患者等均未出现类似病例。7例病例中，除彭××和吴××共同接触同一只病死羊外，其他病例都有接触病（死）猪史。

问题5：以上初步描述的疫情特征能为下一步流行病学调查提供什么线索？

问题6：根据已发现病例的临床表现与接触史，可能的疾病有哪些？

7月19日，卫生部派出专家组（包括流行病学、微生物学、临床专家）至四川省资阳市，与四川省卫生厅、CDC联合调查处置本起"不明原因"疾病暴发。回顾前期调查工作，经讨论认为，该起疫情与1998年在江苏省发生的一起猪链球菌感染疫情极为类似。

7月20日，专家组结合临床表现主要以中毒性休克为主，临时将该病命名为"中毒性休克综合征"，同时全面展开流行病学调查。省级临床专家积极协助和指导当地医务人员开展病例救治工作。

问题7：根据已有信息，将如何设计本次疫情的个案调查表？

在搜索病例过程中，发现除中毒性休克表现外，在上述地区发生的以脑膜炎症状为主要表现的农村病例也同样有病死猪的接触史。随着现场工作的深入和病原学诊断工作的进展，对该病的认识越来越深入，逐步又将以脑膜炎为主要临床表现的病例、有接触史的轻型病例也纳入"病例定义"。

病例定义调整为：自6月份以来，在YJ区或邻近农村地区，与病（死）猪（羊）有过接触，急性发热并伴有皮肤瘀点、瘀斑，可并发脑膜炎或感染性休克等症状的病例。

按现行病例定义，截至7月23日晚，共发现并调查55例患者（以临床诊断为主）。相关资料分析结果简单描述如下：

（1）病例一般特征：55例患者均为当地农民，男性多于女性，发病最小年龄32岁，最大年龄75岁，平均发病年龄为51.6岁。发病最多的为50~60岁年龄组，占总数的32.7%。首例病例发生于6月24日，自7月上旬疫情上升，7月19日为发病高峰。

（2）临床表现：初期大多表现为畏寒、发热，伴有头痛、头晕、全身不适、乏力等症状。部分病例出现消化道症状如恶心、呕吐等。少数患者出现腹痛、腹泻。重症病例有进行性休克表现：血压下降，脉压差缩小。多数病例皮肤有出血点、瘀点、瘀斑。部分病例无休克表现，但脑膜刺激征阳性，脑脊液呈化脓性改变，重者伴昏迷。重症患者脏器损害表现为间质性肺水肿、肝损害和肾损害等。实验室检查：白细胞计数升高（病情严重者发病早期可降低或正常），中性粒细胞比例升高，重症患者血小板下降。尿常规蛋白阳性，部分患者酮体阳性。

对47例临床资料比较完整的病例进行疾病早期症状分析，结果见表3-2。

表3-2 四川省资阳市不明原因病例主要临床表现（47例）

症状/体征	临床诊断（42例）		疑似诊断（5例）		合计	
	病例数	%	病例数	%	病例数	%
发热	40	95.2	5	100.0	45	95.7
畏寒	35	83.3	5	100.0	40	85.1
头痛	25	59.5	2	40.0	27	57.4

续表

症状/体征	临床诊断（42 例）		疑似诊断（5 例）		合计	
	病例数	%	病例数	%	病例数	%
全身酸痛	22	52.4	2	40.0	24	51.1
呕吐	27	64.3	2	40.0	29	61.7
恶心	21	50.0	2	40.0	23	48.9
腹痛	16	38.1	2	40.0	18	38.3
腹泻	14	33.3	1	20.0	15	31.9
瘀点、瘀斑	20	47.6	1	20.0	21	44.7
关节肿痛	12	28.6	3	60.0	15	31.9
颈项强直	8	19.0	0	0.0	8	17.0
低血压	8	19.0	0	0.0	8	17.0
抽搐	5	11.9	1	20.0	6	12.8
凯尔尼路征	5	2.4	0	0.0	1	2.1
布鲁津斯基征	1	2.4	0	0.0	1	2.1

（二）暴露危险因素调查

55 例病例中，49 例有明确危险暴露史，6 例不详，其中接触病死猪的 47 例，接触病死羊的 2 例。暴露方式包括喂养、屠宰、销售、洗切加工、食用、埋葬病死猪（羊）等；37.2% 的病例接触时手臂皮肤有破损或划伤。病例无其他明显的动物、食物和水源等共同暴露因素。未发现病例之间有明确接触史。病例的密切接触者和家庭成员中尚未发现二代病例。

（三）实验室检测

自 3 名患者和 5 只猪的标本中分离到猪链球菌。

（四）潜伏期计算

对有实验室确诊，明确单次暴露（参与屠宰的最初时间）的 36 例病例计算，最短潜伏期 2 天，最长潜伏期 13 天。

问题 8：根据上述潜伏期计算的描述，请谈谈计算潜伏期有哪些要点？

7 月 22 日晚，卫生部首次在新闻媒体上公布了四川资阳市发生不明原因疾病流行的消息，正式将本次疫情向公众公布。

7 月 25 日，在实验分离、鉴定病原成功的基础上，确定本病名称为"人感染猪链球菌病"，并确定了最终"诊断标准"，分别将轻症表现、脑膜炎表现、休克表现纳入诊断。

当日，卫生部公布了本次疾病的正式名称（人感染猪链球菌病），病原学病因（猪链球菌Ⅱ型）和主要感染方式（直接接触病死猪，与食用猪肉无关），同时也公布了应采取防止猪链球菌病的发生和禁止私自宰杀病（死）猪等综合性的预防控制措施。

问题 9：根据上述资料，请尝试制订本次调查的人感染猪链球菌病的"诊断标准"。

二、流行病学分析

截至 8 月 21 日，四川省共报告 204 例人感染猪链球菌病病例，其中实验确诊病例 68

例，临床诊断病例 136 例，死亡 38 例。平均发病年龄为 54 岁（中位数），最小 26 岁，最大 82 岁。男女性别比为 5.4∶1。最早发病时间为 2005 年 6 月 24 日，最后 1 例发病时间为 8 月 6 日。96% 病例（196 例）为农民，另有 5 例是个体屠夫、1 例是兽医、1 例是商贩、1 例是民工。204 例患者分布于四川省资阳市等 12 个地（市）的 37 个县（区），131 个乡镇，195 个村庄，平均每个村 1.05 例。资阳市共报告 100 例病例（占全省报告病例的 49%），死亡 20 例。除了 3 起各 2 例的"聚集性"疫情外，其余病例相互间没有接触。病例发病时间分布见表 3-3。

表 3-3　人感染猪链球菌不同型别病例的发病时间、治疗转归分布

发病日期	存活病例				死亡病例			发病合计
	休克型	脑膜炎型	普通型	合计	休克型	脑膜炎型	合计	
2005-06-24					1		1	1
2005-06-26					1		1	1
2005-07-04					1		1	1
2005-07-06		1		1				1
2005-07-08		1		1	2		2	3
2005-07-09		1		1				1
2005-07-10					1			1
2005-07-11		3		3	1		1	4
2005-07-13		1	1	2				2
2005-07-14		1		1				1
2005-07-15	1	2		3				3
2005-07-16	1	4	1	6	1		1	7
2005-07-17	1	3	1	5				5
2005-07-18		3		3	3		3	6
2005-07-19	3	10	1	14	2		2	16
2005-07-20	2	6	2	10	2		2	12
2005-07-21		11	4	15	2		2	17
2005-07-22	1	11	4	16	3		3	19
2005-07-23	2	10	3	15	2		2	17
2005-07-24		6	5	11	3		3	14
2005-07-25	3	5	6	14	5		5	19
2005-07-26		2	2	4		1	1	5
2005-07-27	2	4	2	8	3		3	11
2005-07-28		6	3	9				9
2005-07-29	1	4	1	6	1		1	7
2005-07-30	2	1	1	4	3		3	7
2005-07-31	2	2	3	7				7
2005-08-01	1	1	1	3				3
2005-08-02		2		2				2
2005-08-04		1		1				1
2005-08-06		1		1				1
合计	22	103	41	166	37	1	38	204

问题10：请绘图描述不同型别病例的时间分布特征

本次疫情调查处理过程中，就引起发病的危险因素（特别是食用病死猪肉是否会引起发病）设计了1∶M匹配病例-对照研究，以论证引起该病传播、流行的危险因素，也即何种接触方式是危险的接触方式。对照包括1名家属、2名邻居、2名共同处理病死猪人员（实际操作过程中匹配数可能不一致）。对疫情早期发病的29例人感染猪链球菌病患者，及其家属、邻居和一起处理病死猪人员共147名对照进行了问卷调查。调查的危险因素重点是与病死猪及其制品接触的方式。专业人员采用条件Logistic回归方法对资料进行了分析，结果见表3-4、表3-5。

表3-4 可能暴露危险因素的单因素分析结果

暴露因素	暴露分布（有/无）		估计参数		
	病例组	对照组	P	OR	OR 95%可信区间
喂养	7/22	18/129	0.0810	2.548	0.891～7.289
屠宰	26/3	50/97	<0.0001	15.539	4.453～53.145
销售	3/26	7/140	0.2824	2.262	0.511～10.026
洗切加工	21/8	50/97	0.0003	5.703	2.202～14.765
食用	25/4	89/58	0.0072	7.715	1.737～34.261
埋葬	3/26	9/138	0.3696	1.982	0.445～8.829

表3-5 可能暴露因素的多因素分析结果

暴露因素	β	SE	χ^2	df	P	OR	OR 95%可信区间
屠宰	2.483	0.649	14.627	1	0.0001	11.978	3.355～42.756
洗切加工	1.101	0.551	4.001	1	0.0455	3.008	1.022～8.849

问题11：病例-对照研究选择对照的原则有哪些？

问题12：请解释本次调查中病例-对照研究的结果。

问题13：本次病例-对照研究分析有哪些不足之处？对疾病危险因素的研究，还有哪些有待完善之处？

三、实验室支持与病因推断

本次疫情，全部204例病例中有68例为病原学确诊。其中，38例通过血液标本、27例通过脑脊液标本、3例通过尸解标本（肝、脾、心包血）分离到猪链球菌Ⅱ型。分离病原的病例来自四川省11个市；不同地区的猪也分离到相同病原。

问题14：常见采集标本有哪些？分别用于哪些用途？现场调查过程中，病原微生物标本的采集要注意哪些方面？

所有分离菌株的纯培养物在羊血琼脂平板上呈现α-溶血，形态学检查及生化鉴定的结果都符合猪链球菌。对病原体的其他关键指标进行研究，结果仍然符合猪链球菌（包括VP试验阴性、七叶苷水解阳性、海藻糖代谢阳性、6.5% NaCl生长试验阴性、在羊血琼脂平板上不存在β-溶血现象等）。对分离菌株，PCR检测猪链球菌属特异性基因（TUF）、猪链球菌种特异性基因（Species）、Ⅱ型和毒力特异性基因（CPS 2J）以及毒力基因：溶菌酶释放相关蛋白基因（MRP）、溶血素基因（SLY）等。

疫情结束后，中国CDC又对部分病例采集恢复期血清进行了抗体检测，并建立了血清学检测的方法。

现场流行病学调查和病原学检查结果，最后证实本起暴发疫情病原体为猪链球菌Ⅱ型，且对人及动物均有危害。

问题15：请回答病因推断原则有哪些？

问题16：通过流行病学研究与实验室检测，最终确定本次暴发疫情的病原体为猪链球菌Ⅱ型。请结合病因推断原则，对本调查研究工作与之相符的情况作简单评述。

四、暴发疫情控制与综合评价

（一）暴发控制

7月17日，四川省卫生厅专家向当地卫生行政部门提出以劝阻和禁止农民宰杀和食用病（死）猪的建议。但是上述建议并没有付诸行动而起到应有的作用。

7月19日，国家、省联合专家组与资阳市人民政府官员就预防控制工作举行座谈，强调提出"劝阻和禁止农民宰杀、食用病（死）猪"的措施建议。市政府提出，为避免舆论过激而影响经济发展与社会稳定，宣传教育结合夏季防病工作进行，以免宣传过度而引起社会恐慌。最后采取了政府公告形式提请公众注意，减少与病、死猪的接触。然而，农村地区屠宰、食用病（死）猪的情况仍然存在。

7月22日，周边市、县也陆续发现新病例。卫生部于当晚首次通过新闻媒体发布了该疫情信息。考虑到动物疫情普遍存在，人间疫情控制难度较大，市政府改变策略，以政府命令的形式要求"禁止宰杀病、死猪"，并对发生病（死）猪的农家实行经济补偿；并要求乡（镇）部分片负责落实"禁宰令"，到各村驻点落实宣传教育、病（死）猪无害化处理等工作。

问题17：发生突发公共卫生事件时，政府领导的重要性如何？疾控机构应如何给政府做好参谋？

媒体对本次疫情高度关注，各种报道占据了各种新闻载体的主要版面。疫情早期，媒体报道多用"四川怪病""不明原因疾病"等名词；对于感染来源，有的媒体使用了"夺命猪肉"这样的名词。缺乏正确引导的宣传，造成资阳市乃至四川省的群众谈"猪"色变，拒绝购买或食用一切猪肉和猪肉制品，在全省范围内造成恐慌局面。在该阶段疫情控制过程中，地方官员曾因为媒体报道"存在问题"而与记者发生摩擦。国内个别省（市）政府甚至下令禁止输入四川生猪、猪肉和猪肉制品。

7月26日，在病原确认的基础上，卫生部新闻办公室正式通报"人感染猪链球菌病"疫情，媒体报道用词始趋于规范，信息变得准确。

问题18：媒体在公共卫生事件调查、处理过程中有什么作用？突发公共卫生事件调查、处理过程中，卫生部门与媒体沟通的原则是什么？

（二）综合分析与评价

经流行病学、临床和实验室调查研究证实，2005年7—8月，四川省发生了一起人感染猪链球菌Ⅱ型疫情暴发，共报告了68例确诊病例和136例临床诊断病例。调查过程中描述流行病学、分析流行病学、实验检测手段并举，明确了本次暴发疫情的病因，及时妥善地处理了人感染猪链球菌病疫情。但回顾思考，调查处置过程中仍有可总结的经验教训。

调查初期，病例定义为"中毒休克综合征"，发现的病例主要是重型病例（休克型），未包括"脑膜炎型"，因此病死率显得较高；随着对本病认识的加深，病例定义得以完善，共包括休克型、脑膜炎型、普通型（轻型）三类。前期可能有部分脑膜炎或普通型病例未能纳入调查，可见病例定义的科学制订，在暴发疫情调查中所起的作用非常关键。新的病例定义中轻型病例的纳入，直接造成后期的病死率下降；当然，对本病救治经验的积累也是降低病死率的原因之一。

本次人感染猪链球菌病暴发疫情的调查、处理过程，充分体现了政府协调、部门合作在疫情控制工作中的重要作用。

事件发生早期，由于影响范围有限，资阳市政府顾虑较多，希望通过常规手段（夏季传染病防治）达到控制目的，以免引发社会不安情绪。然而群众对宰杀、食用病死猪肉仍然持无所谓的心态，以致疫情继续发展，控制效果有限。7月22日，资阳市政府以政府法令形式推行有一定震慑力的"禁止屠宰病、死猪"策略，要求基层干部驻村负责控制工作，并实行了领导干部责任追究制，才杜绝了宰杀病、死猪行为；另一方面，通过大众媒体，高频率、广覆盖开展宣传，信息刺激强度大、频度高且针对性强，疫情得以逐步控制。随着疫情在省内其他地区的发现，四川省政府在全省范围内采取了"禁止屠宰病（死）猪、对农户发生病（死）猪由政府给予一定经济补偿后由专业人员进行无害化处理"等一系列的预防控制措施，直接推动了疫情控制工作。

任何措施，从制订到落实均有一个时间过程，因此从图3-1可看出，政府强制性措施推行后，疫情仍持续一定时间。对控制措施的评价，应从其时效性、有效程度等多方面着手。

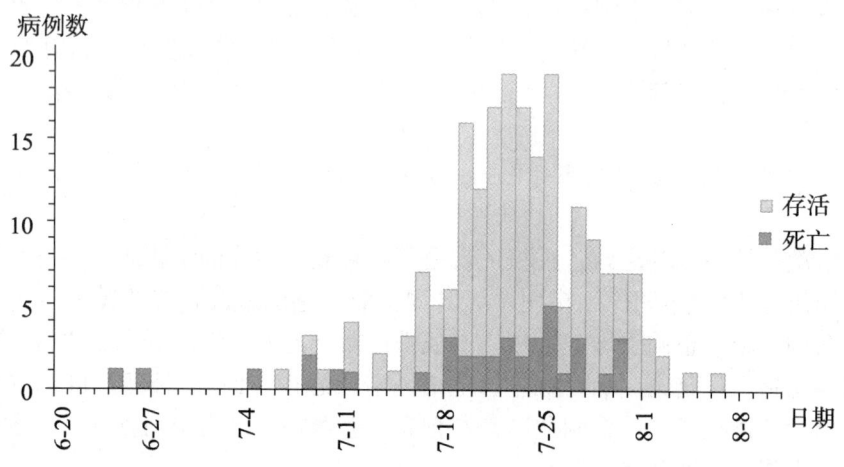

图3-1　四川省人感染猪链球菌病暴发疫情　发病时间分布与调查、处理过程图

本次疫情由动物的猪链球菌病疫情引起，因此调查过程中掌握动物疫情动态，对于揭示人间疫情规律，更好地控制人间疫情非常重要。动物疫情的调查控制工作由农业部门负责，在实际工作中，很难在第一时间得到动物疫情信息，亦未取得整个区域的动物疫情分布、强度、历史背景等信息资料。对动物疫情信息掌握不及时，不利于防控策略的制订、落实与评估，因此从一定程度上对人间疫情控制工作形成影响，使本次疫情控制工作留下一些缺憾。针对这样的情况，卫生部门应向政府部门提供调查、处理疫情的需求清单，争取政府的协

调、支持。

四川省人感染猪链球菌病暴发疫情发生后,全国各省加强了疫情监测,并有其他地区发生了疫情,从而认识到只要环境、气候适合,许多省份均面临该病的威胁。由于猪链球菌在猪中普遍存在,彻底消灭传染源在短期内尚难达到,而经济的原因使得禁止屠宰并食用病(死)猪的行为在我国农村也难以根除,预计人感染猪链球菌病在今后相当长的一段时间内要影响人们的身体健康。为此,有必要开展猪链球菌病感染的常规监测,利用流行病学、病原学等多种方法和手段,对动物疫情、人间疫情进行全面监控。

(职心乐 姜凡晓 刘 欢)

参考文献

1. Mawudeku A,Lemay R,Werker D,Andraghetti R,John RS:The Global Public Health Intelligence Network. Infectious Disease Surveillance. Edited by M'ikanatha NM,Lynfield R,Beneden CAV. United States:Wiley-Blackwell,2007:304-317.
2. 胡鞍钢. 透视 SARS:健康与发展. 北京:清华大学出版社,2003.
3. 薛澜等. 危机管理:转型期中国面临的挑战. 北京:清华大学出版社,2002.
4. 范宝俊. 灾害管理文库. 北京:当代中国出版社,1999.
5. 宋英华. 突发事件应急管理导论. 北京:中国经济出版社,2009.
5. 王超. 重大突发事件的政府预警管理模式研究. 武汉:湖北科学技术出版社,2010.
6. 突发公共卫生事件报告管理信息系统. http:202.106.123.35.
7. 计雷,池宏,陈安,等. 突发事件应急管理. 北京:高等教育出版社,2005.
8. WHO 网站 http:www.who.int/whosis/whostat/2010/en/index.html.
9. Michael B. Gregg. 现场流行病学. 北京:人民卫生出版社,2014.
10. 王陇德. 卫生应急工作手册. 北京:人民卫生出版社,2005.
11. 王声涌,林汉生. 突发公共卫生事件应急管理学. 广州:暨南大学出版社,2011.

第四章 自然灾害事件应急处理

第一节 灾害中的预防医学

一、概念

（一）预防医学

预防医学是从医学科学体系中分化出来的，它是研究预防和消灭病害，讲究卫生，增强体质，改善和创造有利于健康的生产环境和生活条件的科学。预防医学与临床医学不同之处在于它是以人群为对象，而不是仅限于以个体为对象。医学发展的趋势之一，是从个体医学发展到群体医学，今天许多医学问题的真正彻底解决，不可能离开群体和群体医学方法。

预防医学里的"患者"被视为一个人群，而获取人群的"症状和体征"是"率"，如发病率。发病率是使用一个特定人口群体中的新发病患人数除以该特定人群的人数，再乘以一个描述暴露于危险的人口规模的常数 k 而获得的。使用发病率可以更方便地比较某一社区与其他社区的疾病发生情况。使用发病率也有利于评估干预措施在一个特定人群中是否有效。

在灾后救援和恢复重建过程中公共卫生有着重要的作用。良好的预防医学技术涉及对人口和需求的仔细评估，以及利用这些数据来指导最初的救灾工作。设立有效的监测系统将有助于评估灾害应急干预措施是否恰当，并提醒临床和公共卫生从业人员注意新的对社区卫生构成的威胁。收集和利用数据进行社区一级的干预将确保在灾害发生时能给整个社区带来最大的保障和支持。

（二）粗死亡率和发病率

粗死亡率（CMR）是将（社区的）死亡人数除以人口总数，然后乘以 10 000 而得出的数值。5 岁以下儿童的死亡率，是评估灾害严重程度以及应对能力的一个重要指标。它之所以重要，不仅因为显示了灾害对儿童的影响，而且因为儿童是社会成员中最脆弱的群体。这一年龄组通常被称为"标记人口"，因为他们比其他年龄段的人群会更快地出现明显的变化。如死亡率达到每天每 1 万名 5 岁以下的儿童中死亡 2 人时，表明灾情严重，救援机构和医疗卫生工作者应高度重视。每天每 1 万名 3 岁以下的儿童死亡 4 人时，则表明情况十分严重。

疾病的发生率也是灾害情况下通常应用到的指标。这些率表现了新近发病的人数和有发病可能的总人数之间的关系。疾病的发生率就是发病率，即反映一个特定的人群中新近出现的病例。另一方面，疾病的流行比例能衡量出一个特定人群中不同疾病的患病构成，显示了某一疾病所产生的具体影响与所有疾病总和之间的关系，这可用于确定疾病管理和人力资源使用方面的优先次序。然而与发病率相比，疾病的发生比例并不表示有可能暴发流行病。

灾害情况下也可以通过收集某些症状，如腹泻、发热等的发生率来获得重大传染病流行的预警信息。如果发生这些症状的患儿数量突然增加，可能提示某些肠道传染病或呼吸道传染病流行的可能性。因此，基于症状的监测和数据收集，也可以作为一种重要的流行病学的监测方法。

二、灾后人群公共卫生学评估和紧急需求评估

人群公共卫生学评估的内容包括人口数据的收集、灾前卫生状况、紧急救助需求评估和疾病监测系统等。积极参与对当地人群健康状况的评估，这对灾害的紧急救援和灾后的恢复都是必要的。尽可能多地获取准确的数据，不要依赖推测。如果在缺乏可靠的流行病学数据为背景资料的情况下就开展工作，这往往会使得救灾工作受到阻碍，资源被浪费。

（一）人口统计数据

人口特征的收集（人数、年龄组、种族、性别）非常重要。最粗略的人口统计方法是空中观测。这是迄今为止最不准确的评估灾难范围的方法，但在某些情况下也可能是唯一的选择。现场观察评估也可以被用来迅速估算受灾人口及受灾程度。

另一种更准确的评估受灾人口及人口结构的方法是使用标准的采样技术，如系统的家庭抽样调查。收集人口统计资料最准确的方法是把每个人都算进去，然后按年龄组和性别排列。特别要关注并确定脆弱群体，如 5 岁以下和（或）无人陪伴儿童，哺乳期母亲，怀孕妇女，老人和伤员等。虽然统计人口和群体可能烦琐，但这是最优先要做的事。没有准确的人口统计数据，将难以确定一个社会所发生事件的真实性质，而且有限的资源可能会被浪费。

（二）灾前卫生状况

灾前的基础卫生数据可从地方卫生部门获得。免疫接种记录可提供很好的人口数据。可要求当地卫生工作者提供有关灾前卫生问题的基本资料，以及最有可能受到影响的地区和人群的信息，如属于脆弱群体的家庭。

通过制订社区卫生预案，并进行社区防灾演练来最大限度地做好灾害防范工作。地方医疗卫生工作者应定期举行会议，讨论区域内的卫生问题并进行防灾演练。这将增强他们对社区及其卫生问题的了解，并在灾前建立部门和机构之间的联系。

（三）灾后公共卫生状况和紧急需求评估

灾后公共卫生状况和需求评估是指在自然灾害发生、发展的各个阶段，通过快速收集、分析相关信息，确定受影响人群面临的健康危害和潜在风险、评价已采取的公共卫生措施的效果，从而提出各阶段公共卫生服务需求、确定优先的干预措施，并提出政策建议的过程。

1. 评估目的　快速评估旨在灾害发生后尽快确定灾区最主要的公共卫生威胁和隐患，在有限的资源下，梳理出轻重缓急，筛选出优先工作顺序，为政府救灾防病提供科学决策依据的基本前提，保证救灾资源科学合理的分配、调度、避免反应过度或不足，使采取的卫生应急措施与灾区的实际需求尽量相一致，从而有效开展紧急救援期的救灾防病工作。

灾后快速公共卫生状况与需求评估的目的主要包括：快速了解灾区的受灾信息、基本的公共卫生状况、灾区居民的健康需求，并识别出最主要的公共卫生威胁和隐患，使得采取的救援行动与受灾地区的真正需求尽量相一致。具体评估内容有以下几点：

（1）了解灾情、伤情、病情、疫情，摸清灾害的大致影响；

（2）了解饮水、食物、环境、宿主、媒介等影响人群健康的主要危险因素，了解灾害状态下人群健康行为危险因素，分析灾害相关健康危害；

（3）了解灾区群众对于医疗卫生服务的基本需求，了解医疗卫生系统服务能力，提出公共卫生服务的恢复方式、进度和资源需求等；

（4）评价已采取的公共卫生干预策略与措施的有效性，调整工作计划。

2. 评估对象　灾后时间紧迫、且人力等资源极其有限，因此快速评估不适宜采取入户

(帐篷）逐个调查的方法，评估者应当采取实地考察和知情者（如安置点管理员）访谈的方法。从我国近年来自然灾害的灾后救援工作实践来看，灾民大规模转移安置是紧急救援期和持续救援期灾民的主要安置方式。因此在灾民安置点开展快速评估能够反映绝大多数灾民的状况，具有较好的代表性。

3. 评估内容　由于灾后基本生活状况和卫生条件均发生重大变化，而快速评估的直接目的是在灾害发生后尽快确定灾区最主要的公共卫生威胁和隐患。因此灾后快速评估需全面了解灾民的居住、食品、饮用水、环境卫生、既往疾病及相关危险因素、媒介生物、医疗和公共卫生服务、灾民健康需求等方面的信息，以便于全面了解灾区居民的卫生状况和分析需求。需评估的灾区公共卫生背景资料主要包括：

（1）灾区基本情况：包括地理、气候、风俗、人口等；主要的交通状况及地形情况；灾前卫生设施的分布，可提供的医疗卫生服务；食品、药品、器械等保障等；灾区疾病基本情况，包括既往常见传染病的种类、发病情况；受灾季节多发疾病历史流行情况；灾区既往有关卫生专项调查结果。

（2）受灾情况：包括受灾的地区和面积，受灾地区人口的数量及其分布，受灾人数、死亡人数、伤病人数和特征，灾区群众的基本特征和状况，受灾地区有毒有害化学品、辐射源等的受损、扩散情况，住房及其他建筑的损毁情况，交通、通信、电力、供水、能源等基础设施和公共服务设施的损毁情况。

（3）灾后公共卫生状况与需求：包括医疗卫生机构受损情况，医疗卫生机构现有服务能力状况，医疗卫生机构现有资源状况与需求，灾区疾病发生情况与医疗服务需求，饮水、食品和环境卫生状况与需求，安置点卫生状况与需求，健康知识状况与需求，心理卫生状况与需求。

（4）已采取的公共卫生措施的效果：包括灾区公共卫生状况的改善情况，灾区群众卫生服务需求的满足情况，公共卫生措施的投入成本，继续实施有效措施所需的资源状况。

三、灾后的公共卫生干预措施

灾后的环境与生活条件往往增加了传染病的传播危险。了解哪些因素和疾病会对健康构成威胁，将有助于确定公共卫生干预措施及其优先次序。

灾后公共卫生干预措施的目的是尽量防止疾病的流行，并减少死亡。公共卫生的另一项重要工作是促进社区为未来的灾后重建做好准备。公共卫生的优先次序是基于避免疾病的流行和过多的死亡，这是灾后最重要的目标。此外灾害发生后的数天、数周以及数月内，应把工作的重点转向疾病预防以及社区的灾害防范。理想的情况是通过全面的紧急需求评估以及对救灾团队效率的不断评价，以指导所有干预措施的实施。世界卫生组织（WHO）认为，公共卫生干预措施应包括以下优先事项：饮用水、人类粪便、食品保障、免疫接种、灾民安置点等。

四、灾后的公共卫生监测

在完成紧急评估和开始救援行动之后，需要进行不间断监测来评估灾情的变化、不断出现的问题及人们新的需要。美国疾病预防控制中心（CDC）将监测定义为：不断地系统地收集、分析和解释公共卫生实施预案、实施情况和评估所需要的数据，并及时向需要了解这些数据的人提供这些数据。最后一个环节是将这些数据运用于预防控制。因此，监测系统包括收集、分析和传播与公众卫生预案有关的数据,并采取行动的全过程,也称为监测周期。

具体而言,监测主要包括收集公共卫生监管和干预所需要的数据,及时地分析和说明这些数据,向有关人员反馈信息,并根据数据采取必要的措施。重要的数据包括:死亡人数;社区常见的严重疾病;对有些疾病或感染快速检测,如霍乱、营养不良、麻疹及严重创伤。采取措施之后,要重复一个周期来重新评估这些措施的效果。

监测周期最重要的一点是确保数据在高效利用。将公众卫生数据存之不用、束之高阁是一种对资源的浪费。临床医生在给患者诊疗中所收集的数据应被应用于政策的制订和执行。如果忙碌的临床医师和基层卫生人员得不到信息反馈,他们便会认为,记录和保存门诊日志不仅增加了他们的工作量,并且对患者的健康也起不了多大作用,他们将很快停止收集数据。临床和公共卫生机构之间的问题常出现在这里,这往往会阻碍对监测周期最有效的利用。

第二节　灾后主要的公共卫生应急服务

一、饮水安全

(一)灾害期间的饮水卫生工作特点

1. 水源受到污染　在洪涝或地震发生后,厕所、粪堆、垃圾堆、牲畜圈等都可能遭到洪水或内涝的冲刷或淹没,将大量人畜粪便、垃圾、动物尸体冲入水中,使得饮用水水源生物性污染严重,有机物浓度急速增加,尤其是内涝地区居民密度大,居民的厕所、牲畜圈被淹后,如遇到气温高、日照强烈,有机物腐败分解,造成各类微生物的污染严重,即使洪水退后,灾区池塘、湖水的污物沉积于水底,虽然外观有所澄清,但上述的污染依旧存在。一些城乡工业发达地区的工业废水、废渣、农药及其他化学品来不及搬运和处理,受淹后可导致局部水环境受到化学污染,或者个别地区储存有毒化学品的仓库被淹,化学品外泄造成较大范围的化学污染,有些污染物在洪水退后相当长时间仍留存在水体中。地震后,建筑物与环境普遍遭受破坏,厕所倒塌,粪便、垃圾污物大量堆积,下水道堵塞,尸体腐烂等,都能污染水源。

2. 供水水质恶化　在洪涝或地震发生后,各种供水水源遭受不同程度的污染,导致饮用水水质卫生条件恶化。洪水期间及退水后,分散式供水和集中式供水水源生物性污染严重;自来水厂被淹,供水设施遭破坏;饮用水净化剂、消毒剂供应不足,造成饮用水水质恶化。测定水中浑浊度、细菌总数、总大肠菌群及有关有机污染指标会严重超标,细菌总数和总大肠菌群最高值已无法计数。部分灾区在河、塘、井水中可检出肠道致病菌。局部水域因工厂和化学品泄漏,受到化学性污染。洪涝灾害期间,水源极容易受到细菌、病毒、寄生虫卵及幼虫的污染。

3. 与水相关的疾病风险加大　在历史上,自然灾害发生后,各种传染病,包括霍乱、伤寒、痢疾、传染性肝炎等肠道传染病都在洪涝灾害期间发生过流行,这些传染病主要经饮水传播,其中的细菌性传染病霍乱、伤寒、痢疾,人群普遍易感,一旦发生流行,发病率高,影响大,但在暴发后,用有效的药物防治,可以在短时间内通过治疗和预防性服药控制流行;病毒性传染病如甲型肝炎感染主要发生在儿童、青壮年,对劳动力影响大。有的传染病如钩端螺旋体病、血吸虫病、出血热、疟疾、乙型脑炎、轮状病毒感染性腹泻、鼠疫、炭疸等，这些疾病的发生都直接和季节与水环境的恶化有关。钩端螺旋体病、血吸虫病是直接接触水传染的疾病，疟疾、乙型脑炎是虫媒传染病，间接与水有关，出血热、鼠疫是鼠传播疾病，因为灾害引起鼠的迁移，也间接与水有关。

（二）灾害期间饮水卫生工作的主要内容

灾后应对灾区的饮用水卫生状况进行评估，做好水源保护和饮水消毒，提供安全的饮用水。

1. 灾区饮用水卫生状况评估　包括原有供水设施状况是否能够正常供水，水质能否达标；水源情况：原有分散式取水点（水井、手压井）水源是否遭到污染或正面临污染的危险，能否作为饮用水水源，水量是否足够，居民取水和储水设施情况；如何采取防护措施保护水源；居民用水需求，如果牲畜数量较多的情况下，要考虑牲畜的饮水供给。

供水水质检测，如确定灾害期间供水正常，检验供水水质能否满足要求（主要检测水的细菌学指标和一般感官指标，以及可能受到影响的毒理学指标，如重金属等），至少达到生活饮用水卫生标准（GB5749-2006）中小型和分散式供水水质标准。如果水质达不到要求，则须安装消毒系统或采取投加消毒药剂。如果供水不正常，则采取临时供水措施或重新选择水源作为临时生活饮用水取水点。应尽快掌握可作为临时供水水源的有关情况，包括水源分布地点、供水构筑物的破坏情况、周围的污染源及环境卫生情况等。水源附近有掩埋的尸体、厕所、垃圾污物堆积等，都必须立即予以清除和消毒，保证在水源周围30～50米之内的卫生防护，同时还必须搞好水源周围的卫生管理和饮水消毒。

2. 水源的选择　原则上应选水量充足、水质良好、便于防护、经济技术合理的水源。选择顺序是应首选泉水、深井水、浅井水，其次才考虑河水、湖水、池塘水等。如条件许可，最好的办法是就地打机井或手压井，水源周围要保持清洁卫生，附近没有厕所、畜圈、垃圾及废水排出口，应避免在低洼地或过去是污染源的地方取水。在内涝地区，应划出水质污染较少的水域作为饮用水取水点，禁止在此区域内排放粪便、污水与垃圾。在流动的洪水地区，应在上游水域选择饮用水水源取水点，并划出一定范围，严禁在此区域内排放粪便、污水与垃圾。在选择河、池塘、湖水作水源时，要选择位置适当的上游河段或水塘，取水点要向河中心伸延一些，有条件的地方宜在取水点设水码头，也可在岸边挖砂滤井取水。水源选定后，只能专供饮用水，不得做它用。

3. 饮用水水源的防护　尽可能减少污染，包括将卫生防护带内有受淹危险的有毒有害物质迁移到安全地带；迁移水源防护带沿岸的粪堆、牲畜圈，清除垃圾堆；打捞垃圾、动物尸体及水面的漂浮物；灾民集中安置点增设厕所、固定垃圾堆放点、专人管理、及时清理，防止污染水源。重点保护已有的集中式供水水源，建围墙、筑坝防止洪水淹没深水井，保护地下水源；在水厂外围加固加高围堤，保护自来水厂构筑物；及时抢修被损坏的净水设备和管道，清洗消毒受淹的饮水蓄水池和水箱；要注意泉水出水口的卫生防护，清除出水口周边杂草、污物，在露头处建水池，进行消毒，加盖加锁。对河水要分段使用，上段作为饮水水源的，应设有明显标志及禁止事项的告示牌，即不得停靠船只，不能有游泳、捕鱼和打捞等可能污染水源的活动。大口井要建井台、井栏、井盖，备有专用的公用水桶。井的周围30米内禁止设有厕所、猪圈以及其他可能污染地下水的设施。机井或手压井周围要保持清洁，防止污水沿井壁下渗，污染浅层地下水，周围30米内不得有厕所、畜圈、垃圾堆及废水排出口，应避免在低洼地或过去是污染源的地方取水。

4. 临时性供水保障　灾害发生后，在原有供水设施被毁坏时，可采取临时供水来保障饮水安全，供应瓶装水或利用水车送水。瓶装水运输方便，水质安全，可用来解决应急饮水问题。在道路交通情况允许的条件下，可利用水车送水，水车空间密闭，相对卫生安全，居民可就近取水，使用方便。用于送水的设备，无论是水车、消防车、洒水车、水箱（可用卡车、拖拉机载运）或聚乙烯塑料水桶，在运水前，都必须对盛水容器进行彻底的清洗和消毒，待运水的余氯含量至少要达到 0.5mg/L，运水人员要专职、且身体健康，分水时要有专用的清洁用具，待运水储存不得超过 2 天，中间加一次漂粉精片，加量按 20 片/吨水或加等效的其他消毒剂。当集中式供水管网和水源井遭受破坏时，一般难于在最短时期内修复并保证卫生安全供水，所以需要选择临时性的供水水源，包括各厂矿和单位的自备井、农田灌溉的机井、分散各地的水井及自来水厂的补压井（或战备井）等。根据水源水情况选择适宜的水处理技术或设备，建立临时集中式供水站，对于高浊度水采取砂滤 → 超滤 → 消毒处理或使用一体化净水设备处理后供水。

5. 饮水消毒与净化　饮水消毒是保证饮水安全的重要措施，任何供水都必须经过有效的消毒处理后方能饮用。

（1）煮沸消毒：将水煮沸是十分有效的灭菌方法，在有燃料的地方可采用。将水煮沸 1 分钟以上，可以达到消毒及杀死寄生虫卵的作用。

（2）药物消毒：灾害期间最常用的饮水消毒方法是采用消毒剂灭菌。消毒剂种类很多，应根据原水状况，参阅消毒剂使用说明书控制用量和接触时间。

6. 饮水净化处理　取水后将原水放置，较粗大颗粒物可在数分钟内沉淀去除。

（1）使用混凝剂：原水中投放混凝剂可大大加快水中悬浮物质的沉淀。常用的混凝剂有：硫酸铝、明矾（硫酸铝钾）、硫酸亚铁、三氯化铁、碱式氯化铝等。这些净水剂应储存在干燥、阴凉的地方，防止潮解失效。使用时先将药剂用少量水搅拌溶解后徐徐倒入待处理水中，用干净的木棒搅动以帮助生成较大矾花，然后静置使沉淀密实，轻轻取出上层清水消毒使用。

（2）建过滤池过滤：如当地缺乏水处理药剂和原水浊度很高，可以建过滤池净化水质。

二、环境卫生

环境污染是造成灾区传染病暴发、传播、流行的关键因素之一。为了确保大灾之后无大疫，必须开展灾区的环境卫生工作，这是救灾工作中的一个重要组成部分。

（一）对灾民临时安置点的卫生要求

1. 要选择安全和地势较高，靠近主要公路，方便供给的地点，采取应急措施，搭建帐篷、简易住房等临时性住所，做到先安置，后完善。

2. 要远离有水和媒介相关疾病，如伤寒、副伤寒、疟疾等的地区；不能靠近工业区或被自然灾害破坏了的既往工业区，以免受到空气污染和其他危险因素的影响。

3. 临时安置所要能遮风挡雨，同时应注意通风换气和夜间照明，注意防范火灾的发生。

4. 注意安置点居住的环境卫生，不随地大小便和不乱倒垃圾污水。

5. 尽可能按原来居住状况进行安置，原社区户群间相互了解，卫生问题易于沟通解决。

6. 规划安置点时，应当考虑到可能的人群扩张带来的需求压力；和不同家庭的特点和需求，尽可能顾及社区的愿望，特别是脆弱人群的特殊需求。这样有利于缓解灾害带给人们的健康压力。

(二) 厕所卫生与粪便处理

灾民安置点厕所的安置应达到应急性、便利性和实用性的目的。按国际惯例，每20人共用至少一个厕所。厕所距离任何房屋的距离不应当少于6米，也不应超过50米。应当预留足够的面积用于置换厕所。如果公共厕所不可避免，应当有路通向它们以便于维护。为了避免污染水源，雨水与污水都应当有各自有效的排水系统。

粪便要经过处理达到无害化卫生指标，从而消除粪便中病原微生物的恶性循环，有效地控制其对环境的污染。

1. 密闭储存法　通过厌氧发酵可以杀灭粪便中的致病微生物、具有良好的卫生效果，是简便易行的粪便处理方法。

2. 粪便与垃圾或泥土混合堆肥法　将粪便和有机垃圾混合堆肥，表面用泥土封闭，只要有机垃圾和粪便配比适当，水分适中，夏季15天，冬天30天，一般堆内温度可升到60～70℃，杀菌灭卵的效果较好。可以在地势稍高的堆肥场地，将粪便与垃圾或泥土混合或分层，堆成长条形，外面覆盖白色塑料薄膜。

3. 药物处理方法　每50 kg粪便内加入0.25～0.5 kg尿素，放置1天；或加20%氨水0.5 kg，放置1～2天；或加硝酸铵0.5 kg，放置3天；或加90%美曲磷酯1g，放置1天可以取得消灭病菌的作用。

(三) 垃圾的收集与处理

1. 建立垃圾收集站，由专人负责清理、运输。
2. 合理布设垃圾收集点，可用砖砌垃圾池、金属或塑料桶收集生活垃圾，做到日产日清。
3. 对有传染性的垃圾可采用焚烧处理。

(四) 人畜尸体处理

1. 对死亡人畜的尸体，发现后应尽快运出并进行火化处理。
2. 对环境中清理出来的家禽、牲畜和其他动物尸体，应用漂白粉或生石灰处理后进行深度掩埋。

三、食品安全与营养保障

食品安全的概念是1974年联合国粮农组织（FAO）在罗马召开的世界粮食大会上正式提出的。FAO指出：食品安全是人类的一种基本生存权利，应"保证任何人在任何地方都能得到为了生存与健康所需要的足够食品。"

2009年颁布施行、并于2015年修订的《中华人民共和国食品安全法》中对食品安全的定义为："指食品无毒、无害，符合应当有的营养要求，对人体健康不造成任何急性、亚急性或者慢性危害。"1997年，WHO在《加强国家级食品安全性计划指南》中指出，食品安全是："对食品按其原定用途进行制作和食用时不会使消费者健康受到损害的一种担保。"主要指在食品的生产和消费过程中，有毒、有害物质或因素的加入剂量没有达到危害程度，从而保证人体按正常剂量和以正确方式摄入这样的食品时，不会受到急性或慢性的危害，这种危害包括对摄入者本身及其后代的不良影响。从目前的研究情况来看，在食品安全概念的理解上，国际社会已经基本形成共识：即食品的种植、养殖、加工、包装、贮藏、运输、销售、消费等活动须符合国家强制标准和要求，不存在可能损害或威胁人体健康的有毒、有害物质而导致消费者病亡或者危及消费者及其后代的健康，因此，食品安全问题包括食品卫生、食品质量、食品营养等多方面内容，既有现实安全要求，也考虑未来安全。

（一）自然灾害对食品安全和居民营养健康的不利影响

自然灾害给受灾地区的人类生态环境造成重大破坏，可造成人类食物资源的重大损毁，并且引起传染病暴发和食源性疾病。因此，应注重对灾后食品常见或可能出现的卫生与管理问题的研究，预防可能出现的食品安全问题。一般来说，自然灾害对食品卫生及营养健康状况的不利影响主要包括：

1. **食物供应短缺和食品结构变化** 自然灾害本身对农作物、动物性食品和渔业均可产生严重影响，而且食物库存资源和交通运输设施等也会受到不同程度的破坏，灾区的食物供应极有可能出现短缺现象。自然灾害后，灾区居民的主要食物，如大米、面粉、鸡蛋、肉类、蔬菜、水果及饮用水等极易发生短缺，而易于储存和运输的简易食品，如方便面、饼干、乳制品、罐头食品等则成为灾区居民在短期内的主要食品。另外，由于救援食品的生产、运输和分发环节也处于非常状态，因此灾区居民的食物结构发生巨大改变，膳食的数量与质量明显下降，人群营养状况普遍下降，可能会引起相应的食品需求失衡和营养不良等问题，尤其是妇女、儿童急性营养不良的发生率明显增加。

2. **食品污染风险加重** 灾害本身，如水淹造成食物腐败变质，厂房倒塌造成有毒有害物质扩散而污染食物。灾区在有限空间内集中了大量灾民和救灾军民，加之缺乏基本的生活、饮水和居住卫生设施，使得食品暴露于更多污染因素。例如，灾后施放的杀虫剂和灭鼠药有可能引起食物污染；灾区中苍蝇、老鼠等有害生物会四处活动并大量繁殖，也有可能污染食物和传播病菌。食品污染的最终结果则可导致灾区人群出现食物中毒，甚至暴发食源性疾病和传染病。按照引起食品污染的污染源性质分类，自然灾害后主要的食品污染包括：

（1）生物性污染：自然灾害造成人和畜禽粪便、生活垃圾及淹死的动物的腐败产物等污染严重泛滥，因此，灾后的生物性污染主要是各种肠道致病病原体和寄生虫卵。自然灾害条件下可造成食物中毒和引起疾病的常见细菌，按科属分主要有：肠杆菌科、假单胞菌科、盐杆菌科、弧菌科和芽胞杆菌科等。

（2）化学性污染：污染食品的有害化学物质，主要包括一些金属毒物以及其他无机和有机化合物，如汞、镉、铅、砷、亚硝胺类、多环芳烃类、酚、硒、氟，以及一些目前尚不清楚的各种有毒物质等。化学性污染一般有以下几种来源：

①工业"三废"（废水、废气、废渣）污染农作物和周围水系，通过食物链污染食物；

②化学农药的广泛使用，残留时间长的农药污染食品，对人体的健康危害较大；

③食品添加剂，除少数为天然物质外，绝大多数为人工合成的化学物质，有的具有一定的毒性，长期使用可危害人体健康；

④食品的容器和包装材料，由于其中含有不稳定的有害物质，在接触食物时，可能溶解而污染食品，如陶瓷中的铅，某些塑料中的单体，包装纸张中所含的多氯乙联苯等。

化学性污染的种类和程度与受灾地区上述这些化学物质的品种、存放条件以及平时工业"三废"治理情况等因素有关。

（3）真菌及其毒素污染：真菌在自然界分布很广，并且可形成各种微小的孢子，因而很容易污染食品。真菌污染食品后不仅可造成腐败变质，而且有些真菌还可产生毒素，造成人畜真菌毒素中毒。真菌毒素是真菌产生的一种有毒的次生代谢产物，人和动物一次性摄入含大量真菌毒素的食物常会发生急性中毒，而长期摄入含少量真菌毒素的食物则会导致慢性中毒和癌症。自然灾害发生后，粮食及食品由于储存不当极易发生霉变，这不仅会造成经济损失,有些还会造成人畜急性或慢性中毒,甚至导致癌症。

(4) 放射性污染:食品的放射性污染指食品吸附或吸收外来的放射性核素,使其放射性高于自然本底。放射性污染物的来源主要是核爆炸、核废物的排放和意外事故。核污染主要指核物质泄露后的遗留物对环境的破坏,包括核辐射、原子尘埃等本身引起的污染,还有这些物质对环境的污染后带来的次生污染,如被核物质污染的水源对人畜的伤害。一定量放射性物质进入人体后,既具有生物化学毒性,又能以它的辐射作用造成人体损伤,这种作用称为内照射;体外的电离辐射照射人体也会造成损伤,这种作用称为外照射。辐射损伤是各种电离辐射作用于人体所引起的各种生物效应的总称,这是由于各种电离辐射(如 X 线、γ 射线、β 射线、α 射线和中子束等)引起电离、激发等作用而把能量传递给机体,造成各组织器官的病理变化。放射性核素可以对周围产生很强的辐射,形成核污染。放射性沉降物还可以通过食物链进入人体,在体内达到一定剂量时就会产生有害作用,使人体出现头晕、头疼、食欲缺乏等症状,进而会出现白细胞和血小板减少。如果超剂量的放射性物质长期作用于人体,还可使人罹患肿瘤等恶性疾病。

3. 营养缺乏与食源性疾病的流行　自然灾害、饥饿、疾病和死亡是灾难的连锁反应,由于食物的短缺和食品污染的危险性增加,灾区居民出现营养缺乏疾病和食源性疾病是无法避免的公共卫生问题。

(1) 营养健康状况恶化:灾害发生后,由于食物供应不足,灾民食物消费水平和摄入的食物种类较正常时期明显减少,膳食结构也不合理,动物性食品和豆类制品摄入严重不足,蔬菜摄入量大幅下降,这种不平衡膳食会导致灾民能量、蛋白质和某些微量营养素摄入不足。另一方面,由于生活环境条件恶化,灾区居民自身抵抗力下降,感染各种疾病的概率增加。居民营养健康状况恶化的显著标志之一是出现能量—蛋白质营养不良,患者可感觉易饿、乏力、工作效率减低、行动缓慢、精神抑郁、肌力减弱、手足麻木等。自然灾害发生后,营养不良疾病的易感人群主要为婴幼儿、孕妇、乳母和老年人。中国疾病预防控制中心 2008 年 9 月和 2009 年 4 月对四川、陕西、甘肃地震灾区特殊人群的营养状况调查表明,灾区婴幼儿营养不良状况严重,生长发育迟缓率为 14%,贫血患病率达 40%。营养状况直接影响到婴幼儿的抵抗力,灾区婴幼儿两周内上呼吸道疾病、腹泻患病率分别高达 40.4% 和 30.2%。孕妇和乳母贫血发生率较高,分别为 54% 和 24%,普遍存在钙缺乏、维生素 C 和 B 族维生素缺乏。同时佝偻病、舌炎、口角炎也是灾区居民的多发病,发病原因与食物品种单一有关。

(2) 食源性疾病:食源性疾病是指通过摄食而进入人体的有毒有害物质(包括生物性病原体)等致病因子所造成的疾病,一般可分为感染性和中毒性,包括常见的食物中毒、肠道传染病、人畜共患传染病、寄生虫病,以及化学性有毒有害物质所引起的疾病。自然灾害期间,由于饮食卫生条件不良,食品污染来源增多,机体营养水平降低,食源性疾病则成为灾区的多发病。

细菌性食物中毒是灾害时期主要的食源性疾病,其原因来自两个方面:一是食品腐败变质或受到污染的概率增加。自然灾害会造成大批家畜、家禽死亡,若死亡动物被冷宰食用,其肠道中的致病菌大量繁殖,可沿动物血管和淋巴管进入全身组织,一旦病菌数量或细菌毒素达到致病数量,即可导致食用者发生食物中毒。灾区居民生活条件恶劣,烹调用具不足,容易出现切割工具和食物容器的生熟不分而导致交叉污染,清洁用水的缺乏更难保持食品的卫生要求,这些均构成食物中毒的环境条件。另一方面,灾民的营养水平降低,机体免疫功能下降，也是食物中毒发生率上升的原因。

化学性食物中毒也是自然灾害发生后常见的食源性疾病。洪涝灾害期间，洪水淹没仓库、车间和农田，其中存储的农药、化肥和化学原料及药品等受到浸泡、冲淋和溶解，可造成附近环境和食物的污染，食用被污染的食物则有可能发生食物中毒。

此外，灾害发生后因食用赤霉病麦、采食野生蘑菇，可引发毒蕈食物中毒。劣质变质食品充斥灾区市场也可导致发生食物中毒，例如变质甘蔗中毒、霉变谷物及其毒素中毒，发酵玉米面制品、变质鲜银耳及其他变质淀粉类制品中含有的椰毒假单胞菌酵米面亚种中毒等。

（二）自然灾害食品安全问题的应对措施

自然灾害给受灾地区的生态环境造成重大破坏，导致灾区正常的食品安全保障体系陷于瘫痪，使得灾民在短时期内集中暴露于多种高水平的食源性危险因素，严重威胁灾民的身体健康，因此，搞好灾区灾害期间的食品卫生工作是整个救灾防病工作的重要组成部分，也是确保大灾之后无大疫的重要前提条件。

下面从自然灾害期间食品供应管理、健康教育、安全评价、多领域合作等方面探讨灾害期间的食品安全应对措施，主要目的是采取有效的防控措施，预防控制食物中毒，防止疫情扩散和蔓延，保护公众健康，维护社会稳定。

自然灾害期间食物供应的安全管理措施包括：

1. 加强食品卫生的监督与管理　迅速将食品安全监管部门和食品卫生专业技术人员集中起来，在救灾防病机构的统一领导下，恢复、重建食品卫生监管体系，掌握灾情和疫情的发生、发展情况，承担灾区的食品卫生工作。重点做好自救食品和援救食品的卫生监督与管理，同时加强对灾区食品市场的监督检查力度，杜绝假冒伪劣、有毒有害和腐败变质食品流入灾区。

加强对食物中毒和食源性疾病的疫情监测，在灾民集中居住地建立疾病监测点，重点是有胃肠道症状和发热的患者，及时发现疫情，及时采取措施，同时做好疫情的预警预报。

建立援救食品的登记检查制度，对品名、数量、来源、产地、批次、生产日期、保质期、贮存条件等做好登记，并酌情进行样品抽检和卫生质量评价，建立符合贮存条件的临时贮存场所。建立食品市场经营单位和个人的登记注册制度，强化索证管理；不具备冷冻、冷藏设备的食品生产经营者，不得经营易腐败变质的食品；不得销售隔餐隔夜的餐饮食品。逐步恢复、规范灾区食品市场的卫生许可制度，取缔无证经营。

2. 大力开展食品卫生宣传工作　在灾区广泛深入地开展食品卫生、饮水卫生、环境卫生、肠道传染病防治等健康知识的宣传普及，提高灾民的自我保护意识和能力，动员灾民起来向疾病作斗争，实现大灾之后无大疫。

可采取会议宣传、网络广播电视宣传、卫生宣传队巡回宣传、张贴散发传单和宣传画、建立卫生宣传栏、举办卫生知识讲座、编排卫生知识小册子和小报等宣传方式。

宣传的主要内容包括：不吃腐败变质的食物；不喝生水，饮水要消毒；不生吃水产品；肠道传染病防治；不吃淹死或死因不明的家禽家畜；不吃霉烂变质的粮食，防止赤霉病麦中毒；不使用污水洗涤蔬菜瓜果和碗筷；生熟食品要分开；隔餐隔夜的剩饭剩菜的卫生问题；不举行聚餐活动，防止食物中毒等。

3. 灾害（初）期食品卫生工作的各项具体措施

（1）不能利用的食物：凡在自然水域内自行死亡的鱼类、贝类、甲壳类和鸭、鹅类等水禽，不能供作食用。当出现动物大批成群急性死亡时，应考虑水域已受剧毒毒物污染，应加强监督监测，以免危害扩散。装在可渗透的包装袋内的食物受洪水或强外力灾害的损坏，特别是接触非饮用水后，该食物不宜再供食用。地震中被砸死或其他原因致死的畜禽肉，灾害时甩出、抛洒、丢弃的食物，有毒有害的可能性较大，不宜贸然食用。冷藏食物在高于冷藏温度一段时间后，不宜再供食用。明显烧焦的食物不宜再供食用。由于灾害所致食物固有感官性状发生明显改变的食物，不宜再供食用。

（2）可以利用的食物：罐头类食品在被洪水淹过后，或被压埋在倒塌建筑物下，可彻底洗刷罐头表面，除去污泥，经清洗后，浸泡在含200/100万有效氯的消毒液中，再用清水冲洗后干燥，应特别注意保留标签或重新贴上标签。经过这些处理后该罐头食品可供食用，但应仔细检查，确认罐头没有发生破损和渗漏。桶装的啤酒、酱油、食醋等，可通过用清洗剂彻底刷洗表面后利用这些食品。食物没有受到灾害因素的影响或影响不大，其外包装和固有感官性状基本未变，经抽样检验合格后可供食用。

4. 大宗食物和粮食受淹后的处理措施

（1）凡有严密包装、无渗透污染可能的食品，如罐装、瓶装、铝箔装的食品，可先清洗外表，再消毒后供食用。有渗透污染可能的，应开启包装抽样检验，无异常的可经加工后食用。

（2）被水浸泡过的非密闭玻璃容器内的食物一般不宜再作食用。如为真空盖玻璃容器，可彻底清洗和消毒表面，然后将食物取出，重新加热消毒，并重新包装，这种处理只适用不受再加热影响的食品产品。

（3）凡散装的食物成品，有受水浸或水溅可能的，不能再供食用。

（4）凡受过水浸或受潮、未霉烂变质的原粮或成品粮应先行烘干或晒干，再加工去除表层后可供食用；或指定专用场所，按规定要求经反复淘洗多次后可供食用。已经加工成的粮食制品，浸水后一般不再食用。但如该地区及其附近有污染源扩散污染可疑时，应首先抽样检验，确认无毒物污染后，才可按上述规定处理。

（5）受过水浸的叶菜类和根茎类农作物，只要没有腐烂，一般可用清洁水反复浸洗多次后可供食用。但如有毒物污染可疑时，应先抽样检验，确认无毒物污染后，方可按规定处理食用。

（6）受过短时间水浸而残存的食糖、食盐，如无工厂毒物污染可疑，可再加工后供食品企业加工食品时使用，但不得再制作为零售小包装进入流通市场。

（7）受过水浸的冷藏、腌制、干制的畜禽肉和鱼虾等，如未变质又无毒物污染可疑的，可经清洗、熟制后食用，不应再继续贮存。

5. 灾害后期食品卫生工作的各项具体措施

（1）灾民点的饮食卫生管理：清除灾民居住点、集体食堂及餐饮业临时场所及其周围环境中存在的垃圾、污物，搞好环境消毒。对未经卫生检测或疑有轻度污染的新的水源水，要加氯消毒后才能作为临时饮用水水源；对已确认或可疑被有毒有害物质污染的水源，不得作为饮用水水源。对灾民家用的池、缸、桶等贮存的饮水一律要求加氯消毒；提倡不饮用生水。采取统一灭鼠措施，降低鼠密度。食物原料和食品应符合相应的卫生标准，或是经食品卫生监督机构鉴定为可食的、条件可食食物必须按照程序严格进行无害化处理后方可被食用。灾民中一旦发现肠炎、痢疾等肠道传染病患者，应做到早诊断、早报告、早隔离、早治疗，以减少传播、扩散的机会。

（2）灾后集贸市场及街头食品的食品卫生管理：针对灾后水淹、压埋食物和病死畜禽广泛存在的特点，结合灾区环境卫生差，昆虫、老鼠多，饮用水源可能受到污染等问题，应把集贸市场、街头食物摊贩的卫生管理作为灾后市场卫生管理的重点。

（3）指导生产自救，提高营养效益：灾区的生产自救是改善灾区食物供应，提高营养效益，防止营养缺乏病的根本途径。洪涝灾区多水，可捕捞鱼虾，增加动物性蛋白质的食物来源。水退或旱情缓解后，应因地制宜种植多种速生、高产、高热能作物，如荞麦、绿豆、胡萝卜等，以争取在较短的时间内，为灾民提供更多的食物和热量。提倡各种杂豆与谷类食物混食，充分利用粮豆类蛋白质互补作用，以提高膳食蛋白质的生物利用率。

6. 援救食品的卫生管理与监督

（1）明确监管机构及其职责：援救食品的质量安全监管职能机构，应在地方政府的统一领导下，在各自的职责范围内，负责援救食品的登记、报验受理、抽样、检验、评价及援救食品贮存、分发、消费过程的卫生监督。

（2）确立监管程序：援救食品的监管程序为登记、受理、检验、评价、发放和追踪。每批各类各种援救食品都应认真做好受理登记，包括来源地、包装状况、批号、保存期限、运输方式、运达时间等；援救食品不同于普通食品，要求在最短的时间内分发到灾民手中，感官检查能够判定质量的就不做实验室检验，如确需实验室检验的，也应选择针对性的指标，并尽可能缩短检验周期；由于检验、评价过程的简化，所以要强化援救食品贮存、分发、消费过程的卫生监督，以防止食源性疾病的发生。

（3）把好"五关"，严防援救食品的污染和相关食物中毒的发生：对集中生产、集中运送、集中分发的援救食品，应从以下五个方面严把质量关：

①食物选择关：可选择清洁的饮用水、直接入口定型包装主食、干燥或水活性低的主副食物、清洁新鲜的瓜果、蔬菜等；新鲜的肉、蛋、鱼类等易腐食物不宜作为援救食品。

②食物制作关：在应急过程中，援救食品生产企业任务重、人手紧、生产设备超负荷运转，往往为赶任务可能会忽视食品卫生操作规程，导致食品卫生质量下降，如面包外焦里生、方便面熟化达不到工艺要求、饮料生产消毒不严等现象。因此，要加强监管，严格规范生产加工过程的卫生操作。

③食物运送关：对运输工具应进行检查。根据食物的性质，采取相应的防止污染、变质的措施，注意食物运输过程中的防腐、防雨、防蝇、防尘等，所用的各种运输工具都必须经过洗刷消毒处理。不得使用运输过化学品、生活垃圾等有毒有害物质的车辆来运送食物。

④食物贮存关：由于援救食物短时间内集中到达灾区，食物存放是一个亟待解决问题，应依据有关规定要求来选择临时食物贮存场所，贮存场所要地势高、干燥，内部保持干燥、清洁，周围环境无污染源，食物离墙、离地存放，注意通风、防虫、防鼠、防蝇、防尘、防霉变等。

⑤食物分发关：分发食物时应尽量采用小包装，少量多次分发。注意不要使无包装的食物在食用前被污染。卫生部门应参与援救食物分配的计划制订和分发过程，合理分配食物，要优先满足重点人群的食物需求。同时，给予合理烹调方法、食用方法和食物贮存方法的指导。

（三）灾害后人群食物保障与营养评估

自然灾害发生后，使受灾人群获得食物并维持其营养状况，是使灾区居民生存的必要措施。受灾人群通常面临不同程度的营养不良，这是导致灾后死亡的直接或间接原因之一。

食物保障，又称粮食保障，是指所有人群都可以通过人力、社会、经济等途径获得足够、安全以及有营养的食物，以满足该人群的膳食要求，使其积极、健康的生活。该定义包含三方面内容：

（1）可用性：是指受灾地区中食物供应的数量、质量以及季节性。可用性包括当地生产来源（农业、畜牧业、渔业、林业）以及通过贸易进口的食物。而能够为人群供应食物的当地市场是保证可用性的决定因素；

（2）可及性：是指家庭安全获得充足食物的能力，从而满足所有家庭成员的营养需求；

（3）利用率：是指家庭对其获得的食物的利用程度，包括家庭存储、加工、准备和发放。利用率还表示个人吸收营养素和代谢的能力，该能力会受到疾病和营养不良的影响。

在突发灾害时应尽早快速评估受灾人群的食物供应和营养状况，理想情况下粮食保障和营养评估应同时进行，并致力找出妨碍受灾人群获取足够营养的影响因素，制订提高食物可用性、可及行和最佳利用率的干预措施。

1. 一般粮食保障和人群营养评估　　在进行粮食保障评估时，应明确评估目标并使用国际认可的方法。还应将从不同的信息源，如作物评估、卫星影像和家庭评估等，获得的信息进行综合确认，以得出一致的结论。进行营养支持评估时，重点在于确认哪些人群最需要营养支持，以及潜在影响其营养状态的根本因素，从而决定是否需要针对不同人群进行进一步的定性和定量评估，以明确人群各营养素的营养状态、婴幼儿喂养和营养不足有关的潜在决定因素。

评估人群营养状况的方法在其他教科书中已有所阐述，这里仅指出，灾害后人群的营养评估都应具备清晰的目标，运用国际认可的方法，确定易感人群，找出可能导致营养不足的因素。评估方法必须公平、公正、有代表性。在使用评估方法时，应与机构和政府进行协调，确保信息的互补性、一致性和可比性。

评估方法主要包括人体测量和非人体测量。人体测量主要包括身高、体重、围度等指标，可用于评估慢性和急性营养不良的患病率，及确定消瘦的程度。非人体测量指标包括免疫覆盖率、维生素 A 补充、微量元素缺乏和婴幼儿喂养指标，适当情况下，应测算 5 岁以下婴幼儿的大约死亡率。

在决定不同程度的营养不足是否需要干预措施时，需要参考人口规模和密度、发病率和死亡率。同时也需要参考健康指标、季节性波动、婴幼儿喂养指标、灾前营养不足的级别、严重急性营养不良占一般急性营养不良的比例。

2. 婴幼儿喂养　　不适当的婴幼儿喂养方法可能使婴幼儿更容易受到营养不良、疾病和死亡的威胁。在自然灾害发生时，这种风险会加剧，幼儿将成为最脆弱的群体。通过纯母乳喂养，可以最大程度保证 24 个月以下婴幼儿的存活率，并降低其发病率。

（1）政策指导：2010 年，世界卫生大会通过第 63.23 号决议，要求成员国在保证国家和国际性的备灾计划以及紧急响应时都应遵守《在紧急情况下的婴幼儿喂养操作指导》的规定，其中备灾计划包括政策制订、婴幼儿喂养指导和培训、符合守则的母乳代替品和辅食来源的识别。

（2）奶及奶制品的处理：自然灾害发生后，奶和奶制品不得纳入普通食品发放范围，在理想情况下，应在指定的婴幼儿喂养协调机构的指导下进行喂养。WHO 指出，即使在紧急情况下，也不应寻求或接受母乳代替品、奶制品、奶瓶和奶嘴的捐赠。

（3）灾后婴幼儿喂养的注意事项

1）应实施综合性跨领域干预措施，保护并支持安全合适的婴幼儿喂养：这些措施包括，对于 24 月龄以下儿童，当母乳喂养、补充喂养和（或）人工喂养遇到困难时，应保持警惕，并对形成的问题进行调查。对于非母乳喂养婴儿，应提供紧急援助。此外，应优先为母亲、孕妇和哺乳期妇女提供援助，以满足其基本需求。对拥有 24 个月以下婴幼儿以及哺乳期母亲的家庭进行登记，将这些家庭与粮食保障方案联系在一起，确保他们获得充足食物。同时，应将生殖健康、基本卫生保健、心理辅导等关键服务纳入母乳喂养支持措施中。

2）应支持刚分娩母亲的早期纯母乳喂养：纯母乳喂养要求婴儿除了必需的微量元素补给或药品之外，只摄入母乳，不摄入水分、其他液体或固体食物和饮品。出生后 1 小时，即早期纯母乳喂养是确保母婴健康的首要干预措施，特别是对低出生体重婴儿和其母亲尤其有益。

3）支持及时、安全、充足的补充喂养：补充喂养是除了母乳之外，给予 6 个月以上婴儿其他食物作为补充。为了促进补充喂养，有必要将其与粮食保障方案联系在一起。在受灾人群主要依赖食物援助的情况下，应在供应的一般食物中加入适量微量元素强化食品。

4）如需人工喂养，应为其母亲和看护人提供充足的母乳代替品。

5）加强孕妇和哺乳期妇女营养支持：如果孕妇和哺乳期妇女摄入营养不足，可能会导致妊娠并发症，孕产妇死亡，婴儿低出生体重和孕产妇营养状况下降。不管孕妇和哺乳期妇女是否已接受强化食品，都应接受微量元素的日常补给，从而保护体质确保奶量，具体的补充剂量和时间，应参考国际方面的建议。

3. 灾后粮食保障策略　粮食保障旨在满足受灾人群的短期需求，避免对受灾人群造成伤害，减少受灾人群对有潜在破坏性应对策略的依赖，还有助于长期粮食保障的恢复。

粮食保障的标准是提供足够的资源，满足普通群体以及处于营养风险的特定易感人群对食物的需求。只有满足了这一需求，针对营养不良的治疗效果才能长久，否则从营养不良中恢复的灾民，将会再次面临食物短缺。

食物发放旨在确保受灾人群安全地获得一定质量和数量的食物，并以安全的方式准备并享用食物。当经过评估确认受灾地区需要实施食物发放时，通常最先采用免费食物发放的方式，这也称为一般食物发放。一般食物发放主要针对最需要食物的人群，直到受益人有能力通过其他途径生产或获取食物才会终止食物的发放。对于某些特殊人群，如 6～59 月龄的儿童、孕妇或哺乳期妇女，除了普通的口粮之外，还应提供补充供餐。如有可能，在实施一般食物发放和补充供餐时，应提供可以带回住所的口粮，只有受灾人群无法自己烹饪食物时，如灾难发生初期或人口迁移期间，才提供就地供餐。

食物发放的标准包括：

（1）确保满足受灾人群（包括高危人群）的营养需求：在食物发放时，应保证灾民获得满足其营养需求的多样食物资源，包括主食（粮谷类或薯类）、豆类（或畜肉）以及脂肪类食物。一般来说，最低的营养供给应保证每人每天约 8800 kJ（约 2100 kcal）热量摄入，能量的 10% 由蛋白质提供，17% 由脂肪提供。足够微量元素的摄入，应确保大多数家庭可以获得碘盐。对于主食是玉米或高粱的受灾人群应获得额外的烟酸丰富的食物。对于主食为精米的受灾人群则应注意富含维生素 B_1 的食物来源。如果计划的供给食物需满足饮食的所有能量需求，则必须包括足量的所有营养素，但在某些情况下，受灾人群可通过自己的努力获得一部分营养素，这时设计的供给食物仅满足部分能量需求即可。对于高危人群，如 6～59 月龄的儿童和孕妇、乳母，可以适当提高供给食物的质量，在其中添加营养补充剂。为老年人提供的食物应易于准备和食用，并可满足其额外的蛋白质和微量元素需求。

(2) 食物的合适性和可接受性：提供给领取人的食物应合适，并为其所接受，使得这些食物可有效率和有效地使用。具体措施包括：在评估和方案设计时，应就食物的可接受性、熟悉度和合适性向受灾人群进行咨询。在选择食物品种时，要估计受灾人群储备食物、获得水和燃料的能力以及烹饪时间和食物的保温要求。当发放受灾人群不熟悉的食物时，应提供食物准备说明。确保受灾人群可以得到符合当地习俗的重要物资，包括调味品。不应单独发放奶粉、液态奶或奶制品。

(3) 保障食物的质量和安全性：发放的食物应符合国家标准或国际认可的标准，适合人们食用。应在食物保质期限或最佳食用期内发放食物。选用的食品包装应坚实，方便运输、储存、发放，且不会对环境造成危害，例如布袋和罐头。食品包装标签上应印有合适的语言，标识生产日期、来源地、保质期和营养成分表。食物的运输和存储条件适当，应保持卫生干燥，适应气候条件变化，未受到化学品或其他残留物的污染，还需保证储藏区不受害虫侵害。

(4) 适当的食物发放方法：有针对性的食物发放方法应具备响应性、及时性、透明度及安全性，并确保受灾人群的尊严。提供的食物应针对那些经过评估确认最有需求的人群，可采取登记制度，尽快对领取食物的受灾家庭进行登记，并根据需要进行更新。发放方法应随时间发生相应改变，通常情况下发放的食物为干粮，由受益人带回家自行烹饪。在确定发放频度时，应考虑发放食物的重量以及受益人搬运食物的方式，一般建议1~2周发放一次。在特殊情况下，可以发放烹饪过的食物或即食型食物。在建立发放点时，应考虑受灾人群的安全和方便，而不是物流机构的方便。同时也应考虑地形以及发放点距离其他支援点（取水处、厕所、医疗服务处等）的距离，领取人在往返发放点与其住所花费的时间应少于1天。

(5) 食物应得到安全地储存、准备和使用：为了使受灾人群获得安全卫生的食物，专业人员有必要将食品卫生的重要知识告知食物领取人，并推广食物处理的卫生习惯，如处理食物前洗手、避免水污染。如果发放熟食，发放人员也应得到储存、处理和准备食物方面的培训。确保受灾家庭可以获得合适的厨房用具、燃料、饮用水和卫生用品也是保障食品安全的必要措施。

值得注意的是，在应对紧急事件时，当粮食无法保障的时候，食物、现金或代用券的发放可作为最初的应对方法，同时，也应该考虑其他形式的应对策略，包括食品补贴、临时的费用减免、制订就业方案，即当地市场如果可以正常运行，首要任务是规范市场管理，从而提供工作岗位，以解决灾民温饱问题，这比简单的食物发放更有利于支持生计并保持受灾人群的尊严。

四、安全免疫接种

为保障灾区群众、抗灾救援人员的身体健康及生命安全，应继续开展和尽快恢复灾区常规接种工作，为灾民尤其是适龄儿童提供免疫规划疫苗预防接种服务。根据灾后疫苗可预防疾病暴发或流行的风险评估结果及灾区当地免疫规划执行力度，适时开展群体性接种或应急接种，以防止灾区发生甲型肝炎、麻疹、乙型脑炎等疫苗可预防疾病的发生、暴发或流行。

目的是了解灾区预防接种工作网络受损情况，包括人员、房屋、疫苗和注射器、冷链设备、交通工具等。根据预防接种工作评估结果及抗灾救援工作的进展，有计划有步骤地恢复灾区常规免疫接种工作。了解灾区疫苗可预防性疾病暴发或流行的风险，必要时开展疫苗群体性接种或应急接种，防止疾病的发生或蔓延。

洪涝灾害、台风灾害和旱灾，一般发生在夏秋季，选择的疫苗品种有：乙型脑炎、甲型病毒性肝炎、流行性出血热、钩端螺旋体病、伤寒、痢疾、炭疽等疫苗。低温雨雪冰冻灾害，一般发生在冬春季，选择的疫苗品种有：麻疹、风疹、腮腺炎、百日咳、白喉、流脑、水痘等疫苗。地震灾害，根据发生的季节进行选择，另外还可以根据需要，选择白破疫苗、流脑疫苗、炭疽疫苗、狂犬病疫苗等。

根据灾区预防接种工作评估结果，加强疫苗运输车、冷库、冰箱、冷藏箱和冷藏包的维护和管理，依据疫苗贮存与运输的要求，确保疫苗安全有效。

(一) 安全接种范围、对象及时间

1. 接种范围　根据受灾地区范围和灾情，确定群体性预防接种范围，根据灾区疫苗可预防传染病发病情况、既往免疫接种情况等，确定应急接种的接种范围。

2. 接种对象　根据灾区疫苗可预防传染病发病情况、既往疫苗接种水平（接种率及抗体水平），综合考虑灾区自然环境、经济、风俗、文化及预防接种工作的执行力度，确定群体性预防接种或应急接种的接种对象。麻疹、风疹、腮腺炎、甲型肝炎、乙型脑炎、流脑等多数疫苗的接种对象为15岁以下儿童；流行性出血热、钩端螺旋体病、伤寒、痢疾、炭疽等疫苗的接种对象多为疫区的所有人群或重点人群；白破、狂犬病等疫苗为疫区的暴露人群或抗灾救援人员。

3. 接种时间　接种开始越早、接种开展天数越短，效果越好。群体性预防接种尽可能7～10天内完成接种；应急接种尽可能在3～5天内完成。根据灾区预防接种工作评估情况，如灾情轻、灾后恢复快、灾区原有的预防接种工作良好，灾区应按《预防接种工作规范》尽快恢复接种单位的常规接种工作和疫苗补种工作。

若在短时间内不能恢复常规接种工作，当地政府应积极制订恢复灾区常规接种工作时间表，调配接种人员、整理接种资料、补充疫苗和受损冷链设备各种措施。合理设置临时接种点，采取固定接种、入户接种或巡回接种等多种接种服务形式，增加接种服务的频次。按照《预防接种工作规范》要求，尽快恢复灾区常规免疫接种工作和疫苗补种工作。

(二) 安全接种注意事项

1. 接种一般原则　坚持"知情同意、自愿免费接种"的原则。严格按照《预防接种工作规范》有关规定和要求进行管理和操作。疫苗开启后切勿与消毒剂接触，乙醇消毒须待干或用消毒干棉球擦拭后接种；疫苗瓶有裂纹、标签不清或不清晰、有异物者均不可使用，疫苗瓶开封后，疫苗应在半小时内用完。实施接种前，应当告知受种者或其监护人所接种疫苗的品种、作用、禁忌、不良反应以及注意事项，询问受种者的健康状况以及是否有接种禁忌等情况。一旦发生疑似预防接种异常反应，应遵行先救治、后调查处理的原则。指定疑似预防接种异常反应的救治医院，并公示群众。接种人员要尽快报告当地疾病预防控制部门或当地临时医疗点，疾病控制人员要尽快进行调查。开展群体性预防接种或应急接种时，尽可能保证较高的接种率。

2. 接种场所的基本要求　接种场所（接种点）应设置在远离危险性建筑的宽敞地方，以免发生危险。接种场所（接种点）应清理淤泥，充分消毒，干净整洁，温度和湿度合适。接种现场应维持良好顺序，避免儿童相互拥挤、争吵等，保证现场接种顺利进行，同时应避免出现群体心因性反应事件。接种点必须配备肾上腺素等应急处置药品及药械。接种后注意观察30分钟，方可离开。

3. 接种人员的基本要求　接种人员应是从事预防接种的人员，并经培训合格后获得预

防接种资质证。接种人员具有良好的责任心，做事认真仔细、有耐心。

4. **疫苗及注射器材的要求** 疫苗瓶在灾害中被破损后的疫苗或注射器材应丢弃，不得使用。被水浸泡过的疫苗或注射器材应丢弃，不得使用。防冻疫苗（如乙肝疫苗）被雪灾冷冻后应丢弃不能使用。需冷冻或冷藏保存疫苗（如麻疹疫苗）在灾害期间由于冷链被损，不能达到疫苗冷冻保存温度时，应一律丢弃，不能使用。在灾害期间包装未受到任何损害，且储藏条件一直符合疫苗储存温度的疫苗，在有效期内可使用，不应丢弃。

第三节　灾害中常见的疾病及防控措施

一、灾害与疾病

（一）洪涝灾害

洪水泛滥，灾区人民大规模迁移，短期内灾民大量聚集在庄台、堤坝等高处，人群密集，设备简陋，常常席地而卧，增加了人鼠之间接触机会而使感染机会增多；各种生物群落也因洪水淹没引起群落结构的改变和栖息地的变迁，从而打破原有的生态平衡。野鼠有的被淹死，有的向高地、村庄迁移，野鼠和家鼠的比例结构及优势种群均发生变化，鼠密度及鼠间接触机会的增加，也增加了病原体扩散的机会；从而会引起肾综合征出血热和钩端螺旋体病等自然疫源性疾病的暴发流行。

洪涝灾害对血吸虫病流行区也有直接的影响，洪涝灾害频发，血吸虫病中间宿主钉螺也随洪水扩散，这就增加了因防汛抢险、堵口复堤等防洪抢险人员和当地居民与疫水接触的机会，常常会引起急性血吸虫病的暴发。

灾害后期由于洪水退去后，残留的积水坑洼增多，蚊类孳生场所增加，导致蚊虫密度迅速增加，加之人们居住的环境条件恶化、人群密度大、人畜混杂，防蚊设施匮乏，被蚊虫叮咬的机会增加而导致蚊媒病的发生。因此，洪涝灾害有可能会加重流行性乙型脑炎的流行，甚至造成暴发。

（二）地震灾害

由于地震造成大量的房屋破坏，一些原来鼠类不易侵入的房屋被损坏，废墟中遗留下大量的食物使得家栖的鼠类获得了大量增殖的条件。震后初期的建筑物多为简易棚，建筑材料和构筑物基本不具备防鼠作用，使鼠患严重，到处盗洞作窝，对食品造成污染和损害。鼠间及人鼠之间接触机会的增加造成肾综合征出血热、钩端螺旋体病等的感染和流行。

地震造成建筑物（包括贮水建筑与输水管道）大量破坏，自来水浸溢，特别是生活污水在地面上的滞留，成为蚊类大量孳生的环境。灾民露宿增多，被蚊虫叮咬的机会大大增加，流行性乙型脑炎可能在局部地区发生暴发流行。

地震时，土壤表面及翻出土壤深处的炭疽杆菌芽胞，可能会在空气中形成一定的气溶胶，另外在施救作业时也可搅起土壤，污染空气。如果局部浓度过高时吸入就可能引起肺炭疽。此外地震灾害发生时，由于缺少水源，卫生条件不好，炭疽杆菌芽胞可能污染手及食物，引起皮肤炭疽和肠炭疽。牲畜炭疽是引起人类炭疽的主要因素，而地震造成的生态环境破坏以及炭疽杆菌芽胞的暴露都会对牲畜炭疽产生一定的影响。

（三）旱灾和雨雪冰冻灾害

因旱灾影响牧草质量，雪灾影响牧区牲畜食草，使牲畜摄食不足、抵抗力下降，导致布鲁菌感染增加，流产畜增多，从而影响人间布鲁菌病的发生和流行。

肠道传染病是病原体经口侵入肠道并引起腹泻和（或）其他脏器及全身性感染的一类疾病，包括甲类传染病中的霍乱，乙类传染病中的伤寒和副伤寒、细菌性痢疾和阿米巴痢疾、脊髓灰质炎、甲型和戊型病毒性肝炎，丙类传染病中的除霍乱、痢疾、伤寒和副伤寒以外的感染性腹泻病，以及其他通过肠道传播的传染病。

二、灾害中几种常见疾病

（一）肠道传染病

1. 细菌性肠道传染病

（1）霍乱：霍乱是由O1群和O139霍乱弧菌引起的急性肠道传染病，发病急、传播快、波及面广、危害严重的甲类传染病。临床特点为起病突然，剧烈腹泻。一般为无痛性腹泻（偶有腹痛）。每日几次至几十次的腹泻，大便呈米泔水样，可出现不同程度的脱水，肌肉痉挛（小腿痉挛）。治疗原则：轻度脱水，以口服补液为主；中、重型脱水者，立即进行静脉输液抢救，症状减轻后改为口服补液。同时给予抗菌药物治疗，以减少腹泻量和缩短排菌期，可选用四环素、多西环素与诺氟沙星。

（2）伤寒、副伤寒：伤寒、副伤寒是由伤寒杆菌和甲、乙、丙型副伤寒杆菌引起的急性消化道传染病。临床上以持续高热、相对缓脉、特征性中毒症状、脾大、玫瑰疹与白细胞减少等为特征，肠出血、肠穿孔为主要并发症。治疗原则：首选药物为氟喹诺酮类，儿童、孕妇可用头孢曲松、氯霉素等。肠出血者应暂禁食，大量出血者应输血，肠穿孔时应及早手术治疗。

（3）痢疾：痢疾是由痢疾杆菌引起的急、慢性肠道传染病。急性细菌性痢疾临床表现为腹泻、腹痛、里急后重、可伴有发热。脓血便或黏液便，左下腹压痛，中毒性痢疾可急性发作，高热，并有感染性休克症状，有时出现脑水肿，甚至出现呼吸衰竭。治疗原则：要注意水、电解质平衡，可给口服补液盐，必要时可输液，其他如对症治疗，降温、治腹痛。药物治疗可用吡哌酸、诺氟沙星，中毒性菌痢用环丙沙星。

（4）感染性腹泻是由侵袭性大肠埃希菌、肠产毒大肠埃希菌和空肠弯曲菌等引起的炎症性或分泌型腹泻。其临床表现，腹泻为稀便、水样便、脓血便等，伴恶心、呕吐、食欲缺乏、发热、腹痛，重症者因大量失水引起脱水甚至休克等。治疗原则：对症治疗，改善并纠正水、电解质平衡失调，同时对不同的病原体给予相应抗生素治疗。诊断：主要以分离出各疾病的病原菌为准。在流行区内以第一例病原学诊断为准，以后发生的病例可根据典型的临床症状进行临床确诊。

2. 病毒性肠道传染病　引起人类腹泻的病毒有很多种，但最值得注意的是轮状病毒（B组）腹泻，又名成人腹泻轮状病毒。该病毒1982年被确定为大规模病毒性腹泻流行的病因，发病高峰年份曾造成百万人口发病的大流行，且流行缺乏严格的季节性。因此，在洪水灾害发生期间及发生后应对该病的流行予以重视。潜伏期约52小时，病程为2.5~6天，黄色水样便，伴有腹胀、恶心、呕吐等临床症状。临床上应注意与霍乱相区别，其呕吐和腹泻症状比霍乱轻，病死率较低。治疗：无针对成人腹泻轮状病毒的特效药物，主要是对症治疗，口服补液加静脉补液。

甲型肝炎（简称甲肝），是由甲肝病毒引起的急性传染病。历史上曾引起过多次大流行。洪涝等灾害容易引起病毒的散播，是重点防治的病毒性疾病之一。

症状：①急性无黄疸型肝炎：近期内出现连续几天以上，无其他原因可解释的乏力、食欲减退、厌油腻、恶心、腹胀、稀便、肝区疼痛等，儿童常有恶心、呕吐、腹痛、腹泻、精神不振、不爱动等，部分患者起病时常有发热，但体温不高，或近期有甲肝流行，即可做出诊断。此时做化验检查会发现血清谷丙转氨酶异常升高。甲型肝炎的特异诊断，需要检查患者血清甲型肝炎IgM抗体。②急性黄疸型肝炎：除具有急性无黄疸型肝炎的症状外，同时还伴有小便赤黄、眼巩膜变黄、全身皮肤变黄，少数患者可有大便变灰。③急性重症型肝炎：急性黄疸型肝炎患者出现高热、严重的消化道症状，如食欲缺乏、频繁呕吐、重度腹胀、乏力、黄疸加重。出现肝性脑病的前驱症状，如嗜睡、烦躁不安、神志不清等。当发展成肝性脑病者，因抢救不及时或不当极易死亡。

治疗：①轻型患者：一般甲型肝炎预后良好，特别是儿童，极少转变成慢性，病死率很低。在急性期应注意休息，饮食以清淡可口为宜，如普通的米面食品、易于消化的蔬菜、水果，补充多种维生素。除重症患者外，可给豆制品、鸡蛋、瘦肉等高蛋白食品。忌饮酒、少油腻、可喝茶水，避免劳累、手术和服用具有肝毒性的药物。原则上不需要服保肝药，但可补充维生素C和复合维生素B。患者一般都会在几个月内恢复。②重症患者：因病死率较高，必须住院抢救治疗。在急性黄疸型肝炎中，如果黄疸继续加重，就要预防发展成重症型肝炎的可能性，尽量就地住院隔离治疗。

3. 灾区肠道传染病的主要流行因素　灾害发生后，灾区主要表现在水电设施遭到破坏，城市严重缺水，粪便、污物得不到及时清理，病原体污染水源、厕所等外环境，造成环境污染；大量人畜死亡，尸体清理困难，腐烂发臭，蚊蝇滋生；卫生机构瘫痪，医疗服务不能满足需求；在房屋倒塌，灾民居住集中地，人与人之间接触的机会增加；由于灾害的发生，自然环境被破坏、正常生活生产次序被打乱，当地群众身体抵抗力下降。上述种种原因给霍乱、细菌性痢疾、感染性腹泻等肠道传染病的发生带来了机会。

4. 灾区肠道传染病的防控措施

（1）开展应急监测和预警：灾害发生后，灾区卫生行政部门根据灾种、灾害范围、波及的人群、医疗机构受损情况，以及当地原有肠道传染病发病情况，因地制宜、整合卫生资源，在灾区建立或完善肠道传染病疫情监测系统，确定监测内容、报告程序和方法，开展应急监测，实行日报制度，每天分析疫情的动态，及时向有关部门发出预警，为灾后肠道传染病的防控提供科学依据。

（2）加强疫情报告：常规病例报告，各级各类医疗机构或责任报告人发现霍乱、细菌性痢疾等疑似病例、确诊病例以及病原携带者，应于2天内通过传染病疫情监测信息系统进行报告。突发公共卫生事件报告，获得突发公共卫生事件相关信息的责任报告单位和责任报告人，应当在2天内以电话或传真等方式向属地疾病预防控制机构报告，具备网络直报条件的同时进行网络直报，疾病预防控制机构并报告同级卫生行政部门。不具备网络直报条件的责任报告单位和责任报告人，应采用最快的通讯方式或建立手机疫情报告系统报告属地疾病预防控制机构，疾控机构接到报告后，应对信息进行审核，确定真实性，2天内进行网络直报，同时以电话或传真等方式报告同级卫生行政部门。报告内容包括：事件名称、事件类别、发生时间、地点、涉及的地域范围、人数、主要症状与体征、可能的原因、已经采取的措施、事件的发展趋势、下步工作计划等。整个事件发生、发展、控制过程中信息还应形成初次报告、进程报告、结案报告。

（3）及时有效处置疫情：灾区卫生行政部门组织疾控、临床等人员及时赶赴疫情发生地，按照突发事件处置的原则和方法，积极查找危险因素，采取以隔离治疗患者和带菌者、三管一灭一宣传（即管理食品、水、粪便，灭蝇、健康教育）、消杀、预防服药和应急接种为主的综合性防控措施，按照"早、小、严、实"的工作原则，即"时间要早、范围要小、措施要严、落在实处"，在最短的时间将疫情控制在最小的范围，防止疫情扩散和蔓延。

(4) 开展健康教育：在灾区开展预防肠道传染病的宣传，防止"病从口入"，重点向群众宣传不喝生水喝开水；食物要彻底煮熟，剩余食品吃前要彻底再加热，并趁热吃；不吃未煮熟的食物，可削皮、剥壳者例外；不吃腐烂变质食物，熟食品要有防蝇设备；接触排泄物后，应立即洗净手；及时安全处理患者的排泄物。教育儿童不要随地大小便。劝阻灾区群众在肠道传染病流行季节不吃"大席"。指导消杀药品的正确使用方法；告知群众出现腹泻症状时应及时就诊、自觉隔离；鼓励群众积极配合疫情调查以及消杀工作等。

(5) 评估：根据灾区肠道传染病发生的种类、数量、暴发疫情发生的范围与影响、各项救灾防病工作的进展情况，对肠道传染病的总体防控措施、实施、效果等进行评估，根据评估结果，及时调整防控策略和措施，指导灾区的肠道传染病防控工作，减少肠道传染病的发生，及早控制肠道传染病疫情，保证灾区大灾之后无大疫的目标。

(二) 肾综合征出血热

肾综合征出血热（又称流行性出血热），是由汉坦病毒引起、以鼠为主要传染源、可通过多种途径传播的自然疫源性疾病。传播途径：被鼠类咬伤或破损伤口直接接触带病毒的鼠类血液和新鲜排泄物而感染；携带病毒的鼠类排泄物等污染尘埃后形成气溶胶，经呼吸道吸入而感染；进食带病毒鼠类粪便污染的食物，经口腔或胃黏膜而感染；螨类吸了带病毒鼠类的血液后，又叮吸人血而感染人类；以及母婴垂直传播。潜伏期一般为1～2周，以2周多见。

1. **临床表现与病程** 起病急、畏寒、发热（38℃以上）；全身酸痛，乏力，呈衰竭状；头痛，眼眶痛，腰痛（三痛）；面、颈、上胸部充血潮红（三红），呈酒醉貌；眼睑水肿，结膜充血，水肿，有点状或片状出血。典型病例有发热期、低血压（休克）期、少尿期、多尿期和恢复期五期经过。前三期可有重叠，并存在大量五期不全的异型或轻型非典型病例。

2. **诊断** 结合流行病学史、临床表现、实验室检测结果进行诊断。血、尿检查及血清特异性 IgM 抗体阳性或恢复期血清特异性 IgG 抗体比急性期有4倍以上增高或从患者血清中分离到汉坦病毒和（或）检出汉坦病毒 RNA 均可确诊。

3. **治疗原则** 治疗主要抓好"三早一就"，即早发现、早休息、早治疗和就近治疗。采取综合性抢救治疗措施，特别应早期抓好抗病毒治疗及液体疗法，对重症患者要及时抓紧抗低血压休克、预防出血及肾衰竭的治疗。

4. **自然灾害对出血热的影响**

(1) 洪涝灾害：野鼠型流行性出血热有沿水系分布的特点。水灾之后，重疫区仍表现出稳定性与局限性的特征；低发疫区疫情有所上升，疫区扩大，且病死率也较高，水灾之后，发病范围扩大，疫情明显上升；同时，在洪涝灾害的影响下，鼠类迁移还可能出现新的疫区。洪涝灾害期间，鼠类与人群均以高密度形式出现在同一居住环境内，增加了鼠类之间及鼠人之间接触传播病毒的机会与频度，可将历年的流行间隙期演变为高峰期。出血热发病人群分布特征往往与人们生产、生活过程中接触传染源概率高低密切相关。洪涝灾害引起生态环境改变，人群与宿主动物大量移动，疫源地扩散，居住条件差，人、禽、畜混住，室内外均是出血热感染场所。不同年龄、性别灾民感染概率相同，引起原发出血热感染场所与概率改变的因素，可影响在人群中的分布特征。出血热发病流行与传染源的宿主数量及带毒率密切相关。洪涝灾期野鼠大量迁移到庄台、堤坝，鼠类聚集，野鼠进入室内，对鼠间传播提供条件，鼠类带毒增加。由于人群居住条件极差，又缺乏个人防护，增加鼠与人群间的接触感染机会，导致了局部暴发流行。

（2）地震灾害：地震造成大量房屋破坏，废墟中遗留下大量的食物使得家栖的鼠类获得了大量增殖的条件。震后初期的建筑物多为简易棚，使鼠患严重，到处盗洞作窝，对食品造成污染和损害。鼠间及人鼠之间接触机会的增加造成肾综合征出血热感染和流行。

5. 预防及控制　主要采取预防接种和灭鼠的综合性防制措施。在重点灾区或传染病多发地区设立疫情监测点、严密监视疫情动态、及时反馈信息、及时通报和报警，以便采取预防决策。灾区卫生部门要执行 24 小时疫情值班制深入基层督促检查，有专人负责疫情的收集、整理、分析。具体要求可参见《全国肾综合征出血热监测方案（试行）》。疫苗接种是预防控制传染病的有效措施之一。洪涝灾害有可能破坏灾区免疫规划的冷链设备和资料，灾民分散，人群免疫水平难以控制。在流行性出血热的高发期间，要深入灾民点，对高危人群、特别是要参加抗洪救灾的人员和部队官兵开展疫苗应急接种。对暴发点内的高危人群实施应急预防接种，接种率应达 80% 以上，防止疫情蔓延。认真贯彻"三早一就"（早发现、早休息、早治疗、就近治疗），治疗中防好"三关"（预防和控制低血压休克、肾衰竭和大出血），降低病死率。教育群众做好卫生及自我防护工作，如防止食物被鼠觅食或受鼠的排泄物污染，不直接用手接触鼠类及其排泄物，不在无防护的情况下捣动鼠窝等。

（三）流行性乙型脑炎

流行性乙型脑炎（简称"乙脑"），是由乙脑病毒引起、主要侵犯中枢神经系统的急性传染病。传染源主要是家畜（猪、牛、羊、马）和家禽（鸭、鹅、鸡等）。潜伏期一般为 10～15 天。三带喙库蚊为乙脑的主要传播媒介。

1. 诊断　患者有蚊子叮咬史，突然起病，高热、头痛、呕吐、意识障碍、抽搐，病理反射征阳性等脑实质病变表现为主，脑膜刺激征较轻。外周血白细胞及中性粒细胞增高；脑脊液检查呈无菌性脑膜炎等；从脑组织、脑脊液或血清中分离出乙脑病毒或脑脊液、血清中特异性 IgM 抗体阳性或恢复期血清中特异性 IgG 抗体滴度比急性期有 4 倍以上升高，或急性期抗体阴性、恢复期血清抗体阳性者，均可确诊。

2. 治疗原则　目前尚无特效抗病毒药物，主要是对症、支持、综合治疗。必须重视对症治疗，要认真把好"三关"，即高热关、惊厥关和呼吸衰竭关。具体办法如下：

（1）降温：高烧易发生惊厥，可加重脑水肿，诱发呼吸衰竭，故必须及时降温，最好把体温控制在 38.5℃ 以下（肛表），头部温度力争降到 36℃ 左右，方法有物理降温、药物降温和激素等。

（2）镇静：乙脑患者因头痛剧烈，常有烦躁不安，因颅内压增高易发生惊厥，故应给以适量镇静剂以防止发生惊厥。如果遇抽搐患者则应尽快地用镇静剂予以控制。

（3）防止呼吸衰竭：重症病例早期可发生颅内压增高。在防治颅内压增高上首先要防止痰堵造成换气不佳的缺氧，故应多让患者侧睡，防止昏迷时舌根后坠。若已出现痰堵，可考虑气管插管或切开，以改善肺部的换气功能。当出现脑水肿或脑疝，引起呼吸衰竭时，应立即给以脱水剂。如患者有缺氧表现，则应早期给氧，如患者出现呼吸表浅或节律不齐时，应采用呼吸兴奋剂。此外，支持、综合治疗亦应重视，如认真细致的护理，高热量多维生素的营养性流质，保持水和电解质平衡、预防继发感染等。如治疗不及时病死率高达 10%～

20%，部分患者（约30%）可遗留不同程度的后遗症，如痴呆、半身不遂、精神失常、记忆力和智力减退等。因此，早期发现、早期诊断、早期治疗患者对降低病死率和致残率是很重要的。

3. 自然灾害影响　在乙脑流行期和流行期前1个月内自然界环境因素的变化，特别是自然灾害（旱灾、洪涝灾害、地震等）的发生对乙脑的流行会产生很大的影响。

(1) 洪涝灾害对乙脑流行的影响：灾害发生在乙脑流行期前1个月内，由于孳生场所的增多，蚊虫的数量大大增加，猪的自然感染率增大，蚊虫的带毒率大幅度升高，人的居住环境差，可致乙脑发病人数剧增，发病高峰前移。极有可能引起大的暴发流行。灾害发生在流行期间，因孳生场所的增多，蚊虫密度增大，居住环境及居住条件的改变使得人被蚊虫叮咬的机会增多，蚊虫吸食急性期患者血而带病毒的概率增大，蚊虫的带毒率增加，人的感染概率增大，从而导致乙脑发病人数明显上升。特别是在特大洪涝灾害之后，由于人口高度密集，居住环境差，人群防蚊设施差，蚊虫密度很大，极易导致大范围内的乙脑暴发流行。灾害发生在流行后期，虽然草生场所增多，蚊虫密度增大，居住环境差，而使蚊虫叮咬人的机会增多，但此时猪的病毒血症时期已过。蚊虫的带毒率降低，带毒时间短，因此不会对乙脑的流行产生很大影响。局部地区可能暂时出现乙脑发病人数的增加或流行时间后移，但难以造成大的暴发流行。气象因素也是重要影响因素之一。乙脑流行期间及流行期前1个月内的降雨、日照和气温对三带喙库蚊的繁殖和活动有直接影响。三带喙库蚊出现的早晚及数量的多少都会影响猪的感染和病毒的扩散。

(2) 地震对乙脑流行的影响：人的户外活动增多，居住环境改变，被蚊虫叮咬的概率增大，蚊虫的带毒率增加，因而可引起乙脑发病人数的增加，但由于受媒介密度、气候等因素的影响，乙脑可能在局部发生流行，难以形成大的暴发流行。

(3) 旱灾对乙脑流行的影响：旱灾之后，野外三带喙库蚊的孳生场所大量减少，使其数量大大减少，同时将栖息和孳生场所迁移到人居室周围的半清水及少量积水中，一般情况下，密度大大下降。因此旱灾期间乙脑不会出现暴发流行，发病率略有下降。

4. 预防与控制

(1) 防蚊灭蚊：洪涝灾害之后，要发动群众，充分利用蚊帐、居室内喷洒滞留型灭蚊药或驱避剂，居室周围喷洒高效低毒杀虫剂；加强人畜隔离手段，改善居住环境，降低居室周围的蚊虫密度，减少被蚊虫叮咬的机会；排除居住环境周围的各种积水，清除杂草，减少其孳生地，可以大大降低蚊虫的密度，有效防止灾后乙脑的流行。地震灾害之后，加强防蚊设施，注意人畜隔离，在居住环境内喷洒滞留型高效低毒杀虫剂和驱避剂；必要时可在居住环境及周围进行一次高效、低毒、短时效杀虫剂的超低容量喷洒。

(2) 管理好家畜：对猪圈、马厩附近的蚊虫孳生地要定期进行药物处理，用乙脑减毒活疫苗对幼猪实行人工免疫。

(3) 预防接种：高危人群可进行流行性乙型脑炎减毒活疫苗或灭活疫苗的应急接种。应早期隔离治疗患者。治疗尚无特效抗病毒药物，可试用利巴韦林、干扰素等。主要是对症治疗，重点是处理好高热、抽搐和呼吸衰竭等危重症状。

(四) 疟疾

经按蚊叮咬而感染疟原虫所引起的虫媒传染病。儿童发病率高，大都流行于夏秋季节。不同的疟原虫分别引起间日疟、三日疟、恶性疟及卵形疟。

1. 诊断和治疗　患者有在疟疾流行区居住或旅行史，近年有疟疾发作史或近期曾接受过输血的发热患者都应被怀疑。具有典型的周期性寒战、发热、出汗可初步诊断。不规律发热，而伴脾、肝大及贫血，应想到疟疾的可能。凶险型疟疾多发生在流行期中，多发病急，高热、寒战、昏迷与抽搐等。流行区婴幼儿突然高热、寒战、昏迷，也应考虑本病。在血中找到疟原虫即可确诊。间日疟可以选用氯喹加伯氨喹进行治疗；对于恶性疟可以选用以下任一种方法进行治疗：①青蒿琥酯片加阿莫地喹片；②双氢青蒿素哌喹片；③复方磷酸萘酚喹片；④复方青蒿素片。对于重症疟疾，可以选用以下任一种方法治疗：①蒿甲醚注射剂；②青蒿琥酯注射剂，患者病情缓解并且能够进食后，改用 ACT（以青蒿素为基础的联合用药）口服剂型，再进行一个疗程治疗；③咯萘啶注射剂。

2. 自然灾害对疟疾的影响　灾期由于水体面积扩大，积水坑洼增多，蚊类孳生场所增加。洪涝灾期灾民集中居住在庄台或堤坝上，人口密度大，居住条件简陋，卫生条件极差，多数灾民住在无防蚊设备的庵棚、帐篷内，人群暴露机会增加。灾区人群流动性大，往往可将传染源带入新的居住地，如当地人群中原有的免疫水平低下，极易引起暴发流行。洪涝灾期大牲畜数量减少，导致蚊虫叮吸血频率增加，感染机会也相应增加。由于灾期食物短缺、营养不良、过度疲乏、精神紊乱等因素影响，使机体抵抗力普遍下降，对疟疾易感性增加。有的灾区原来是疟疾高发区，因受洪涝影响，延误了规定的预防服药时间，也可导致局部地区的疟疾暴发流行。

3. 预防与控制　对灾区的疟疾防治应采用综合措施：加强疫情监测，建立疫情监测点，及时准确掌握疫情，分析趋势，进行预测，为制订防治对策提供科学依据；加强发热患者的血检，及时发现传染源，予以根治，系统治疗现症患者，防止传染源的积累与扩散；做好预防服药，在恶性疟疾及间日疟高发地区（发病率大于 5% 的乡）及灾民集中点，在洪涝灾期每半个月进行一次预防服药，做到送药到手，看服到口。可选用哌喹片：每月 1 次，每次服 600mg，睡前服；进行药物喷洒灭蚊，对疟疾高发和蚊媒密度较高的地区及水利工地和灾民集中居住地的庵棚和住房内用氯氰菊酯对人、畜房进行室内滞留喷洒。在普遍使用蚊帐地区，用溴氰菊酯（10~20g/m²）浸泡或喷洒蚊帐灭蚊。提倡使用蚊香、蒿、艾等野生植物烟熏驱蚊，应用酊剂、霜剂、液剂等驱避剂直接涂抹于暴露的皮肤等驱蚊，有条件住户装置纱门、纱窗。改变露宿习惯，减少蚊虫叮咬；大搞卫生运动，清除杂草污泥，填平坑洼，改善环境卫生，减少和消除蚊媒孳生场所；广泛开展疟疾防治卫生常识宣传，提高灾民自我保健意识与防护能力。

（五）血吸虫病

血吸虫病是经钉螺传播的一种寄生虫病。血吸虫发育的不同阶段，尾蚴、童虫、成虫和虫卵均可对宿主引起不同的损害和复杂的免疫病理反应。由于各期致病因子的不同，宿主受累的组织、器官和机体反应性也有所不同，引起的病变和临床表现亦具有相应的特点和阶段性。

1. 诊断　结合流行病学史、临床表现和实验室结果进行诊断：发病前数周有疫水接触史；畏寒、发热、多汗、肝肿大为急性血吸虫病的主要特征，常伴有肝区压痛、脾大、腹胀、腹泻等。重者可出现腹水和肝功能损害；粪便检查出血吸虫卵是确诊的依据，白细胞总数及嗜酸性粒细胞（占 10%~30%）明显增高，有辅助诊断价值。如症状典型、粪检阴性者，可用血清学方法检查，有 IHA、ELISA、COPT 等。

2. 治疗原则

（1）加强护理，早期卧床休息；

(2) 支持治疗，口服维生素类药物，如复合维生素B、维生素C等；

(3) 补充体液，有明显腹泻及消化系统症状的患者，可考虑补充水、盐及能量物质；

(4) 病原治疗，药物以吡喹酮为首选。治疗急性血吸虫病一般可采用120mg/kg总量的6日疗法，其中一半剂量在第1日及第2日分服完，其余一半在第3～6日内服完。

3. 洪水汛期对血吸虫流行的影响　每年汛期也正值血吸虫中间宿主钉螺最活跃、人群生产和生活接触疫水最频繁的季节。无论是内涝或江、河、湖泊及其灌区的泛洪行洪，都能引起钉螺（主要是卵和幼螺）扩散、粪便污染水体的指数增高而钉螺感染率增高，水面扩大而使尾蚴的弥散面积扩大，抗洪抢险和生产自救以及灾民用水条件恶劣而使暴露人群和暴露频率增大。这样，在血吸虫病传播动力学的每一个环节上都起着加压作用，从而导致洪涝期间及其随后血吸虫病流行范围（水淹范围及其边缘）的有限扩大和人群感染率提高。其主要表现是发生急性血吸虫病，甚至急性血吸虫病暴发流行。

血吸虫病的分布与钉螺的地理分布一致，有严格的地方性。钉螺系水陆两栖的软体动物，喜集居于水边潮湿的泥土和草丛中，因而洪涝侵袭时，就可以将其携带到较远的地方，在生活条件适宜的地方继续繁殖蔓延，因而洪涝也对血吸虫病的流行起到了一定的作用。当洪水淹没江滩易感地带0.5～1米水深时，钉螺大量释放尾蚴，人畜此时下水感染机会极高。

洪涝灾害期间引起的钉螺扩散、粪便污染水源指数增高，以及受灾人群在有螺区生产活动增加等因素，为其后的疾病传播积蓄了传染源，在传播动力上起了加压作用，以至于在1～2个增殖周期之后产生暴发流行效应。

4. 预防与控制

(1) 健全预测、预报机制：易受洪涝的血吸虫病流行区必须在每年汛期以前随时掌握当地气象、水文预报，并对当地钉螺分布区域，特别是易感地带可能受到侵袭的范围、程度，以及灾害到来时人群活动的动向有所预计，以便赶在灾害到来之前做好易感地带灭螺和加固防范设施，同时组织好人力、物力（药械），以便随时对高危区域进行灭蚴、封锁、劝阻和个体防护，以控制灾害可能造成的疾病传播。

(2) 做好暴露人群的追踪和治疗：因抗洪抢险和抢收、抢种以及受灾期间生活用水而暴露于疫水的可能性是难以避免。对于暴露人群的追踪观察和及时治疗是降低患病率的有效措施。

(3) 防洪抢险期间：此期间灭螺不仅效果差，而且代价太大，个人防护也难以进行，应以吡喹酮早期治疗为主要措施。对参加防洪抢险的居民在接触疫水后4～5周，以吡喹酮40mg/kg体重一次口服。如服药后仍继续参加防洪抢险，则应在第一次服药后的4～5周，再以同样剂量吡喹酮治疗一次。虽吡喹酮毒性、副反应轻微，但防洪抢险人员日夜奋战，十分疲劳，为防止不适，以换岗休息时服药为好。对参加防洪抢险的解放军、武警官兵应登记造册，在返回驻地后4～5周，以吡喹酮60mg/kg体重二日疗法治疗。也可采取血清学方法检查，如用IHA、COPT、ELISA法筛查，阳性者予以治疗。对疫区的灾民可在洪水发生后4～5周，以吡喹酮40mg/kg体重口服治疗一次。对防洪抢险第一线和灾民临时居住地的饮用水，每50kg饮用水加漂白精0.5g或漂白粉1g进行处理，30分钟后可以饮用。对防洪抢险第一线和灾民临时居住地附近有钉螺分布的小水域和滩地可用氯硝柳胺进行处理，杀灭尾蚴和钉螺。喷洒剂量为2～3g/m^2；浸杀剂量为2～3g/m^{3}水体。

(4) 灾后生产自救期间：灾后控制血吸虫病急性感染的主要措施是健康教育、重点环境灭螺和血吸虫病早期治疗。因生产自救居民接触疫水频繁，感染机会增多，应在10月底至

11月中，对反复接触疫水的重点人群，以吡喹酮40mg/kg体重普治。对非重点人群可用血清学方法筛查，阳性者予以治疗。

（5）做好灾后疫情调查，及时阻断疫情延迟效应：在山丘型地区，洪涝滞留的时间比较短暂，一般在洪涝之后即可开展螺情、病情调查；湖沼型地区水淹时间较长，除部分较高的滩地在水退后可于当年秋季组织查螺外，大部分滩地退水后受地面条件和气温限制必须在越冬以后才能开展查螺。但一部分滩地特别是河湾、港汊地区可抓紧在退水时开展沿水线灭螺。灾后疫情调查的主要内容包括钉螺分布面积和密度消长情况、新螺区的发现、感染性钉螺的分布与消长、污染源和污染指数、易感地带的变迁以及居民和家畜患病率的变化。这些都必须在灾后次年春汛前完成，并根据调查结果，抓紧在次年春汛前普治患者、病牛和高危人群、完成易感地带和新增螺区以及钉螺密度有明显上升的原螺区的灭螺工作。这些工作在第三年春汛前还必须有重点地进行复查。在初步调查螺情的基础上，对居民生活和生产区的易感地带以氯硝柳胺灭螺、灭蚴，喷洒剂量为 $2\sim3g/m^2$；浸杀剂量为 $2\sim3g/m^3$ 水体。

（6）建好安全防护设施：经过一次洪涝灾害之后，可探索出引起当地疫情扩散的主要问题，从而结合灾后重建工作有针对性地建设安全防护设施。例如：建好在一般灾情下可供安全使用的厕所、家畜拦圈，防止粪便污染水源；建筑从居民点至汛期人群活动最多的滩面之间（这是主要的感染地带）高于初汛水位的道路和桥梁以及排灌渠道的节制涵闸，选择并建好安全牧场和安全码头、修复水毁的灭螺设施以及管理好感染动物，避免家畜接触疫水，专塘供牛洗澡，并开展爱国卫生运动反复灭鼠等。

（7）健康教育：对群众特别是学龄儿童开展健康教育，不到有螺水域游泳、戏水、捕鱼捞虾。在易感地带应树立警示牌。

（8）开展科学研究：加强对血吸虫病发生和影响疫情消长规律，以及有效防治方法的研究，次年春天对洪水波及范围，以机械抽样结合环境抽查方法进行一次钉螺调查（每5～10米框距设框）以了解钉螺的扩散情况。

第四节　灾害应急预案制订和灾害中应急物资的筹备与管理

一、应急预案的种类与制订

（一）应急预案的种类

根据《国家突发公共事件总体应急预案》，按照适用对象和范围，应急预案一般分为五大类：

1. 突发公共事件总体应急预案　总体应急预案是全国应急预案体系的总纲，是国务院应对特别重大突发公共事件的规范性文件。

2. 突发公共事件专项应急预案　专项应急预案主要是国务院及其有关部门为应对某一类型或某几种类型突发公共事件而制定的应急预案。

3. 突发公共事件部门应急预案　部门应急预案是国务院有关部门根据总体应急预案、专项应急预案和部门职责为应对突发公共事件制定的预案。

4. 突发公共事件地方应急预案　具体包括：省级人民政府的突发公共事件总体应急预案、专项应急预案和部门应急预案；各市（地）、县（市）人民政府及其基层政权组织的突发公共事件应急预案。上述预案在省级人民政府的领导下，按照分类管理、分级负责的原则,由地方人民政府及其有关部门分别制订。

5. 企事业单位根据有关法律、法规制定的应急预案。

6. 举办大型会展和文化体育等重大活动,主办单位应当制订应急预案。

(二) 应急预案的制订

应急预案制订应包括目标、策略以及为实现目标需要采取的措施。每个具体的应急预案还应包括行动计划、流程、时间表及财政预算。

应急预案应考虑到灾害应对的不同阶段,如灾前的防灾和减灾,灾害发生时的紧急救援,以及灾后的恢复和重建。在灾害的不同阶段,应急预案会有不同的目的和措施。在防灾阶段,预案的目标是要避免或最大限度地减少灾害,降低风险和加强薄弱环节,并通过防灾改进应对能力。如果灾难发生,将立即实施救援计划,提供医疗和人道主义援助,重点是救治伤员,为灾民提供基本的生活保障,预防疫病和次生灾害。接下来,将把工作重点放在灾后的修复,即临时修复损坏的服务设施。重建阶段是将生产和生活服务设施完全恢复到灾前的水平,还包括采取措施以减少未来灾害的风险。防灾工作包括制订计划、培训执行计划的人员,并确保提供所需的资源。这个阶段制定的计划通常叫做应对计划。为应对各种不良事件而制定的计划被称作应急预案或减灾计划,每一套应急预案是专门为某一具体的紧急事件(如地震、飓风)而制定的。

1. 社区应急预案的制订　每一个社区都应有一个由地方机构和社会机构共同参与制定的应急预案。要明确界定每个机构的责任以及协调与合作的方法。要分析威胁社区和各个区域的危险因素,并在了解各地区地理和气候条件的前提下立即制订干预计划,在规划过程中,要获取来自国家和地区的信息,邀请国家和地区一级的卫生官员参与应急预案的制订过程。

(1) 预案制订原则:预案要清晰、简明,能完整地描述每个参与者的责任、风险和一系列的干预措施。对于卫生医疗机构来说,应急预案要有明确的目标、应对行动和医院各部门就应对行动、工作人员职责方面开展的组织活动。应急预案应具有3个基本特征:①清晰:措辞要简明易懂,没有歧义;②简明:能够快速阅读该预案,预案越长,就越不可能完整地阅读,也就难将其定期更新和分发;③完整:包括有效的行动。此外大家都了解该预案,这一点对于按照预订的方式去执行这个预案是不可缺少的。

(2) 预案基本内容:

①形势分析:描述人们所面临的威胁,无论是自然发生或是人的行为所致;分析社区危险区域的结构性和非结构性的薄弱环节;评估各机构的执行能力,及如何发挥作用来提供所需服务;如何获得并利用人力和物力资源、组织机构、设备和紧缺物资。

②预测:确定预案中要应对的事件类型,描述其可能的规模,预计事件发生的剧烈程度以及可能发生的时间段。把灾害威胁和薄弱环节联系起来确定可能遭受的损失和最急需的卫生服务要求。

③目标:是指在有切实可用的人力资源、经济和物质资源的前提下,执行应急预案所产生的预期结果。制订应急预案时,最常发生的失误之一是将根本就不存在的资源纳入预案中,以期在不久的将来获得这些资源。既然通常不可能获取所有需要的资源,那就要确定对被救援人群和区域的优先行动事项。预案应包含对结果的预测,这个预测描述了实施应急预案产生的可衡量的作用。

④组织:把社会公共机构的各个部门都组织起来,明确政府、行政部门以及公共服务机

构之间协调沟通的方法。特别是启动该预案的程序。设立一个应急行动委员会,以监督和协调应急行动。

⑤任务和职责:明确任务和职责是为了回答以下问题,任务和职责的主体是什么,实施任务和职责的时间是什么,如何实施任务和职责。

⑥沟通和协调:编印通信指南,包括所有可能参与应急行动的机构和人员的通信信息。确定通信手段、手机号码、电话号码和人员集合地点。该计划的附件应包括所有参加者最新的电话(手机)号码簿、一张标有存在危险和薄弱处地点的地图,以及人口数据、健康档案、网络系统中的卫生服务中心和基础服务部门的电话号码簿、救助机构和可用资源的详细目录。明确电信中断时的联系方式。

⑦培训:一旦制定好应急预案,就要着手培训工作。培训应使社会公共机构人员能够了解并描述危险局面、最有可能造成的破坏、援救人员的任务和职责。他们还必须参加理论考试,这种考试会让参与者评估自己有关应急预案的技术和组织方面的知识水平。

⑧资源:根据应急预案中确定的行动,估算所需的资源,列出资源清单。列出的资源包括实际可获得的资源和有待获取的资源,后者在预案制定后应尽快采集,使预案及时得以落实。应急预案要立足现实,否则,预案只能是空中楼阁。

2. 常见的应急预案概述

(1) 家庭预案:儿科医师应为灾害做好准备,向患儿家属提供如何制订家庭应急预案方面的信息。每个家庭都需明白,当救援人员无法进入该地区时,他们必须做好撤退的准备,并应明白如何继续逗留下去,他们可能不会得到及时的帮助。

(2) 医务人员预案:除了拥有自己的家庭预案以及指导患儿家属外,儿科医师应为诊所和医护人员解决几个问题。这些问题涉及员工和患者的安全、设备物资的保护及患者病历安全。准备一台备用发电机以确保用于储存疫苗和其他药物的冰箱制冷。必要时,设立一个患者的备用场所,并要有一个具体的方法通知打来电话的人,到哪里可以得到医治。

(3) 学校预案:公立和私立学校也需要应急预案。学校的预案应考虑最常见的事故以及不寻常的情况(例如火灾、校园暴力、绑架学生、恐怖袭击事件、社区暴力)。学校预案应包括必要时在事发现场如何提供紧急救治的详情,给学校工作人员进行基础生命支持、急救和救援技巧方面的培训,鉴别和处理学生和工作人员的创伤后情绪紧张,以及需要转诊接收心理干预的各种指征。

(4) 安置点的医疗预案:安置点预案包括:

①长期使用该安置点需要额外的物资用品;

②更多地关注组织细节;

③物资供应的来源和运输方式;

④必须考虑孕妇、婴幼儿和青少年在婴儿配方奶、尿布、基本急救工具、卫生以及安全方面的需求;

⑤考虑有医疗护理需求的特殊儿童,如哮喘患儿可能需要雾化器治疗,或为个人带来的雾化器所提供的电力需求。还有冰箱用来存放患糖尿病的儿童和成人必需的胰岛素;

⑥有幼弱儿童的家庭可以要求暂时搬迁到安置点,以使他们免受热、冷、太阳、风或雨的侵袭;

⑦安置点的工作人员都应该可以通过电话或无线电设备直接联系到应急医疗服务部门,以及获得医疗建议;

⑧最好的安置点应有隔离治疗方案,以应对传染性疾病,如麻疹和水痘。

(5) 医疗机构预案:医院的灾害预案应处理医院事件和院前事件。医院事件包括意外或非意外事件,如医院建筑物的坍塌、火灾、爆炸或危险物质的污染。预案应详细说明采取哪些措施来保护工作人员、来访者和患者。灾前没有受过训练的医院员工所采取的救援干预行动,会使他们自身处于非常危险的境地。给工作人员进行有关基本安全预防措施的教育,让他们知道什么时候自己不应干预,而是等待训练有素的救援人员的到来。在过去的几十年中,自然灾害摧毁了数十家医院和数以百计的保健中心,导致成千上万的患者、医生、护士及其他被困在废墟中人员的死亡。

二、灾害中应急物资的筹备与管理

(一) 卫生应急储备

卫生应急储备是各级政府和有关部门针对各类突发公共事件和突发公共卫生事件卫生应急行动,用于医疗救援和传染病控制、中毒处置、核与放射损伤处置、心理干预等工作需要,根据不同事件特点、规模和大小,为保障应急处置和恢复重建工作的物资及时供给,所采取的一种主动的储存物资行动。

1. 卫生应急储备的目的和意义　目的是保障和保证政府在处置重大公共事件和重大公共卫生事件时,卫生应急所需物资和用品能及时供应、补充、更新。卫生应急储备是建立健全卫生应急保障机制的重要组成部分,也是应急体系基础设施建设的重要一环。

2. 卫生应急储备的原则　各级医疗卫生机构按照卫生行政部门的统一部署,根据"统一规划、分级储备、确保急需、突发重点、品种齐全、动态储备"的工作原则,结合所承担的应急任务,制订各级医疗卫生机构卫生应急储备计划,建立科学、经济、有效的应急储备和运行机制,确保应急物资计划、采购、储备、调用、补充等工作科学有序开展。省级储备是重点,国家储备作为补充和支持,地(市)、县级储备主要应对日常应急工作。

3. 卫生应急储备物资性质的划分

(1) 通用物资:

1) 通用急救物资:通用急救物资属于现场抢救必需的物资。主要包括包扎用的急救包、急救敷料、固定用的夹板、石膏绷带、止血、镇痛、急救、麻醉、抗休克、抗感染等用的药物和物资,大致可以分成抗感染、镇痛与镇静、麻醉及麻醉辅助、抗休克与呼吸兴奋、止血、调节水及电解质和酸碱平衡、激素与维生素、敷料和包扎固定材料等种类。

2) 通用防治物资:无论何类突发事件都会诱发一些常见的疾病,如消化系统疾病、呼吸系统疾病、心理障碍性疾病等,严重的突发事件还容易造成环境污染问题。例如,1995年1月17日,日本阪神大地震,在灾后的15天里,共有6107名伤病员入院治疗,其中因地震致伤入院者2718人(44.5%),因各种疾病住院者3389人(55.5%);因挤压综合征、外伤、疾病的病死率分别是13.4%、5.5%、10.3%。因此,通用防治物资也成为突发事件应急救援的一大类必备物资。通用防治物资主要包括:上呼吸道感染防治药物、胃肠道疾病防治药物,以及少量的心血管系统药物等。

(2) 专用物资:

1) 地震伤员救治物资:地震伤员中常见的是骨折(20%)、挤压伤(10%)、颅脑伤(5%)、软组织伤(50%)。通用急救物资能够满足大多数地震伤员的救治,但对于挤压伤、治疗时间相对较长,需要补充专用急救物资。其他物资包括帐篷、便携式发电机、电动吸引机、多功能麻醉机、人工呼吸机、透析机、一次性手术用敷料、换药器材和敷料等。

2）水灾伤病救治物资：水灾造成的死亡主要是淹溺、外伤、皮肤病、眼病、消化道疾病，抢险救灾人员还易发生中暑。因此，水灾伤病救治物资主要包括输液、镇静、肾上腺皮质激素、眼药水、皮肤病用药、防暑药品、上呼吸道感染用药、消化道用药等。

3）火灾伤员救治物资：火灾致伤通常以烧伤为主，但烧伤不仅局限于皮肤，还会导致眼部损伤和呼吸道损伤，另外严重的烧伤还可引起烧伤性休克、胃肠道应激性溃疡、肺部感染、心功能不全、应激性糖尿病、脑水肿、血栓性静脉炎等并发症。主要治疗药物包括抗休克、抗感染、输液、解除血管和支气管痉挛、胰岛素和维生素、营养、抗应激性溃疡、激素、创面处理及杀菌消毒、烧伤敷料等药物。

4）化学事故伤防治物资：化学事故伤是指化学危险品由于各种原因造成众多人员的局部或全身损伤。常见的化学事故伤有刺激性气体中毒、窒息性气体中毒、有机溶剂中毒、高分子化合物中毒、农药中毒等。化学事故伤防治物资除一般急救物资外，主要是防护洗消用具、生化检验设备，以及对应特定化学物质中毒的解毒药品。由于针对化学事故伤特异性解毒治疗药物较少，主要采用非特异性解毒治疗对症处理。

5）核事故伤防治药物：核事故伤包括体外辐射和体内辐射。体外辐射可引起急性放射病，体内辐射往往因误食、吸入或经伤口吸收放射性沾染的食物或尘埃，引起内照射，危害局部脏器。核损伤的防治药物主要有抗放射线药物、促排剂、止吐和镇静药、抗感染药物、免疫增强剂、促造血功能药、维生素类及全营养药、改善微循环药、抗排斥药、抗出血药等。此外，还有防护和洗消用具等。

6）烈性传染病防治物资：烈性传染病是指突发性、高致病性、流行性传染病，如SARS、禽流感、霍乱、鼠疫等，以及恐怖分子施放的生物制剂。烈性传染病防治物资除专用特效药物之外，主要是非特异的支持疗法。特效药物主要有疫苗、抗毒素、抗生素等。此外，某些器材对于有效阻断疾病流行具有重要作用。如口罩、手套、护目镜、防护隔离服等。

(3) 后勤保障物资：除通用物资、专用物资外，还包括一些后勤保障物资，如各类帐篷、暖风机、发电机、海事卫星站、全球定位系统（GPS）等。

（二）卫生应急物资储备的管理和协调

1. 灾前卫生应急物资储备的管理和协调

(1) 各级卫生行政部门应根据本地区自然灾害的特点和应急处置的实际需要，结合当地应急物资的生产、市场供应、储备条件和应急需求等情况决定实物储备、资金储备和生产能力储备三种应急物资储备形式的比例，分类提出应急物资储备目录和储备计划，协调财政部门保证物资储备资金。自然灾害卫生应急物资包括：现场工作设备，个体防护装备，预防及治疗性药品，现场样本采集、保存、运送装备，现场快速鉴定、检测装备和试剂，现场消杀灭装备及药品，后勤保障物资等。

(2) 各级卫生行政部门应急办公室负责制订应急物资管理办法和制度，制订应急物资的长远规划和年度计划，确立应急阶段物资分发和使用流程，并负责辖区内卫生应急物资的统一调配使用。

(3) 应急物资管理实行岗位责任制，由卫生行政部门指定主管领导、指定管理单位、指定保管人员。

(4) 应急物资日常管理单位负责应急物资的仓储、使用培训、技术管理及维护保养工作,办理使用手续。

2. 灾中卫生应急物资储备的管理和协调

(1) 发生自然灾害地区应在当地政府领导下立即成立卫生应急物资的管理和协调领导组织,统一指挥辖区卫生应急物资的采购、管理、调拨、使用及接受卫生应急物资的捐赠。

(2) 组织专家组对应急物资需求进行快速评估,卫生应急物资的管理和协调领导组织应根据评估结果,结合自然灾害的性质、危害程度立即向灾区调拨相应的储备物资。

(3) 协调相关部门积极采购和储备急需的卫生应急物资。

(4) 建立自下而上的信息联络机制,定期统计灾区卫生应急物资库存及需求数量和种类。

(5) 向社会公布接受卫生应急物资捐赠的组织以及现场捐赠受理点。

(6) 定期对卫生应急物资进出库及灾区需求情况进行统计上报。

(7) 落实卫生应急物资需求公示制度,定期编制灾区卫生应急物资需求目录,通过媒体向社会进行发布,以寻求上级支持和社会捐赠。

(8) 指定专人对上级调拨及社会捐赠的应急物资进行清点、查验、登记、分类入库。

(9) 卫生应急物资的发放应让近效期物资优先使用,并对需拆分使用的物资,应附使用说明同时下发。

3. 灾后卫生应急物资储备的管理和协调

(1) 各级卫生行政部门在灾害卫生应急阶段结束后,及时组织专家对灾害期间应急物资的使用、管理和分发等情况进行评估,总结经验和教训,并根据评估结果及时调整储备物资的策略和流程等,以进一步改进工作,为以后可能发生的自然灾害卫生应急工作奠定坚实的物资基础。

(2) 及时清点、统计和补充以及储备应急物资,并对过期的卫生应急物资进行统一报废处理。

(3) 对近效期和库存较多的卫生应急物资报请上级部门进行统一调配使用,对部分卫生应急物资作为日常储备使用。

第五节 群体伤亡的医学检伤和医疗救治

一、群体伤亡事件中伤员处理

灾害中可能发生的大规模伤亡事件的处理,需要调整传统的紧急医疗救治的方法。传统的救治办法是训练先遣急救人员,在将伤员疏散到最近的卫生医疗单位前,对其进行基础的分类与医疗救治。这个办法涉及两个没有太大的关联并独立运作的组织:现场涉及非卫生部门的救援人员,往往和院前急救卫生医疗组织的脱离。在群体伤亡事件中,这种方法往往导致一片混乱。

基于这个原因,需组建一个能充分应对群体伤亡事件的系统,这个系统称为群体伤亡处置系统,包括预先确定的资源调动、现场处理和医院收治患者的程序。这个系统对急救人员开展各种特殊培训,并将灾害现场和医疗单位通过现场指挥部有机结合在一起。需要多部门的配合才能进行检伤分类、现场稳定,并将其疏散到合适的医疗单位。大量的人力和物力资源是这种做法的基础,所以为取得成效,应保证有可利用的资源。

群体伤亡处理系统的基础是:预先确定的程序,用于日常紧急活动,适应满足重大事件的需求；最大限度的利用现有资源；多部门的准备及应急；有预案并经过演练。这个系统的目的是：尽快建立健全日常程序以便最大限度地利用现有的资源；建立一个协调多部门参与的救援链；迅速有效地恢复遭到破坏的急救与医疗单位的日常运作。

二、灾害现场的救援

包括把灾区组织起来所需要的程序。任何目击者发出的警报都能将程序启动起来。明确发生灾害事件的确切地点、时间、灾害类型、估计受灾人数、存在的危险以及处于危险之中的人口。

初步评估将帮助确定该调用灾害现场的哪些资源。实施初步评估的单位要确定灾区应设立哪些区域：灾害现场；事件指挥部；前沿医疗站；疏散区；行政部门和新闻媒体；进入灾区的道路；禁区。

三、伤员救治

搜救行动应由具备专业能力的人员来开展，包括消防队员和专业单位。在这些人员进入灾区前，应核实他们是否需要特制的衣物或呼吸设备，以保护他们免受环境风险的影响。救援队一旦找到了伤员，必须将他们移送到无风险的集合点加以评估。

初步评估后，根据受伤害者的伤情给予急救。如有必要，将其运送到前沿医疗站。如果伤员的人数多或事发地点远离医院，可在附近设立一个前沿急救医院，但必须设立在事发现场的范围之外。在前沿医疗站，所有被收治的伤员都要接受检伤分类，以便确定需要立即救治的伤员。检伤分类之后，将伤员转至邻近的治疗区，使他们的伤情稳定下来。医疗站的工作人员检伤分类并稳定伤员，再次评估他们的伤情并将伤员转运至合适的医院。所有这些任务都可以概括为3T原则：检伤分类（triage）、治疗（treatment）和转运（transport）。

四、检伤分类

在突发的灾害事故现场，医疗救援力量往往是有限的，尤其在事发初期，急救医疗资源可能十分匮乏。因此必须将有限的急救资源用在刀刃上，优先保证抢救重伤员。检伤分类就是要尽快把重伤员从一批伤亡人群中筛查出来，争取宝贵的时机在第一时间拯救，从而避免重伤员因得不到及时救治而死于现场。轻伤员由于身体重要部位和脏器未受损伤，没有生命危险，可以在现场轮候，等待稍后的延期医疗处理。面对重大的灾害事故，检伤分类可以将众多的伤员分为不同等级，按伤势的轻重缓急有条不紊地展开现场医疗急救和梯队顺序后送，从而提高灾害救援效率，合理救治伤员，积极改善预后。同时，通过检伤分类可以从宏观上对伤亡人数、伤情轻重和发展趋势等，做出一个全面、正确的评估，以便及时、准确地向有关部门汇报灾情，指导灾害救援，决定是否需要增援。对于每一位伤员，在灾害现场都应该进行院前检伤分类，确定其在伤亡群体中的伤情等级，决定是否给予优先救治和转送。当伤员抵达医院后，仍应逐个进行院内检伤分类完成分诊，并且动态地对照比较创伤评分，有助于准确判断伤情的严重程度；检伤分类亦有助于推测每个伤员的预后和治愈时间。

（一）分类

按照国际公认的标准，灾害现场的检伤分类分为四个等级：轻伤、中度伤、重伤与死亡，统一使用不同的颜色加以标识。分类后必须遵循下列的救治顺序：

1. 第一优先——重伤员（红色标识） 重伤的发生率通常占伤亡总数的20%～25%，伤员的重要部位或脏器遭受严重损伤,生命体征出现明显异常,随时可能有生命危险,呼吸、心搏随时可能骤停;常因严重休克而不能耐受根治性手术,也不适宜立即转院(但可在医疗监护的条件下从灾难现场紧急后送),因此重伤员需要得到优先救治。重伤员治愈时间需 2 个月以上,预后较差,可以遗留终身残疾。

尽管重伤员属于第一优先的救治对象,但也不是绝对的,当重大的灾害事故造成很多人受伤,而医疗急救资源又十分有限的情况下,就不得不放弃救治部分极重度伤员,即对没有希望存活的重伤员采取观望态度,转而优先抢救和运送中度伤,把主要医疗力量放在大多数有希望存活的伤员身上,以节约有限的医疗资源,并取得实际救治效果。

2. 其次优先——中度伤员(黄色标识) 中度伤的发生率一般占伤员总数的 25%~35%,伤情介于重伤与轻伤之间。伤员的重要部位或脏器有损伤,生命体征不稳定,如果伤情恶化则有潜在的生命危险,但短时间内不会发生心搏、呼吸骤停。及时救治和手术完全可以使中度伤员存活,预后良好,治愈时间常需 1~2 个月,可能遗留功能障碍。

3. 延期处理——轻伤员(绿色或蓝色标识) 据有关资料报道,轻伤在整个灾害事故中所占的比例最高,发生率通常为 35%~50%。轻伤员的重要部位和脏器均未受到损伤,仅有皮外伤或单纯闭合性骨折,而无内脏伤及重要部位损伤,因此伤员的全部生命体征稳定,不会有生命危险。轻伤的预后很好,一般在 1~4 周内痊愈,不会遗留后遗症。

4. 最后处理——死亡遗体(黑色标识) 死亡通常占灾害伤亡总数的 5%~20%。创伤造成的第一死亡高峰在伤后 1 小时内,严重的重伤员如得不到及时救治就会死亡。死亡的标志为脑死亡和自主循环停止,心电图持续呈一条直线;同时,伤员心脏停搏时间已超过 10 分钟、且现场一直无人进行心肺复苏,或者伤员有明显可见的头、颈、胸、腹任一部位粉碎性破裂、断离甚至焚毁,即可现场诊断伤员生物学死亡。生物学死亡意味着人体整个机能的永久性丧失,死亡已不可逆转,心肺脑复苏不可能成功,故而全无抢救价值,以免徒劳地浪费宝贵的医疗资源。

(二)伤情分类的判断依据

1. 伤员的一般情况 如年龄,性别、基础疾病、既往史、心理素质,以及致伤因子的能量大小等,都可影响到伤情程度和检伤分类等级。但决不可以根据伤员的呻吟喊叫程度来判断伤情的轻重。

2. 重要生命体征 如伤员神志(格拉斯哥评分≥11 分)、脉搏(正常 60~100 次/分、有力)、呼吸(正常 14~28 次/分、平稳)、血压(正常收缩压>100mmHg 或平均动脉压>70mmHg)、经皮血氧饱和度(SpO_2>95%)、毛细血管充盈度(正常<2 秒钟)、尿量(正常>30ml/h)等生理指标和动态变化参数,是判断伤情严重程度的客观定量指标,对检伤分类具有重要的指导价值。

3. 受伤部位(伤部) 根据解剖生理关系,通常将人体笼统地划分为九个部位(CHANSPEMS),即胸部 C、头部 H、腹部 A、颈部 N、脊柱脊髓 S、骨盆 P、上下肢体 E、颌面 M、体表皮肤 S,其中以 CHANS(头部、颈部、胸部、腹部和脊柱)最为重要。在对伤员充分暴露、完成全身查体后,伤部的定位应具体化描述,如上下、左右、前后等,并尽量用数字表达受伤范围。据统计,在整个灾害中伤员以四肢伤的发生率最高,为 50%~65%,而多发伤占 15%~35%。

4. 损伤类型(伤型) 根据受伤后体表是否完整、体腔是否被穿透,以及伤道形态,可大致分为开放伤、闭合伤、穿透伤、钝挫伤、贯通伤、非贯通伤等,其中以开放伤和穿通伤最为严重。

5. 致伤原因（伤因）　导致人体受伤的原因通常分为四大类，即交通事故伤（如机动车、飞机、舰船），机械性损伤（如钝器、锐器、挤压、高处坠落），枪械火器伤（如刀刃、枪弹、爆炸、冲击），以及其他物理化学因素致伤（如烧伤、烫伤、冻伤、电击伤、放射性损伤、化学品灼伤等）。上述多种原因混合在一起共同致伤，称为复合伤，与多发伤是两个不同的概念。

第六节　我国常见的自然灾害及其公共卫生危害

一、自然灾害类型及公共卫生危害

凡危害动植物的各类事件通称之为灾害。纵观人类的历史可以看出，灾害的发生原因主要有二个：一是自然变异，二是人为影响。因此，通常把以自然变异为主因的灾害称之为自然灾害。自然灾害形成的过程有长有短，有缓有急。有些自然灾害，当致病因素的变化超过一定的强度时，就会在几天、几小时甚至几分钟、几秒钟内表现为灾害能力，像火山爆发、地震、洪水、飓风、风暴潮、冰雹、雪灾、暴雨等，灾害的形成和结束均比较快速、明显，所以把这类灾害称为突发性自然灾害。另外还有一些自然灾害是在致灾因素长期发展的情况下，逐渐显现成灾的，如土地沙漠化、水土流失、环境恶化等，这类灾害通常要几年或更长时间的发展，则称之为缓发性自然灾害。

许多自然灾害，特别是等级高、强度大的自然灾害发生以后，常常诱发出一连串的其他灾害接连发生，这种现象叫灾害链。灾害链中最早发生的起作用的灾害称为原生灾害；而由原生灾害所诱导出来的灾害则称为次生灾害。自然灾害发生之后，破坏了人类生存的和谐条件，由此还可以导生出一系列的其他灾害，这些灾害泛称为衍生灾害。如大旱之后，地表淡水极度匮乏，迫使人们饮用深层含氟量较高的地下水从而导致了氟病，这些都称为衍生灾害。

当然，灾害的过程往往是很复杂的，有时候一种灾害可由几种灾因引起，或者一种灾因会同时引起好几种不同的灾害。这时，灾害类型的确定就要根据起主导作用的灾因和其主要表现形式而定。

中国中西部地区自然灾害种类多、发生频率高、分布地域广、经济损失大，严重危及人民群众健康及生命安全。

（一）洪涝灾害

形成洪涝灾害的原因很多，降雨过度、地势低洼、堤坝等水利设施溃决等，都可以造成洪涝灾害。洪涝灾害形成一般需要一个降雨积累过程，可以在一天或数周内形成，为预警和应对留下空间，但是堤坝溃决造成的洪涝灾害可以突然发生，往往难以做到预警。通常洪涝灾害主要发生在降雨集中的梅雨季节和夏季。洪水淹没房屋和人口，造成大量人员伤亡。洪涝灾害造成基础设施的破坏、生态环境的改变、人口大量迁移及灾民抵抗力下降等因素，均可能增加传染病暴发、流行的危险，引起相应的公共卫生问题。

1. 安全饮用水短缺　洪灾易引起饮用水水源污染，造成供水系统的损毁，从而导致灾民的饮水卫生和食品卫生短期内得不到保障，造成灾区水源性和食源性疾病暴发的风险增加，如感染性腹泻、痢疾、伤寒、甲型肝炎等。

2. 环境破坏　洪水泛滥，淹没了农田、房舍和洼地，灾区居民被迫离开原居住地；各种生物群落也因洪水淹没引起群落结构改变和栖息地变迁，从而打破了原有的生态平衡。洪水淹没厕所、粪池、下水道等，大量的植物和动物尸体腐败，蚊蝇等各种媒介孳生，生活和居住环境恶化。

3. 食物安全难以保障　当规模较大、涉及地域广阔的洪涝灾害发生时，局部的食物安全问题难以避免。水灾常伴随阴雨天气，加之基本生活条件的破坏，人们被迫在恶劣条件下储存食品，很容易造成食品的霉变和腐败，从而造成食物中毒以及食源性肠道传染病流行。

4. 灾区群众居住条件恶化　洪灾发生后，大量群众会被临时安置在各安置点，居住环境拥挤，人群密切接触的机会增加，从而造成直接接触传播与经呼吸道传播的传染病的发生风险加大，如麻疹、流感、肺结核、脑膜炎及急性出血性结膜炎等。灾民临时居住于简陋的帐篷之中，白天烈日暴晒易导致中暑，夜晚着凉易感冒，年老体弱、儿童和慢性病患者更易患病。

5. 人群与病媒生物的接触机会增多　洪灾可能造成动物和病媒生物栖息环境的变化，抢险救灾以及人群的转移安置会导致暴露于携带病原体的宿主动物、媒介生物的机会增加。当缺乏有效控制措施时，会导致蚊蝇大量孳生，使得经蚊、蜱传播的传染病发病风险上升，如疟疾、乙型脑炎、钩端螺旋体病等。

6. 人群抵抗力降低　洪涝灾害后，由于食品供应的困难以及生活习惯的改变，人群尤其是婴幼儿、孕妇和老人容易出现营养不良，加上身体和精神的创伤，造成人群免疫力降低，容易感染各种疾病，特别是可造成条件致病菌感染或慢性感染者急性发作，这些人群患病后一般症状较重，增加了治疗难度。

7. 人口流动加大　灾区群众的流动性增大，会导致人群中免疫状态的改变，甚至免疫屏障的受损，使传染病暴发和流行的风险增大。另外，大量救援人员进入灾区，一方面可能将灾区没有或较少见的新的病原体带入灾区，增加这些疾病流行的风险；另一方面，外来人员对灾区某些地方性流行的疾病缺乏有效免疫，也可能导致相关疾病的流行。

8. 卫生服务可及性降低　洪涝灾害可能造成灾区的常规医疗和卫生服务系统严重受损和破坏，短期内存在部分灾民难以获取及时的卫生服务，特别是老人、儿童或患有基础疾病的脆弱人群；同时免疫规划、肺结核和艾滋病治疗服务等传染病控制项目的实施受到影响甚至中断。

（二）地震

破坏性地震是一种严重危害人类生命安全和经济、社会发展的自然灾害，往往造成瞬间突发性的严重人类灾难。地震灾害事件具有突发性及难预见性、灾难性，而且容易引发次生灾害，如有毒化学品或放射源泄露、火灾、泥石流、滑坡等。地震导致生态环境破坏、人员伤亡严重、人群心理创伤，还可导致水源和食品污染、媒介生物孳生和传染病流行。

1. 大量的人员伤亡　主要是指建筑物倒塌、山体滑坡等造成身体的机械性损伤和死亡。
2. 意外伤害　主要是由火灾、一氧化碳中毒、食物中毒、化学品中毒、放射性物质污染等偶发事件引起。
3. 精神及心理创伤　主要是地震灾害的突发性、灾难性引起的早期心理应激反应，以及生活和生存环境的改变引起的短期心理沟通障碍等。

4. 传染病的发生　主要是由不清洁的饮用水和食物，大规模人群迁移和聚集，卫生设施不完善，病媒生物迁移和人群暴露等引起。

5. 慢性非传染性疾病　主要是由于生活和生存环境的改变，导致心脑血管疾病、高血压、糖尿病等疾病发作。

6. 公共卫生服务能力受到冲击

（1）公共基础设施破坏：饮水、电力、燃料、交通、通信和排水系统被破坏，导致公共卫生服务能力、工作秩序、医疗卫生服务的及时性受到影响。

（2）卫生服务需求增加：由于大量的伤病人员需要紧急救治，大量的心理疾患者需要疏导，因此，短时间内需要大量的医务人员和医用物资，如医疗器械、血液等。

（3）公共卫生服务能力受损：一方面是公共卫生服务机构受损。包括建筑物毁坏，设备仪器损坏，实验室遭到破坏，数据和技术资料丢失；另一方面是卫生服务人员受损，如卫生服务人员本人受伤或长期劳累造成工作能力下降而导致卫生服务人员减员，或是其家庭成员失踪、家庭财产损失等造成卫生人员无法全力投入救灾防病工作等。同时，免疫规划、妇幼卫生、精神卫生、药物和疫苗供给等正常工作秩序受到破坏。

7. 媒体、国际国内社会等的过分关注和期望，造成公共卫生服务的工作压力、工作强度和工作难度增加。

（三）旱灾

旱灾主要是降雨不足造成。旱灾是一种非突发性的渐进性灾害，持续时间长，受害面积大，影响广泛。长期、大面积的严重干旱，饮用水源枯竭，导致安全饮用水短缺，容易导致介水传染病的暴发流行。同时由于食物清洁用水难以获得，导致食源性疾病的发病风险增加。若干旱发生在高温季节，则易导致中暑。另外，干旱还容易引发次生灾害，如森林火灾、蝗灾等，从而造成其他的公共卫生问题。若持续大面积干旱，会对灾区的食物供给造成一定影响，可能导致营养摄入不足。

（四）雨雪冰冻灾害

低温雨雪冰冻灾害可引起冻伤、摔伤、心脑血管病等慢性疾病的急性发作、非职业性一氧化碳中毒、急性呼吸道和肠道传染病、旅途精神疾患等疾病和食物中毒等公共卫生事件，另外还可造成交通中断、电力、供水、通信设施破坏，影响医疗卫生服务的可及性和供给能力。

（五）泥石流

泥石流的发生往往不易被提前发觉，而且在形成过程中聚集了大量的破坏性能量，摧毁建筑物，大量的人员由于躲避不及而造成伤亡。泥石流灾害后，供水设施、供水、供电、交通、通信、医疗机构等公共服务系统破坏严重。

泥石流夹杂大量泥沙、石块等固体物质，大量散布在居民生活场所，冲毁厕所，冲散垃圾，造成环境卫生急剧恶化。泥石流使供水设施和污水排放设施遭到不同程度的破坏，井水和自来水水源污染后果尤为严重。一些城乡工业发达地区的工业废水、废渣、农药及其他化学品在遭受泥石流破坏后，也易因化学品外泄造成较大范围水体的化学污染。

灾害后期由于泥石流形成的积水坑洼增多，蚊类孳生场所增加；由于人群与家禽、家畜混居，粪便、垃圾不能及时清运，为蝇类提供了良好的繁殖场所。泥石流使鼠群发生迁移，导致家鼠、野鼠混杂接触，与人接触机会也增多。

灾区群众失去亲人后容易出现心情焦虑、精神紧张和心理压抑等心理疾患。同时，由于房屋损坏,灾区群众被迫临时安置,居住和生活条件发生改变,容易诱发各种疾患,包括流感、结膜炎、麻疹、肺结核等传染病和高血压、冠心病及贫血等慢性非传染性疾病。

二、灾害卫生应急案例分析

云南盈江县"3.10"地震灾后卫生应急应对与处置

2011年3月10日,云南省德宏傣族景颇族自治州盈江县县城西北方向2公里处发生5.8级地震。据云南省民政厅报告,截至10日23点已造成25人死亡、250人受伤。当地房屋倒塌情况比较严重,当地政府已经启动四级应急预案。

地震发生后,国家卫生计生委(原卫生部)、省卫生计生委(原省卫生厅)、州卫生计生委(原州卫生局)领导高度重视,迅速分别下派了专家组到灾区指导救灾防病工作,在德宏州卫生计生委(原德宏州卫生局)盈江"3.10"地震抗震救灾指挥部的统一领导下,专家组与盈江县卫生部门一道开展灾后应急防病工作。

(一)建立了统一指挥协调机构

灾后防病工作在德宏州卫生计生委(原德宏州卫生局)盈江"3.10"地震抗震救灾指挥部的统一领导下,以县级卫生计生部门为主,国家、省、州专家协助、指导开展工作,形成了统一指挥、各司其职、协同作战的工作方式。同时,明确了各工作组责任人和职责,形成了一级抓一级,层层抓落实的工作格局,确保了灾后防病各项工作有力、有序、有效开展。

(二)人员和物资

自3月10日至23日,支援盈江灾区的疾控队伍共有11支66人。其中:国家CDC 4人,省CDC 6人,省地病所9人,省寄防所4人,州CDC 11人,芒市CDC 4人,瑞丽CDC 4人,陇川CDC 4人,3支部队防疫队人员20人。盈江县、乡、村共200人参加。

(1)消杀药品:收到援助消毒灵粉剂2992kg(省CDC 800kg,瑞丽市CDC 80kg,芒市CDC 96kg,灾后购进2016kg),片剂450kg(省CDC);累计下发消毒灵粉剂2308kg,已使用1096.64kg,结余984kg;下发消毒灵片剂156kg,结余294kg。收到杀虫剂大功达3350kg(省CDC 250kg,省地病所200kg,灾后购进2000kg),下发杀虫剂大功达2107kg,已使用1106.9kg,结余1243kg。防疟3号97瓶(省寄防所40瓶,县救灾办20瓶),未投入使用。盈江县CDC原库存量大功达900kg,消毒灵粉剂300kg,防疟3号37瓶。

(2)消杀物资:背负式喷雾器1666台(芒市CDC援助6台,原库存量110台,灾后购进1550台),累计下发584台,库存结余1082台;电动喷雾器15台(原库存量4台,省CDC援助10台,省寄防所1台),已投入使用。省地病所援助溴敌隆成品毒饵2000kg,未投入使用;鼠夹500个,鼠笼500个,已投入使用。工作服:557套(原库存量57套,灾后购进500套),累计下发177套,结余380套。

(3)宣传册/展板:宣传册208000份/册(原库存25000份,省地病所援助鼠疫防治宣传册/画3000份,灾后购进180000份),已下发28000份/册,库存结余180000份。展板30块(已全部下发)。

(三)完善灾后防病工作现场处置方案

及时完善了《盈江县"3.10"灾后防病工作方案》。制定了盈江县"3.10"地震灾区鼠疫、肠道传染病、虫媒传染病、呼吸道传染病等防控方案和消毒工作指南。同时,明确了《灾区各级卫生防疫工作职责》,制定了一系列数据收集、汇总、上报的表格。

（四）疫情监测

一是启动了应急状态下的传染病监测"日报告""零报告"制度；二是针对传染病疫情网络直报系统受损情况，及时采取了电话等替代报告方式，确保疫情报告不中断；三是开展了以发热、腹泻、黄疸、皮疹为主的症状监测工作。目前，全县传染病疫情信息网络直报运行状态良好。3月10日至23日，无甲类传染病报告，报告乙类传染病5种63例（艾滋病43例、肝炎6例、肺结核10例、梅毒1例、疟疾3例），丙类传染病2种25例（手足口病21例、流行性腮腺炎4例）。对结核、乙型肝炎等慢性传染病规范治疗，对疟疾、手足口病等急性传染病追踪管理和隔离治疗。目前，传染病疫情总体平稳，也无突发公共卫生事件发生。

（五）开展技术培训和健康教育

为全面落实灾后防病各项措施，开展了一系列规范的灾后防疫技术和健康教育工作。制作宣传单、展板，通过手机短信、电视、广播、标语、电子大屏等多种形式广泛开展防病知识宣传。截至3月23日，累计举办培训班360期参加人数217 385人次，发放健康教育材料35119份。

（六）环境卫生整治和外环境消杀

城乡环境卫生整治是改善村容村貌、促使卫生行为习惯形成和改善居住环境卫生条件的重要措施，同时也为有效发挥外环境消毒杀虫的效果奠定了基础，在全县开展爱国卫生运动和城乡环境卫生整治，结合灾后防病工作实际，着重把好"四关"，即把好病从口入关、垃圾处理关、厕所卫生关、疾病控制关。目前，各社区、村寨的消毒、杀虫工作正规范、有序开展，截至3月23日，累计投入防疫人员1146人次；车辆471辆次。用消杀药品处理厕所5488座、垃圾1863堆；开展内外环境消毒688.82万平方米，使用消毒灵1096.64kg。灭媒喷洒面积288.89万平方米，使用杀虫剂大功达1106.9kg。

（七）专项防病措施

为确定灾后公共卫生工作重点，有效指导灾区开展灾后卫生防病工作，采取了专项防病措施，撰写并提交了专题报告。

1. **灾后传染病风险和公共卫生状况与需求的评估报告** 为确定灾后公共卫生工作重点，有效指导灾区开展灾后卫生防病工作，专家组设计、制作了6张调查表格，3月14日至17日对历史资料和6个社区、40个安置点及234户家庭等开展了调查、评估。结果表明：盈江县"3·10"地震后较长一段时期内，公共卫生服务体系和基础卫生设施需要逐步建立和完善；环境卫生、饮用水及食品安全等将会面临巨大压力；由于受人群的流动性加大、居住拥挤、部分人群免疫力低下等因素的影响，不排除由此引发肠道传染病、呼吸道传染病、虫媒传染病及鼠传疾病等传染病的发生甚至暴发。总之，盈江县以传染病为主的突发公共卫生事件发生的风险将在灾后持续存在，灾后卫生防病工作任务艰巨。

2. **鼠疫防控** 盈江地震后，工作组迅速制定了《云南省盈江县"3·10"地震灾区鼠疫防控方案》，并按《方案》要求开展了鼠疫监测。监测结果表明：震区鼠密度、蚤指数均低于流行风险阈值，地震发生至今未发现自毙鼠和疑似发热患者，当前也不是鼠疫流行高峰季节。因此，目前盈江县发生鼠疫流行的风险很小。同时，云南鼠疫主要是动物鼠疫流行，通过媒介跳蚤叮咬传播给人，目前在震区已实施了强有力媒介昆虫消杀工作，即使有疫情，造成流行的可能性也不大。

3. **城区供水** 地震发生后，我们迅速组织疾控中心对城区供水水质进行了卫生监测，

2011年3月12日和13日的水质检测指标显示，出厂水、末梢水游离余氯含量均<0.01mg/L，未达到国家饮用水卫生标准。工作组立即对水厂整个消毒系统进行检查，发现二氧化氯发生器没有正常运行，未能对供水进行有效消毒。工作组及时将发现的供水安全隐患问题反馈给厂方负责人，并报告德宏州卫生计生委（原卫生局）抗震救灾指挥部，得到了指挥部的高度重视，至3月14日到现在，供水水质余氯含量均符合国家《生活饮用水卫生标准》（GB5749-2006）的要求，比较有效地控制了供水水质微生物指标的污染风险。同时为确保城区供水卫生安全提出了保证城区供水的建议。

4. 虫媒传染病防控　为有效指导开展灾后虫媒传染病防控工作，专家组制定了《云南省盈江县"3.10"地震灾区虫媒传染病防控方案》，并按《方案》要求开展了监测。监测结果表明：未发现微小按蚊，说明疟疾的传播风险很小；伊蚊密度低，伊蚊幼虫的布雷图指数（BI）为0，说明登革热的传播风险较小；共捕获库蚊250只，其中三带喙库蚊14只，密度较低，近年来乙脑疫苗的接种率均大于85%，乙脑流行风险较小。为加强虫媒传染病监测和防控，提出了下一步工作的七点建议。

（八）巡回和驻点督导

自3月21日起应急防控共下分6个组，分别对受灾的片区、坝区、县、镇开展鼠密度、蚊媒和水质监测。其中针对平原、太平、弄璋、旧城4个镇开展驻点督导。

（九）建议和后续工作

1. 抓好灾后公共卫生服务恢复工作　在当地政府的统一领导下，以科学评估为基础，合理规划，逐步推进各项公共卫生服务的能力建设。同时，逐步恢复传染病疫情管理、计划免疫、结核病管理、艾滋病管理、疟疾控制项目、供水与食品卫生监督监测等正常工作；尽快完成过渡性实验室（板房）建设。

2. 进一步加强疾病监测工作　提高疾病监测系统的灵敏度和稳定性，及时发现传染病疫情苗头。

3. 进一步加强学校卫生工作　积极与教育部门配合，推动学校卫生各项措施的落实，防止学校群体性传染病疫情的出现和食物中毒事件的发生。

4. 开展城乡环境卫生整治和规范安置点的卫生管理　在政府的统筹下，加强部门合作、动员社区参与，结合爱国卫生运动，开展城乡环境卫生整洁行动，消除蚊蝇孳生地，同时深入开展健康教育与卫生行为促进活动，建立长效机制，引导群众自觉维护居住环境卫生和培养良好的卫生习惯。

5. 加强供水水质卫生安全监管　积极与供水主管部门配合，进一步加强城区和农村集中供水的水质卫生监测与管理，及时发现和排除饮用水存在的隐患。

6. 进一步加强卫生防病队伍能力建设　开展对乡村医务工作者和乡村干部等人员培训，加强疾控专业队伍对疾病监测、疫情处置、基本公共卫生服务和群众性的健康教育与卫生行为促进等专业技能培训，力争使防病能力能跃上新的台阶，满足灾后卫生防病工作需要。

（姜凡晓　苏媛媛　刘　欢　王　哲）

参考文献

1. 中华人民共和国国务院. 突发公共卫生事件应急条例, 2003.
2. 王声涌, 林汉生. 突发公共卫生事件应急管理学. 广州: 暨南大学出版社, 2011.
3. 朱宗涵. 灾害中的儿科学. 北京: 人民卫生出版社, 2010.
4. 王陇德. 卫生应急工作手册. 北京: 人民卫生出版社, 2005.
5. 吕贵阳, 詹先发. 自然灾害下的公共卫生应急培训指导手册. 湖北省疾病预防中心, 2011.
6. 中华人民共和国食品安全法, 2009.
7. 张理, 舒德峰, 曹江涛. 自然灾害期间救援食品的安全管理问题及法律适用. 中国食品卫生杂志, 2006, 18 (1): 41-43.
8. 世界卫生组织. 环球计划—人道主义宪章与人道救援响应最低标准, 2011.
9. 郑元平, 项哲. 谈突发自然灾害后食品安全问题. 安全, 2012, 33 (4): 1-3.
10. 中华人民共和国卫生部. 食物中毒事故处理办法, 1999.

第五章 食物中毒事件应急处理

第一节 食物中毒概述

食物中毒是常见的突发公共卫生事件之一。据统计，2012年，国家卫生计生委（原卫生部）通过突发公共卫生事件网络直报系统共收到全国食物中毒类突发公共卫生事件报告174起，中毒人数6685人，死亡146人；2013年共收到食物中毒事件报告152起，中毒5559人，死亡109人。据WHO估计，发达国家食源性疾病的漏报率在90%以上，而发展中国家则为95%以上。以此推论，我国目前掌握的食物中毒数据仅为我国实际发生的食源性疾病的"冰山一角"。食物中毒是我国头号食品安全问题，危及人民身体健康和社会公共安全。对食物中毒进行调查处理是卫生行政部门必须履行的法律职责之一，一旦发生食物中毒，卫生行政部门应立即组织有关专业技术机构开展调查，并采取控制措施，预防今后类似食物中毒事件的再次发生。

一、食物中毒定义

《食品安全法》中定义食物中毒（food poisoning）是指食用了被有毒有害物质污染的食品或者食用了含有毒有害物质的食品后出现的急性、亚急性疾病。食物中毒属食源性疾病范畴，是食源性疾病中最为常见的疾病。食物中毒既不包括因暴饮暴食而引起的急性胃肠炎、食源性肠道传染病和寄生虫病，也不包括食物过敏及因一次大量或长期多次摄入某些有毒有害物质而引起的以慢性毒害为主要特征的疾病，如致癌、致畸、致突变。

1984年，WHO对食源性疾病的定义为："食源性疾病是指通过摄食进入人体内的各种致病因子引起的、通常具有感染或中毒性质的一类疾病。"因此，食源性疾病除了包括食物中毒，还包括食源性的肠道传染病、食源性寄生虫病以及由食物中有毒、有害污染物所引起的中毒性疾病。随着人们对食源性疾病认识的逐渐加深，食源性疾病所包含的范畴也在不断扩大，如由于食物营养不平衡所造成的某些慢性疾病（如心脑血管疾病、肿瘤、糖尿病等）、食源性超敏反应性疾病、食物中某些污染物引起的慢性中毒性疾病等，均属于食源性疾病的范畴。

本章内容仅限于国家标准和卫生部规章中食物中毒定义的范围，食源性肠道传染病按照《中华人民共和国传染病防治法》有关规定进行应急处理，不包括食源性寄生虫病、食物引起的超敏反应性疾病、与饮食有关的慢性疾病等。食源性疾病中涉及传染病疫情的，按照《中华人民共和国传染病防治法》和《国家突发公共卫生事件应急预案》等相关规定开展疫情防控和应急处置。

二、食物中毒的发病特点

食物中毒发生的原因各不相同，但发病具有如下共同特点：潜伏期较短，发病急剧，呈暴发性，短时间内可能有多人发病，发病曲线呈突然上升趋势；发病与食物有关，中毒者在相近的时间内均食用过某种共同的中毒食品，未食用者不中毒；停止污染食物供应后，流即告终止；中毒患者的临床表现基本相似，以恶心、呕吐、腹痛、腹泻等胃肠道症状为主；一般人与人之间无直接传染。

三、食物中毒分类

食物中毒可按中毒食品、致病因子和临床表现等不同方法进行分类，但一般多以引起发病的致病因子分类，根据《食物中毒诊断标准及技术处理总则》，一般分为以下六类：

（一）细菌性食物中毒

包括感染型细菌性食物中毒和毒素型细菌性食物中毒。细菌性食物中毒具有明显的季节性，多发生在气候炎热的季节。通过食物引起的细菌性感染的主要临床表现为胃肠道综合征，并多伴发热症状；毒素型细菌性食物中毒的临床表现通常以上消化道症状为主，恶心、呕吐为突出症状，发热少见。细菌性食物中毒发病率高，病死率低，中毒食物多为动物性食品。

（二）化学性食物中毒

指化学性中毒食品引起的食物中毒，化学性中毒食品主要有以下几种：
（1）被有毒有害的化学物质污染的食品；
（2）指误为食品、食品添加剂、营养强化剂的有毒有害的化学物质；
（3）添加非食品级的或伪造的或禁止使用的食品添加剂、营养强化剂的食品，以及超量使用食品添加剂的食品；
（4）营养素发生变化的食品（如油脂酸败）；
（5）使用禁用的兽药、农药或兽药、农药残留严重超标的食品。

（三）动物性食物中毒

主要有两种：（1）将天然含有有毒成分的动物或动物的某一部分当做食品，如河豚；
（2）在一定条件下产生了大量有毒成分的可食的动物性食品，如含高组胺的鱼类。

（四）植物性食物中毒

主要有三种：（1）将天然含有有毒成分的植物或其加工制品当做食品，如大麻油、桐油；
（2）将在加工过程中未能破坏或除去有毒成分的植物当做食品，如生豆浆、苦杏仁等；
（3）在一定条件下产生了大量有毒成分的可食的植物性食品，如发芽马铃薯。

（五）真菌性食物中毒

包括某些真菌在食品中繁殖的过程中产生的真菌毒素引起的食物中毒和某些真菌天然含有有毒成分引起的食物中毒，后者又称毒蕈中毒，有时也把它列入植物性食物中毒。

（六）致病物质不明的食物中毒

由于取不到食物中毒样品或取到的样品无法查出致病物质或者学术上中毒物质尚不明的食物中毒。

四、食物中毒事件分级

食物中毒事件是指由于食品污染的原因而造成的人数众多或者伤亡较重的中毒事件。根据食物中毒事件的性质、危害程度和涉及范围，依据《突发公共卫生事件应急预案》的分级标准，将食物中毒事件分为特别重大（Ⅰ级）、重大（Ⅱ级）、较大（Ⅲ级）和一般（Ⅳ级）四个级别：

1. 特别重大食物中毒事件（Ⅰ级） 影响特别重大的食物中毒事件，由国家卫生计生委报国务院批准后确定。
2. 重大食物中毒事件（Ⅱ级） 一次食物中毒人数超过100人并出现死亡病例；或出现10例以上死亡病例。
3. 较大食物中毒事件（Ⅲ级） 一次食物中毒人数超过100人；或出现死亡病例。
4. 一般食物中毒事件（Ⅳ级） 一次食物中毒人数30～99人，未出现死亡病例。

第二节 食物中毒应急处理组织体系与职责

食物中毒应急处理涉及卫生行政部门、卫生监督机构、疾病预防控制机构、医疗救治机构和其他有关部门。各级卫生监督机构、疾病预防控制机构和医疗救治机构，在同级食物中毒事件应急处理工作领导小组和现场应急处理工作指挥部的领导和指挥下，承担食物中毒事件的调查处理和医疗救治工作。

一、应急指挥机构

（一）食物中毒应急指挥部

各级卫生行政部门依照职责和各地各自制定的《食物中毒事件应急处理预案》的规定，在同级政府和上级卫生行政部门的统一领导下，负责组织、协调本行政区域内食物中毒事件应急处置的协调和指挥，并根据各级别食物中毒事件应急处理工作的实际需要，向本级政府提出成立食物中毒应急指挥部（或应急处理工作领导小组）的建议。各级政府根据本级政府卫生行政部门的建议和实际工作需要，决定是否成立国家和地方应急指挥部。地方各级政府及有关部门和单位要按照属地管理的原则，切实做好本行政区域内食物中毒事件应急处理工作。

指挥部由各级卫生行政部门有关医疗卫生单位和部门组成，并下设应急办公室，负责日常工作。各级卫生行政部门食物中毒事件应急处理指挥部的主要职责是：

（1）按照有关规定和指令，启动应急预案；
（2）组织专家咨询委员会对食物中毒事件进行评估，提出启动食物中毒事件应急处理的级别；按照食物中毒事件的响应原则，依法统一组织医疗机构、疾病预防控制机构和卫生监督机构开展食物中毒事件的调查与处理以及应急医疗卫生救援工作；
（3）向本级政府或突发公共事件应急指挥机构提出结束应急状态的建议；
（4）组建与完善食物中毒事件监测和预警系统；
（5）制订食物中毒事件应急处理预案，组织预案演练；
（6）组织对公共卫生和医疗救治专业人员进行有关食物中毒事件应急处理知识和技术的培训；
（7）按规定对外发布食物中毒事件的有关信息。

（二）食物中毒事件现场应急处理工作指挥部

发生食物中毒事件时，根据应急处理工作需要，可在事发现场设立现场应急处理工作指挥部。职责是：统一指挥、协调现场医疗卫生救援和食物中毒事件的调查处理工作。

(三) 食物中毒事件应急处理专家组及职责

各级卫生行政部门分别组织成立食物中毒事件应急处理专家组。主要职责是：对确定食物中毒事件级别以及采取相应的重要措施提出建议；对事件处理提出咨询建议；参与制订、修订预案和技术方案；对事件处理进行技术指导；对事件应急反应的终止、后期评估提出咨询意见；承担领导小组和日常管理机构交办的其他工作。

二、卫生应急机构职责

(一) 各级卫生行政部门的主要职责

1. 组织制订并实施本地区《食物中毒应急处理预案》，一旦发生食物中毒可以按照预案，有条不紊地迅速做出反应，进行正确处理。
2. 统一组织、协调、指挥食物中毒的调查处理。
3. 省级卫生行政部门应指定专业技术机构负责食物中毒应急处理。
4. 对中毒食物及其有关工具、设备和现场采取临时控制措施。
5. 组织医疗救治机构对中毒人员进行救治。
6. 经授权，向社会发布食物中毒事件的信息或公告。
7. 建立由流行病学、病原微生物、分析化学、卫生毒理学、食品卫生监督、临床医学等不同专业技术领域专家组成的常设专家库，并组织对重大、复杂食物中毒的专家评定，提出启动食物中毒事件应急处理级别。
8. 协调有关部门的工作，做好各方面物资准备。提出食物中毒事件应急物资储备目录，建立食物中毒事件应急物资储备管理制度。
9. 组织拟订有关食物中毒事件应急处理的方针、政策和措施及相关的技术标准和规范。

(二) 食物中毒应急处理专业技术机构的职责

各级卫生监督机构、疾病预防控制机构和医疗救治机构在同级卫生行政部门的领导下，承担专业技术人员的培训教育、食物中毒事件应急处理演练、食物中毒事件的调查处理和医疗救治工作。对于卫生监督机构和疾病预防控制两个专业技术机构的职责，卫生计生委有关规章、规范的规定不尽一致，各地对两个机构职责分工也不同。根据《行政处罚法》、《食物中毒事故处理办法》的有关规定，食物中毒必须由卫生监督员即卫生执法人员依法进行调查处理，疾控机构只负责对中毒样品进行检验。另有观点认为，食物中毒应由疾病预防控制机构的流行病学专业人员进行调查，卫生监督人员只是进行行政控制，根据疾控机构的调查结论进行行政处罚。《突发公共卫生事件应急条例》规定，省级以上卫生行政部门有权指定突发公共卫生事件应急处理专业技术机构，因此各省级卫生行政部门应当根据当地实际情况，指定一个专业技术机构负责食物中毒的调查处理。

1. 疾病预防控制机构主要职责

(1) 协助或负责特别重大、重大食物中毒事件的流行病学调查；采集可疑食物及其他有关样品并迅速检测，在最短时间内确定食物中毒事件的原因及危险因素，并及时将结果报送省卫生行政部门、卫生监督机构和有关医疗救治机构；

(2) 建立食物中毒检测实验室，负责食物中毒事件的病因学诊断、溯源及实验室质量控制；

(3) 储备常见食物中毒检验标准品、中毒标准菌株和诊断试剂等，并使其处于良好状态，随时可投入正常使用；

(4) 开展预防食物中毒事件的健康教育工作,提高社会各部门和公众防范食物中毒的意识;

(5) 负责县级以上疾病预防控制机构专业技术人员的培训工作;

(6) 按有关规定,对辖区内的食物中毒事件进行网络直报;

(7) 承担卫生行政部门交办的其他工作。

2. 卫生监督机构的主要职责

(1) 协助或负责本辖区食物中毒事件的卫生学调查、取证;对可疑食品、工具和场所等采取临时控制措施;

(2) 依法查处食物中毒事件应急处理工作中的违法行为,监督各项预防控制措施的落实,及时将食物中毒事件进展及处理情况报送卫生行政部门和疾病预防控制机构;

(3) 建立食物中毒事件应急处理保障系统,做好必要的技术、物资和设备储备,并使其处于良好的状态,随时可投入正常使用;

(4) 为下级卫生监督机构进行食物中毒事件调查处理提供技术指导和人员培训;

(5) 定期对食物中毒事件进行汇总分析,撰写年、季度食物中毒事件分析报告,并报送卫生行政部门和疾病预防控制机构;

(6) 承担卫生行政部门交办的其他工作。

3. 医疗机构的主要职责

(1) 对食物中毒患者提供医疗救护:应在最短的时间内,组织技术力量,全力以赴救治中毒患者,尽可能减小食物中毒事件造成的损失;

(2) 收治疑似食物中毒患者后应及时向辖区内卫生行政部门报告;

(3) 做好食物中毒特效药品的储备;

(4) 详细询问病史,登记发病时间,制作完整的病历记录;

(5) 保存中毒患者的血清、呕吐物、排泄物等临床样品;

(6) 协助专业技术机构对食物中毒的病因诊断及流行病学调查工作;

(7) 承担卫生行政部门交办的其他工作。

三、食物中毒事件发生单位的责任

发生食物中毒或者疑似食物中毒事故的单位应当采取以下相应措施:

(1) 立即停止生产经营活动,并向所在地卫生行政部门报告;

(2) 协助调查人员对食物中毒进行调查,如实向调查人员提供发病情况、就餐情况和食品加工过程的细节;

(3) 保留造成食物中毒或者可能导致食物中毒的食品及其原料、工具、设备和现场;

(4) 追回造成食物中毒或者可能导致食物中毒的食品。

第三节 食物中毒应急准备、报告与响应

一、食物中毒应急处理准备原则要求

食物中毒事件的应急处理工作,应遵循预防为主、常备不懈的方针,贯彻统一领导、分级负责、反应及时、措施果断、依靠科学、加强合作的基本原则。

（一）预防为主，常备不懈

提高全社会对食物中毒的防范意识，落实各项防范措施，做好人员、技术、物资和设备的应急储备工作。对可能引发食物中毒的危害因素要及时进行分析、预警，做到早发现、早报告、早处理。

（二）统一领导，分级负责

根据食物中毒事件的范围、性质和危害程度，实行分级管理。卫生行政部门负责食物中毒事件应急处理的统一领导和指挥，各有关医疗卫生机构按照预案规定，在各自的职责范围内做好食物中毒事件应急处理的技术工作。

（三）依法规范，措施果断

卫生行政部门按照相关法律、法规等的规定，完善食物中毒事件应急保障体系，建立健全食物中毒事件应急处理工作制度，及时、有效地对食物中毒事件和可能发生的食物中毒事件进行监测、预警、报告和应急处理工作。

（四）依靠科学，加强合作

食物中毒事件应急处理工作要充分尊重和依靠科学，要重视开展防范和处理食物中毒事件的科研和培训，为食物中毒事件应急处理提供科技保障。各有关单位要通力合作、资源共享，有效预防和处理食物中毒事件。

二、食物中毒事件卫生应急准备

（一）建立健全食物中毒事件应急预案体系

根据《突发公共卫生事件应急条例》要求，国家、省（自治区、直辖市）人民政府应根据食物中毒事件卫生应急的实际工作需要，制订包括重大食物中毒事件在内的突发公共卫生事件应急分类预案，并根据事件变化和实施中的问题及时进行修改、补充和完善，建立起切合本行政区域实际的、科学的、完善的食物中毒事件应急预案体系；分别报请国务院和地方人民政府批准。应急预案应组织制订食物中毒事件卫生应急的各项技术操作规范和标准，使食物中毒事件卫生应急工作逐步科学化、规范化、标准化；预案应能保证做到信息通畅、反应机制灵敏、指挥系统有效、应急准备充分；应结合本地实际，适合自身特点。

应急预案包括下列内容：

(1) 重大食物中毒事件应急处理指挥部的组成和相关部门的职责；

(2) 重大食物中毒事件的监测与预警；

(3) 重大食物中毒事件信息的收集、分析、报告、通报制度；

(4) 重大食物中毒事件应急处理技术和监测机构及其任务；

(5) 重大食物中毒事件的分级和应急处理工作方案；

(6) 重大食物中毒事件预防、现场控制，应急设施、设备、救治药品和医疗器械以及其他物资和技术的储备与调度；

(7) 重大食物中毒事件应急处理专业队伍的建设和培训。

根据上述要求，卫生行政部门和相关卫生机构应本着积极兼容原则，充分利用现有资源，加强疾病预防控制机构、卫生监督机构和医疗救治单位的技术能力，形成并保持国家和地方各级食物中毒突发事件应急技术支持体系，保障食物中毒突发事件的应急响应能力。

按照《国务院办公厅关于印发突发事件应急预案管理办法的通知》（国办发〔2013〕101号）规定：针对突发事件应对的专项和部门应急预案，不同层级的预案内容各有所侧重。国家层面专项和部门应急预案侧重明确突发事件的应对原则、组织指挥机制、预警分级和事件分级标准、信息报告要求、分级响应及响应行动、应急保障措施等,重点规范国家层面应对行动,同时体现政策性和指导性;省级专项和部门应急预案侧重明确突发事件的组织指挥机制、信息报告要求、分级响应及响应行动、队伍物资保障及调动程序、市县级政府职责等,重点规范省级层面应对行动,同时体现指导性;市县级专项和部门应急预案侧重明确突发事件的组织指挥机制、风险评估、监测预警、信息报告、应急处置措施、队伍物资保障及调动程序等内容,重点规范市(地)级和县级层面应对行动,体现应急处置的主体职能;乡镇、街道专项和部门应急预案侧重明确突发事件的预警信息传播、组织先期处置和自救互救、信息收集报告、人员临时安置等内容,重点规范乡镇层面应对行动,体现先期处置特点。

(二) 食物中毒应急处理人才和技术准备

各级卫生行政部门要建立功能完善、反应迅速、运转协调的突发公共卫生事件应急机制;改善应急处理专业技术机构基础设施和实验室设备条件;加强食物中毒应急专业队伍建设,提高医疗救治、流行病学调查、现场处置和实验室检测检验能力;采取定期和不定期相结合的形式,组织开展食物中毒事件的应急处理演练。

1. 国家级重大食物中毒应急处理机构　为全国重大食物中毒事件应急决策与处理提供技术支持,并开展以下工作:

(1) 建立国家级食物中毒实验室,具备能够胜任食物中毒应急处理的充足技术人才和设备条件,研究并储备食物中毒病因诊断相关检测技术;

(2) 指导全国食物中毒实验室的技术工作,并对其进行质量控制;根据省级疾病预防控制机构的专业特长设立区域性食物中毒实验室;

(3) 为食物中毒突发事件调查处理提供技术支援,承担食物中毒疑难样品的分析与鉴定;

(4) 建立食物中毒诊断、主动监测和溯源网络,并为省级食物中毒应急处理进行人才培训;

(5) 开展食品污染和食源性疾病主动监测,收集食物中毒信息,积极开展我国主要食物中毒病原的危险性评估并提出预警;设计和实施相应干预措施,并对干预效果进行监测和评估;

(6) 开展原因不明的食物中毒的致病因子鉴定和研究新发现的中毒病原,组织力量开展病因及诊断方法的研究,并制订相关的技术标准、规范和控制措施;

(7) 储备食物中毒相关有毒物的标准品、中毒标准菌株和诊断试剂。

2. 省级疾病预防控制机构

(1) 建立食物中毒检测实验室,负责辖区内食物中毒的病因学诊断、溯源及实验室质量控制;

(2) 应具备充足的能够胜任食物中毒应急处理的专门人才,对辖区内食物中毒应急处理人才进行技术培训;

(3) 在辖区内对食品污染物和食源性疾病开展主动监测;

(4) 积极开展和参与食物中毒病因及诊断方法学等食物中毒应急处理相关科学研究工作;

(5) 储备常见食物中毒检验用标准品、中毒标准菌株和诊断试剂等,并使其处于良好的状态,随时可投入正常使用。

此外,省级以下疾病预防控制机构,应建立食物中毒常规检验实验室,负责常见食物中毒的病因学检验。

3. 国家和省级卫生监督机构　应储备充足的能够胜任重大食物中毒应急处理的人才队伍，培养一批具有扎实理论基础和丰富食物中毒现场工作经验的技术骨干，根据需要参与全国或地区重大食物中毒事件的现场调查和处理工作，并适时组织对下级卫生监督机构提供相关技术咨询和人员培训。

4. 市、县级卫生监督机构　拥有能满足食物中毒突发事件应急处理工作需求的有丰富现场工作经验的专业队伍；建立食物中毒突发事件应急处理保障系统，做好必要的物资、设施和设备的储备，并使其处于良好的状态，随时可投入正常使用。

5. 医学救治应急支援　为在应急响应时能迅速有效地对重大食物中毒事件中毒人员组织医疗救治，并为公众提供有效的医学保障，应建立救治中毒人员的专科医院，安排或准备适量的专用药物（如肉毒杆菌抗血清等专用医疗药物）与器材，具体实施支援程序。国家及省级的食物中毒临床救治单位（基地）应注重救治方法的研究和救治经验的总结，培训下级临床救治人员。

（三）食物中毒应急处理资金储备

国家和地方政府每年应设立专项资金，以满足重大食物中毒事件应急储备所需物资的购置和维护、开展专项储备技术研究和技能培训等经常性支出的需求；同时储备适量的重大食物中毒应急处理和医学救治等应急经费，以确保应急行动能够及时快速启动。所需费用应由卫生行政部门每年列出预算后报同级政府批准，遇有重大食物中毒事件，发生费用超支时，各级财政部门应保证必需的资金供应。国家应对边远贫困地区突发重大食物中毒应急工作给予适当的财政支持，保障因突发事件致病、致残的人员得到及时、有效的救治。

（四）食物中毒应急处理物资准备

各级卫生机构（包括卫生监督中心、疾病预防控制中心、临床救治医院等）应根据本地区食物中毒应急处理工作的需要（如人口密度、地域和饮食特色、食物中毒发生记录等），提出相关的储备方案，报同级政府和卫生行政部门批准并负责落实。应储备的物资包括保障食物中毒应急救治及现场调查所需医疗救护、现场处置、监测检验、消毒杀菌药械、通信、交通等有关物资、设备、设施的储备。重大食物中毒应急处理有关单位，包括县级以上地方政府、各级卫生监督机构、疾病预防控制机构、医疗救治单位，应根据应急预案规定的职责任务分工，在各自的职责范围内承担食物中毒应急物资的储备和管理，以保证应急响应时省级重大食物中毒应急组织或临床救治单位提出紧急支援请求时，能及时调用，提供支援。承担食物中毒事故现场应急处理的专业技术机构，应配备的物资和设施设备应包括、但不限于下述物品，并保持其随时处于良好的性能状态，随时可投入正常使用。

1. 食物中毒事故应急处理专用车辆　应配备救护顶灯、车载电话、储物小冰箱、打印传真机等。

2. 采样用物品

（1）食品（包括固体和液体）采集：灭菌塑料袋 20 个、广口瓶 4 个、吸管 10 支，刀、剪、铲、勺、镊子各 1 把；

（2）涂抹样品采集：灭菌生理盐水试管（有条件的单位应配备选择性培养基）不少于 20 支，棉拭子若干包；

（3）便样采集：采便管、运送培养基各不少于 20 支（个）；

（4）患者呕吐物采集：无菌平皿和特殊采样棉球各不少于 10 个；

（5）血样采集：一次性注射器、灭菌试管各 10 支；

(6) 其他必备物品：医用75%乙醇、酒精灯、酒精棉球、吸耳球、火柴（打火机）、记号笔、不干胶标签条、橡皮筋、一次性橡皮手套、口罩、强光手电等。

3. 音像取证工具 录音机（笔）、照相机、摄像机各1部。

4. 现场快速检验、测量设备 食物中毒快速检样箱1个（内配备能对灭鼠药、蔬菜中有机磷和氨基甲酸酯类农药残留量、配制酒中甲醇、食品中亚硝酸盐、甲醛、砷、汞、食用油中非食用油等进行快速检测的试剂），以及食品温度测试计、消毒剂浓度检测试纸等。

5. 调查表和执法文书 食物中毒发生后赴现场时应随带《食物中毒事故个案调查登记表》，调查表一般应包括被调查人的姓名、性别、年龄、工作单位、联系地址、联系电话、进餐时间、食谱、发病时间、临床症状、治疗情况等。调查表应事先设计好，根据中毒的初步诊断临时将调查项目进行调整。此外还需携带的文件资料有：《卫生监督意见书》《样品采集记录表》《卫生行政控制决定书》《证据保存通知书》《现场检查笔录》《询问笔录》《食物中毒报告登记表》、封条以及记录本等。

6. 参考资料 食物中毒诊断标准、有关卫生行政部门的规章、参考书籍，如《营养与食品卫生学》《食品中毒防治手册》《食品卫生全书》《食物中毒预防与控制》等。

7. 其他有关物品 如便携式电脑、手机或对讲机等通信设施，以及用于保存运送培养基的冰箱1台等。以上装备应不少于两套，分别由专人负责准备和管理。消耗性物品用后应不迟于次日及时补充齐全。对采样箱物品储备情况应坚持每月例行检查，凡未经使用的灭菌试管、培养基和采便管等无菌物品应至少每月更换一次，以确保达到无菌要求。

（五）食物中毒应急处理演练

县级以上卫生行政部门应根据需要，适时组织应急预案的演练。省级卫生行政部门应保证在本辖区内每年至少进行一次整体方案的综合演练。涉及多个部门的综合演练，应事先做出计划，报同级政府批准并协调实施。应急预案的演练可视情况进行整体方案的综合演练或就现场调查处理、检验检测、医疗救治等各分系统模拟演练。演练要有针对性，重点检验信息渠道是否通畅、应急准备是否充分，以及反应机制灵敏性和指挥系统的有效性等，以提高应急处理技术水平和整体应急反应能力，发现问题应及时对预案予以调整和修订。

（六）预防和控制食物中毒的宣传和公众教育

控制重大食物中毒的最根本的方式是预防，各级地方卫生行政部门要加强预防和控制食物中毒的宣传和公众教育，尽可能防止和减少重大食物中毒和食品污染事故的发生。县级以上卫生行政主管部门应当定期或不定期利用电视、网络、广播、报纸、手册、传单等多种形式，对社会公众广泛开展突发食物中毒事件应急知识的专门教育，重点宣传预防和控制食物中毒的科普常识，以及食物中毒事件发生时合理的应急反应等相关知识。当发生重大食物中毒事件时，各级卫生行政部门和其他相关机构应采取积极措施组织或配合做好应急防范和救治工作等宣传教育，以提高公众的自我防护意识和面对突发中毒事件时的应对能力，防止或减缓事件的蔓延，最大限度减少人民群众的生命和财产损失。

三、食物中毒事件的监测与预警

根据《国家突发公共卫生事件应急预案》和《国家突发公共卫生事件报告管理工作规范（试行）》规定，中国疾病预防控制中心于2004年建立了涵盖食物中毒报告模块的突发性公共卫生事件报告平台。该模块上报的食物中毒事件主要包括发病超过30人或出现死亡病例的事件，以及部分特殊场所、特殊时期发病5人及以上的事件。为了全面掌握我国食源性疾病的发生情况，及时调整食品安全监管措施，从 2010 年始，国家开始在部分省（自治区、直辖市）级疾病预防控制中心的食物中毒报告网络的基础上建立以收集信息和数据为目的的全国食源性疾病（包括食物中毒）报告网络。食源性疾病（包括食物中毒）报告系统在组织机构上，涵盖了全国 31 个省（自治区、直辖市）、地（市）、县（区）的所有医疗机构、疾病预防控制机构和卫生行政部门，为开展食源性疾病防治工作提供技术依据。

食源性疾病监测网重点是对食物中毒高发场所、食物中毒个案报告，以及食物中毒事件发生后的监测。各级卫生行政部门可通过对食物中毒高发场所如餐饮业、学校、单位食堂的监督检查和抽查来实施监测。各级卫生机构在食物中毒事件监测与预警中具体职责如下：

1. 国家食物中毒有关监测控制机构　负责全国食物中毒监测网络的组织与实施，制订监测计划与进度，对全国的监测资料及时进行科学分析，提出重大食物中毒发生趋势和重要食品污染事故的预警报告，并制订控制技术措施，建立食物中毒和食品污染控制的快速反应系统。

2. 省级疾病预防控制机构和卫生监督机构　保证本辖区内食物中毒监测工作的正常运行，对早期发现的隐患应及时报告。发现原因不明食物中毒，及时将中毒可疑样品、中毒或污染事件调查原始资料报送国家有关部门。

3. 市、县级疾病预防控制机构和卫生监督机构　在省级疾病预防控制机构的组织下，完善监测哨点的建设，保证本辖区内食物中毒监测工作的正常运行，对早期发现的隐患应及时报告省级和国家食物中毒控制机构。发现原因不明食物中毒，应及时将中毒可疑样品、中毒或污染事件调查原始资料上报。卫生部门还应加强食物中毒信息库的建设，保证应急处理的信息需求和运行畅通。信息库应包括食物中毒病因及临床表现、病原检测方法、中毒诊断标准和处理原则、临床救治方案、典型案例分析、相关法律法规，以及食物中毒应急相关部门、机构和专家等信息并及时更新。

四、食物中毒事件报告

《突发公共卫生事件应急条例》规定，对于重大食物中毒事件，任何人有权进行举报。各级各类医疗卫生机构和疾病预防控制机构均为责任报告单位。依照有关法规对责任疫情报告人工作进行监督管理。铁路、交通、民航、厂（场）矿所属的医疗卫生机构发现重大食物中毒事件，应按属地管理原则向所在地县级疾病预防控制机构报告。军队内的重大食物中毒事件，由中国人民解放军卫生主管部门根据有关规定向国务院卫生行政部门直接报告。

（一）报告制度

1. 食物中毒一般报告制度　（原）卫生部 1999 年 12 月颁布的《食物中毒事故处理办法》第五条规定，"发生食物中毒或者疑似食物中毒事故的单位和接收食物中毒或者疑似食物中毒病人进行治疗的单位应当及时向所在地人民政府卫生行政部门报告发生食物中毒事故的单位、地址、时间、中毒人数、可疑食物等有关内容。"

2. 食物中毒紧急报告制度　《食物中毒事故处理办法》第七条规定，"县级以上地方人民政府卫生行政部门对发生在管辖范围内的下列食物中毒或者疑似食物中毒事故，实施紧急报告制度：

（1）中毒人数超过 30 人的，应当于 6 小时内报告同级人民政府和上级人民政府卫生行政部门；

（2）中毒人数超过 100 人或者死亡 1 人以上的，应当于 6 小时内上报卫生部，并同时报告同级人民政府和上级人民政府卫生行政部门；

(3) 中毒事故发生在学校、地区性或者全国性重要活动期间的应当于 6 小时内上报卫生部，并同时报告同级人民政府和上级人民政府卫生行政部门；

(4) 其他需要实施紧急报告制度的食物中毒事故。"

3. 重大食物中毒事件紧急报告制度　根据国务院《突发公共卫生事件应急条例》和（原）卫生部《国家救灾防病与突发公共卫生事件信息报告管理规范》（2003 版）的规定，重大食物中毒实行紧急报告制度，该规范所称重大食物中毒突发事件是指：

(1) 中毒人数超过 30 人或出现死亡 1 例以上的食物中毒事件；

(2) 有毒有害化学品、生物毒素等引起的集体性急性中毒事件；

(3) 严重威胁或危害公众健康的食品污染事件；

(4) 上级卫生行政部门临时规定的其他重大食物中毒事件。

(二) 具体报告时限和程序

1. 省级以下地方人民政府及卫生行政部门　根据《突发公共卫生事件应急条例》的规定，县级以上地方卫生行政部门、疾病预防控制机构、医疗救治机构和有关单位在发现重大食物中毒事件之一的，应当在 2 小时内向所在地县级人民政府卫生行政主管部门报告；接到报告的卫生行政主管部门应当在 2 小时内向本级人民政府报告，并同时向上级人民政府卫生行政主管部门和国务院卫生行政主管部门报告。县级人民政府应当在接到报告后 2 小时内向设区的市级人民政府或者上一级人民政府报告；设区的市级人民政府应当在接到报告后 2 小时内向省、自治区、直辖市人民政府报告。同时应当立即组织力量对报告事项调查核实、确证，采取必要的控制措施，并及时报告调查情况。

2. 国务院卫生行政主管部门　国务院卫生行政主管部门建立重大食物中毒事件紧急报告制度，各省、自治区、直辖市人民政府对重大食物中毒事件，应当在接到报告 1 小时内，向国务院卫生行政主管部门报告。国务院卫生行政主管部门对可能造成重大社会影响的食物中毒事件，应当立即向国务院报告。

(三) 有关报告的规范和要求

根据（原）卫生部《国家救灾防病与突发公共卫生事件信息报告管理规范》（2003 版）的规定，重大食物中毒的报告应遵循下列要求。

1. 报告内容

(1) 初次报告：①必须报告的信息包括：事件名称、发生地点、发生时间、波及人群或潜在的威胁和影响、报告联系单位人员及通讯方式；②尽可能报告的信息有：事件的性质、范围、严重程度、可能原因、已采取的措施、病例发生和死亡的分布及可能发展趋势。

(2) 阶段报告：报告事件的发展与变化、处置进程、事件的诊断和原因或可能因素；在阶段报告中既要报告新发生的情况，同时对初次报告的情况进行补充和修正。

(3) 总结报告：突发食物中毒事件调查结束后，对事件的发生和处理情况进行总结，分析其原因和影响因素，并提出今后对类似事件的防范和处置建议。总结报告的内容至少应包括：事件的基本情况；现场调查卫生监测、检查结果；事件处理经过、结果及分析和讨论；建议及有关附件等。重大食物中毒调查处理过程中的电话记录、现场调查、监测记录、执法文书、采样送样单、检验原始记录等资料应归档。

2. 报告原则、时限和方式

(1) 报告原则：初次报告要快，阶段报告要新，总结报告要全。

(2) 报告时限：①发现重大食物中毒事件后以最快的方式报告，同时在 6 小时内完成初次报告;②重大食物中毒事件的阶段报告应根据事件的进程变化或上级要求随时上报;③重大食物中毒事件的总结报告应在事件处理结束后10个工作日内上报。

(3) 报告方式:①事件发生地的县(市、区)为基本报告单位,卫生行政部门为责任报告人,同级疾病预防控制机构使用"国家救灾防病与突发公共卫生事件报告管理信息系统"进行报告,责任报告人还应通过其他方式确认上一级卫生行政部门收到报告信息;②重大食物中毒事件的信息报告原则上以"国家救灾防病与突发公共卫生报告管理信息系统"为主,但在紧急情况下或报告系统出现障碍时,可以使用其他方式报告。

(4) 报告职责:各级各类医疗机构承担责任范围内重大食物中毒事件信息报告任务,具体有以下职责。①建立重大食物中毒事件信息监测报告制度,包括报告卡和总登记簿、疫情收报、核对、自查、奖惩;②执行首诊负责制,严格门诊工作日志制度以及重大食物中毒事件报告制度,负责重大食物中毒事件信息报告工作;③建立或指定专门的部门和人员,配备必要的设备,保证突发重大食物中毒事件信息的网络直接报告。乡(镇、地段)级以上的责任报告单位必须建立疫情管理组织,指定专职疫情管理人员,负责本单位或所辖区域内的疫情报告工作。流动人员中发生的重大食物中毒事件其患者的报告、处理、疫情登记、统计,由诊治地负责。

(四) 奖励与惩罚

2006版《突发公共卫生事件与传染病疫情监测信息报告管理办法》(卫生部令第37号)和《突发公共卫生事件应急条例》规定,任何单位和个人对突发公共卫生事件,不得隐瞒、缓报、谎报或者授意他人隐瞒、缓报、谎报。任何单位和个人都有权向人民政府或者政府部门报告突发事件,有权举报政府及有关部门的失职行为;对举报有功的,给予奖励。责任报告单位和事件发生单位瞒报、缓报、谎报或授意他人不报告突发性公共卫生事件或传染病疫情的,对其主要领导、主管人员和直接责任人由其单位或上级主管机关给予行政处分,造成疫情播散或事态恶化等严重后果的,由司法机关追究其刑事责任。个体或私营医疗保健机构瞒报、缓报、谎报传染病疫情或突发性公共卫生事件的,由县级以上卫生行政部门责令限期改正,可以处100元以上500元以下罚款;对造成突发性公共卫生事件传播流行的,责令停业整改,并可以处200元以上2000元以下罚款;触犯刑律的,对其经营者、主管人员和直接责任人移交司法机关追究刑事责任。县级以上卫生行政部门未按照规定履行突发公共卫生事件和传染病疫情报告职责,瞒报、缓报、谎报或者授意他人瞒报、缓报、谎报的,对主要负责人依法给予降级或者撤职的行政处分;造成传染病传播、流行或者对社会公众造成其他严重危害后果的,给予开除处分;构成犯罪的,依法追究刑事责任。中国人民解放军、武装警察部队医疗卫生机构重大食物中毒事件信息报告管理工作,参照本办法的规定和军队的相关规定执行。

五、食物中毒事件的应急响应

发生食物中毒事件时,各级卫生行政部门应按照分级响应的原则,做出相应级别的应急反应,迅速启动应急预案,落实各项防控措施,有效控制事态发展,按要求做好有关信息的报告。

(一) 食物中毒事件的分级响应

1. 一般食物中毒事件(Ⅳ级) 由县级卫生行政部门应急响应,县级卫生行政部门接到一般食物中毒事件报告后,应立即启动预案,组织专家进行调查确认,并进行综合评估。同时组织医疗、疾控和卫生监督机构开展食物中毒事件现场处理工作,按照规定向县级人民政府和上一级政府卫生行政部门报告。市级人民政府卫生行政部门应当组织专家对辖区内发生的食物中毒事件进行技术指导,必要时由市级卫生行政部门向省级卫生行政部门请求技术支持。

2. 较大食物中毒事件(Ⅲ级)　由市级卫生行政部门应急响应,市级卫生行政部门接到较大食物中毒事件报告后,应立即启动预案,组织专家进行调查确认,并进行综合评估。同时,迅速与事件发生地的县级卫生行政部门共同组织现场处理工作,开展现场调查、医疗救治、样品采集等控制措施,按照规定向市级人民政府、省级人民政府卫生行政部门和国务院卫生行政部门报告。省人民政府卫生行政部门接到较大食物中毒事件报告后,应立即启动应急预案,根据应急预案的有关要求,要加强对事件发生地区事件应急处理工作现场进行督导,同时组织专家对地方卫生行政部门事件应急处理工作提供技术指导和支持,适时对本应急响应终止的分析论证提供技术指导和支持。根据需要向本省有关地区发出通报,及时采取预防措施,防止事件进一步发展。

3. 重大食物中毒事件(Ⅱ级)　由省级卫生行政部门应急响应,省卫生行政部门在接到重大食物中毒事件报告后,应立即报告省人民政府,由省卫生计生委突发公共卫生事件(食物中毒事件)应急指挥部启动应急预案,并组织专家进行调查确认,进行综合评估。同时,迅速组织协调专业技术机构开展现场调查和处理,指导和协调落实医疗救治和样品采集等控制措施,分析事件发展趋势,提出应急处理工作建议,按照规定向省级人民政府和国务院卫生行政部门报告。及时向其他有关部门、毗邻和可能涉及的地区卫生行政部门通报有关情况;向社会发布本行政区域内的食物中毒事件的信息。必要时,由省级卫生行政部门向国务院卫生行政部门请求技术支持。

4. 特别重大食物中毒事件(Ⅰ级)　由国务院卫生行政部门应急响应。

(二)食物中毒事件应急响应的终止

1. 终止条件　中毒食品已消除,中毒相关危险因素已被有效控制,未出现新的中毒患者,且原有患者病情稳定 24 小时以上。

2. 终止程序　食物中毒事件应急响应的终止坚持"谁启动,谁终止"的原则。食物中毒事件由卫生行政部门组织专家进行分析论证,提出终止应急响应的建议,报同级人民政府或突发公共事件应急指挥机构批准后实施,并向上级卫生部门报告。上级卫生行政部门要根据下级卫生行政部门的请求,及时组织专家对食物中毒事件应急响应终止的分析论证提供技术指导和支持。

第四节　食物中毒现场调查处理

食物中毒现场调查处理一般由省级卫生行政部门指定的专业技术机构(卫生监督机构或疾病预防控制机构)承担,专业技术机构接到食物中毒报告时,应按照本地区《食物中毒应急预案》《食物中毒事故处理办法》《食物中毒诊断标准及处理总则》《食品卫生监督程序》的要求,及时组织有关专业技术人员开展对中毒患者的紧急抢救、现场调查和对可疑食品的控制、处理等工作,同时收集与中毒事件有关的违反《中华人民共和国食品安全法》的证据。

一、食物中毒现场调查处理目的与原则

1. 尽快查明食物中毒事件发生经过。确定是否是食物中毒;确定食物中毒的中毒人数;

查明导致食物中毒的食品；确定食物中毒的致病因子；查明造成食物中毒的原因（致病因子来源及其污染、繁殖原因等）。

2. 提出和采取控制食物中毒的措施。
3. 协助医疗机构对中毒患者进行救治。
4. 查明造成食物中毒的责任单位和责任人。
5. 收集对违法者实施处罚的证据。
6. 为保护消费者的合法权益提供依据。
7. 提出预防类似中毒事件再次发生的措施和建议。
8. 积累食物中毒流行病学资料，为食品卫生监督管理提供依据。

二、食物中毒应急处理原则

（一）预防原则

1. 预防为主，防治结合。
2. 分级负责，依靠科学，依法管理。
3. 对"食物中毒"患者做到"早发现、早报告、早治疗"，以便有效控制食物中毒的发生和扩大，减少食物中毒突发事件的发生。

（二）食物中毒应急处理原则

食物中毒事件发生后的应急处理工作是保障公众身体健康与生命安全，防止事态扩大、维护正常的社会秩序，必须做到：

1. 统一指挥，组织落实，责任明确，果断决策，快速反应。
2. 严格执行"预案"，减少盲目性，主动出击，并在实践中不断完善"预案"。
3. 明确分工，各司其职，多部门、多单位通力协作共同完成。
4. 尊重科学，依靠科学，各有关部门、学校、科研单位等实现资源共享。
5. 依法办事，任何单位和个人不得非法干扰食物中毒事故的调查处理工作。

三、食物中毒的现场调查与处理

（一）成立调查处理组

卫生行政部门或承担食物中毒调查工作的专业技术机构在接到食物中毒的报告后，应立即做好人员和设备的准备工作，组成调查处理小组在规定的时限内赶赴现场。调查处理小组应由有经验的专业技术人员领导，由食品卫生监督人员或流行病学医师、检验人员组成，明确调查处理小组的技术负责人。

（二）有效控制现场，尽快了解食物中毒基本情况

食物中毒现场可能包括如下多个场所：
（1）一处或多处就餐场所；
（2）可疑中毒食品加工、销售场所，可能是多个单位构成的中毒食品流通链；
（3）一所或多所救治中毒患者的医院或医务室、诊所；
（4）中毒患者所在单位或家庭；
（5）其他需要调查的场所。

对大规模食物中毒，调查处理组负责人应统一组织、协调、指挥调查人员分组分别赶赴不同的食物中毒现场进行调查处理。

到达中毒场所或可疑食品加工场所后，应采取有效控制措施：

(1) 保护现场，封存并停止食用引起中毒或可能引起中毒的食品和原料，查明食物流向，控制新病例的发生。

(2) 加工制作场所停止一切卫生清扫，以免清除掉引起中毒的食物和其他病原附着物。

(3) 加工制作人员不得流失，以防遗漏调查取证对象，同时向有关食品生产经营人员讲明已经掌握的中毒情况，告知其有法律义务如实提供食品加工情况，配合进行食物中毒调查处理。

到达患者就治医院后，首先请主治医师简单介绍患者的主要临床表现、有无危重患者、进餐食品（食谱）等情况。中毒人数较多时，应及时请来公安人员或其他专职人员负责维持现场秩序。调查处理小组负责人应根据食物中毒应急预案的规定和中毒实际情况提出下一步的调查处理方案，进行必要的人员分组和分工。

(三) 积极组织救治患者

调查处理食物中毒时，救治患者是第一位的。在中毒发生场所，应及时组织人员把患者特别是危重患者送医院治疗，对出现特殊中毒指征的患者提出救治建议。根据已掌握的初步材料，配合指导医务人员对患者进行治疗抢救，控制病情的进一步发展。与救治单位及时互通信息，把调查发现的（可疑）致病因子及时告知救治单位，以便进行针对性治疗。在现场发现危重患者或大规模食物中毒时，应及时报告卫生行政部门成立医疗救治组，统一组织、指挥中毒患者的救治工作。对可疑食物中毒患者，任何医疗机构不得以任何理由拒绝、推诿或延误救治工作。

对患者的急救治疗主要的措施：加速毒物排出，阻止毒物的吸收和减低其毒性，包括催吐、洗胃、导泻等，并给予特殊的解毒药物，以及相应的对症治疗。

(四) 患者的发病和进餐情况调查

卫生监督员进入肇事单位后应首先对食物中毒报告的情况进行核实，以病例之间存在的时间、地点、人群间的相互联系来初步确定是否发生了一起食物中毒，但是，单个病例也可认为是一起食物中毒。同时，对该单位的基本卫生状况也应进行了解，包括持证上岗情况、个人卫生状况，并应索取可疑餐次菜谱和厨师、服务员名单。

1. 开展个案调查

(1) 个案调查的对象包括患者和非患者。

(2) 调查人数取决于进食的人数以及可能受影响人数的比例，如果共同进餐人数不足100人，应尽量对所有人员进行调查，如果有数百人同时进餐，可随机选择有代表性的样本进行调查。未发病人数与患者人数的比例应为 2∶1 或 1∶1。

(3) 个案调查的内容包括：被调查人的一般情况（姓名、性别、年龄、工作单位、住址、联系方式等），进食情况和患者的临床表现、体征等。

(4) 是否确定为中毒患者要符合下列条件：是否到医院就诊，是否服药，24小时腹泻>3次，症状、体征明显。在询问的同时要观察患者的自觉症状、精神状态、临床表现以及吐泄物的性状。

(5) 对患者逐一进行认真、全面的调查，并填写卫生部统一制作的《食物中毒事故个案调查登记表》（见附表5-3），登记发病时间、可疑餐次的进食时间、可疑中毒食品及用量（无可疑餐次的应调查发病前72小时的进餐情况），个案调查时应按调查表内容对被调查人进行逐个调查，询问临床症状时不能采用提示或暗示的方法，要根据患者的主诉记录，而询问食谱可采用提示的方法逐一记录,以提高记忆的正确性,又可加快调查的速度。食物中毒个案调查表应有 2 名食品卫生监督员签名,调查完毕后应请被调查者在个案调查登记表上签字认可。

2. 对患者的发病和进餐情况调查应注意以下环节

(1) 调查分析发病者与未发病者的进食食物差别,对一定数量的同餐就餐而没有发病者的进餐情况进行调查,注意发病者与未发病者的食物差别,以利于通过罹患率进行统计学分析。

(2) 重视首发病例,详细记录发病症状,具体时间及过程,尽可能调查到全部病例,以及与该事件有关的人员(厨师、采购、原料处理人员等)的发病情况;确定最早发病和最晚发病的患者,初步推断潜伏期。

(3) 选择最了解事件情况的有关人员详细了解有关食物的来源、存放条件、加工方法、加工过程、食用方法、进餐人数、食用情况等。

(4) 仔细询问患者进餐情况。为了解疾病暴发事件是否与饮食因素有关,在核实患者临床发病情况的同时,应逐个询问患者近期的进食史及有关活动情况,以了解患者之间是否有共同的进餐史或其他共同暴露史。可要求供餐者提供真实的食谱并根据食谱询问进餐史。

(5) 临床表现及共同点:对每项症状和体征进行仔细询问和记录。要注意对诉说的主观症状真实性的分析判断,应避免诱导性的询问,多收集客观的表现。不仅要调查是否出现发热、恶心、呕吐、腹痛、腹泻等症状,还应注意其程度、频率、部位、出现的先后顺序等。应特别注意是否出现特殊临床表现,如指甲、口唇青紫(可疑亚硝酸盐中毒)、阵发性剧烈抽搐(可疑毒鼠强中毒)、手发颤、心发慌、头发晕(可疑瘦肉精中毒)。

(6) 用药情况及治疗效果:对临床治疗措施及其效果进行询问和记录。临床治疗方法的有效性可以帮助致病因子的确定。此外,某些临床检验项目对食物中毒诊断具有重要意义,应注意调查。如血常规、便常规对诊断细菌性食物中毒有重要意义,血胆碱酯酶活性降低、血中高铁血红蛋白增高分别对诊断有机磷中毒、亚硝酸盐中毒有重要意义,血氟、尿氟增高应考虑氟乙酰胺或氟化钠等氟化物中毒。

(7) 调查时应注意了解是否存在食物之外的其他可能与发病有关的因素,以排除或确定非食源性疾患,对可疑刑事中毒案件应将情况通报给公安部门。

(8) 在调查的同时,迅速安排卫生技术人员对现场中毒患者采集样品:血液、吐泻物等,最好采集未服药时的样品。

(五) 调查可疑中毒食品来源及加工销售过程

1. 食物来源调查 食物来源的调查应包括主要原料和辅助原料,询问哪些原料是经常使用的、哪些是新购进的,熟肉制品是自制的还是外买的,蔬菜是否被农药污染,病死猪肉是否进场,新购原料的进货渠道,进货点是否改变,提供原料的食品生产经营单位卫生状况和卫生管理制度情况等。

2. 可疑中毒食品加工销售过程的调查 对可疑中毒食品加工销售过程的调查是食物中毒现场调查处理非常重要的一环,是查明中毒原因最关键的一环。由于中毒食品加工销售者往往不能如实提供加工销售情况,这一环节也是调查食物中毒最困难的一环。通过调查,应确定引起该起暴发事件的具体原因,并提出控制病原因子污染、繁殖或残存的关键环节及其控制措施,以防止今后再次发生类似事件。

(1) 调查方法

1) 确定调查的重点食品:应根据就餐食谱、以往的流行病学资料、患者临床表现特点、患者就餐情况、食品的加工方法，确定重点食品优先进行调查。

2）向加工制作场所的主管人员或企业负责人详细了解可疑食物加工、制作的流程，以及加工制作人员的名单。

3）找到最了解事件情况的有关人员（包括患者）了解事件发生过程，详细了解有关食物的来源、加工方法、加工过程（包括使用的原料和配料、调料、食品容器）、存放条件和食用方法、进食人员及食用量等情况。

4）请加工制作人员回忆可疑食物的加工制作方法，必要时通过观察其实际加工制作的情况或食品时间和温度的实际测定结果，对可疑食品加工制作环节进行危害分析。

5）将可疑食物各加工操作环节绘制成操作流程图，注明各环节加工操作人员的姓名，分析并在有关加工操作环节标出可能会存在或产生的某种危害及其发生危害的危险性。

6）对可疑食品加工制作过程进行初步检查，主要调查食品的加工烹调方法是否改变，冰冻原料解冻是否彻底，加热的时间和温度是否足够，食品加工好后有无污染，储存的温度、时间和条件，疑似微生物中毒时应了解海产品、熟食品的加工和使用情况，凉菜应作为重点调查对象。疑似化学性食物中毒应了解蔬菜中的农药含量，调味品污染或误用，植物皂素是否破坏，容器是否盛过化学物质，水源是否被污染。

7）可疑中毒食品加工的数量、销售数量及流向。

8）在现场调查过程中对发现的食品污染或违反法律、法规的情况均应以现场卫生监督笔录或调查笔录的形式予以记录，必要时进行照相、录像。

(2) 引起食物中毒暴发的因素：国内外食物中毒流行病学资料表明，引起食物中毒的原因是相似的，这些原因包括致病因素（微生物性、化学性、有毒动物、有毒植物）污染、微生物存活或微生物生长。下列因素是引起食物中毒暴发的最常见的因素，食品加工销售过程是否存在这些因素应列为重点进行调查。

1）与致病物质污染有关的因素：

①生食物（如生肉和生禽肉）经常被沙门菌、空肠结肠弯曲菌、产气荚膜梭菌、小肠结肠炎耶尔森菌、单核细胞增生性李斯特菌或金黄色葡萄球菌所污染。在有些地区，生鱼经常被副溶血性弧菌和霍乱弧菌所污染，米饭和其他谷物经常受蜡样芽胞杆菌污染，而草本植物食品和香料等经常被产气荚膜梭菌污染。

②生食被致病菌污染或者食前未经充分加热的食物。

③食物中加入某些物质超过烹调需要的量，如味精（谷氨酸钠），或超过加工需用量（如亚硝酸钠）。

④误将有毒物质作为食物成分而误食，目前最常见的是把亚硝酸盐当做食盐加入食品中。

⑤食物在种植或加工过程中被含有病原物质的污水污染。

⑥动物性食物在养殖过程中因滥用饲料添加剂导致添加剂残留，目前最常见的是盐酸可仑特罗（商品名为瘦肉精）。

⑦蔬菜、水果在种植过程中使用国家明令禁用的农药或者未按规范使用农药。

⑧食品来源不安全，如某些贝类食品、生奶、生蛋品、家制罐装低酸性食品、野蘑菇、未食用过的野菜、无证商贩提供的食品、来路不明的食品。

⑨厨师或其他食品从业人员携带致病菌，即由病原携带者或感染者加工食品。腹泻、手外伤、皮肤湿疹或有其他感染病菌的人接触直接入口食品，该食物又未经彻底加热处理。携

带致病菌的食品从业人员通过接触用于加工、销售直接入口食品的容器、工具等间接污染食品。

⑩致病菌通过操作人员的双手、抹布或工具设备传播，从动物性生食物传播至熟食品或传播至不再加热的食物上，加工用具、容器生熟不分，这种污染方式称为交叉污染。

其他因素：食品加工工具、设备（如切片机、研磨机、砧板、刀、贮藏缸、容器、管道）未被彻底清洗消毒，从而引起致病菌污染；高酸性食品的储存容器或运送管道含有有毒金属物质，如金属锑、铜、镉、铅或锌，造成有毒物质溶出进入食品；有毒物质（如农药、鼠药）因不慎、意外事故或储存不当而污染食物；食品在储存时被滴漏、溢出或倒流的污水污染。罐装或包装食品因封闭不严或包装破损导致污染物的渗入。

2）与致病菌残存有关的因素：

①食品在烹调或加热过程中时间不够或温度不够。如烹调或加热方法不正确，加热不彻底，食物中心温度低于70℃。

②熟食品重新加热的时间不够或温度不够。

③食品酸化不够充分。

3）与致病菌生长繁殖有关的因素：

①熟食品放置在较高温度的室温下。

②食物冷却方法不当，如将未经充分冷却的食物存放在大容器内置于冰箱冷藏。

③保温食物存放在细菌能够繁殖的温度（10℃～60℃）条件下。

④直接入口的冷荤食品存放在10℃以上的条件下。

⑤食物制作后间隔4小时或更久时间才供应食用，并且储存条件不当，使细菌有足够的繁殖时间。

⑥发酵食品发酵不彻底或缓慢，致使产酸不够。

⑦食品腌制过程食盐浓度不够或腌制时间太短。

⑧中低湿度的食品水活度升高，或这些食品中含有冷凝水。

⑨真空包装或提供的抑制竞争性微生物生长的环境，选择性地有利于特定致病菌的繁殖。

食物中毒流行病学资料分析表明，大多数食物中毒的发生与上述三类因素的共同作用有关，即在一起食物中毒中，往往同时存在导致食品中致病物质污染、致病菌残留、致病菌生长繁殖的多种因素。

（六）样品采集

现场调查人员应尽一切努力及时完成对食物中毒发生现场各种样品的采集工作，不能及时赶到现场采样或者采样不全面或采样方法不正确，均可能直接影响致病物质的查明。采集的标本应注明标本名称、采样时间、采样人、标本来源、检验项目等，同时填写"食物中毒样品送检单""食物中毒样品检验交接单"。另外，细菌性、化学性、有毒动植物食物中毒的采样各有侧重点，应根据初步了解掌握的食物中毒性质确定采样的重点，一般根据中毒患者出现的临床症状和检验目的选择样品种类。一般包括可疑食物、呕吐物、血液、尿液、粪便、食品加工用具和容器表面涂抹物，以及肛拭、咽拭等。

1. 可疑食品样品采集　食品采集应遵循以下原则：

（1）尽量采取中毒患者食用后的剩余食品；

（2）无直接剩余食品时，采集可疑中毒食品的包装或者用灭菌生理盐水洗涤盛过可疑中毒食品的容器，取洗涤液；

(3) 采集同一加工场所加工的其他直接入口食品；

(4) 必要时采集半成品或原料，若是化学性、有毒动植物食物中毒，采集食品原料尤为重要；

(5) 为逃脱责任，可疑中毒食品加工者可能告诉调查人员已经没有剩余食品或原料，调查人员应对食品加工场所进行认真全面搜查，以客观结果判断是否还存在剩余食品或原料。

可疑食物标本的采集一般采用灭菌食品夹子或铲子等工具采取剩余食物，采取的标本可置于灭菌采样容器中。固体或液体食物采样量见附表5-1《常见食物中毒样品采集量表》。

2. 涂抹样品采集　包括对刀、墩、容器、冰箱、水池、下水道口、设备、工具等可能直接或间接接触可疑中毒食品的物品表面进行涂抹采样，也可用刀刮物品表面取样，这类采样主要针对细菌性食物中毒。

3. 饮料、饮用水等液体样品的采集　饮料、饮用水等液体样品，定性包装的可整体采取，散装的可置于采样罐（瓶）中。样品采集后，必须立即送检、如条件不允许时，应不超过4小时，夏季送检时应冷藏，但要进行微生物检验的样品不能低温冷冻保存。不得在样品中加入防腐剂。

4. 患者呕吐物、洗胃液、粪便标本的采集　用灭菌棉签或其他工具采取样品后置于灭菌试管或盛有保存液的试管中。呕吐物、洗胃液各50~200g；粪便50~100g。

(1) 大便样品采集：大便样品对诊断细菌性食物中毒非常重要，尤其是在无法采集到剩余食品时，主要靠粪便样品明确诊断。采集粪便样品应注意以下几点：

①必须用采便管采集腹泻患者粪便，若让中毒患者自行留便可能影响致病菌的检出率。

②无论中毒患者是否已经服药，均应进行粪便采集。有人认为中毒患者服药后再采集粪便没有意义，实际经验表明，患者服药后仍可检出致病菌，只是致病菌检出率可能减低。绝不能因为患者已经服药而放弃粪便采集，贻误明确诊断的机会。

③应采集严重腹泻中毒患者的粪便，对一起较大规模的食物中毒事件一般至少采集20名患者的粪便。采不到粪便的人员可用肛拭采取。

(2) 呕吐物采集：出现呕吐患者时，应尽量多采集患者呕吐物，呕吐物已被处理掉时，涂抹被呕吐物污染的物品。对患者进行洗胃治疗时，应采集洗胃液。

5. 血液采集　怀疑感染型细菌性（如沙门菌、致病性大肠埃希菌、变形杆菌）食物中毒时，采中毒患者急性期（3天内）和恢复期（2周左右）静脉血，至少采集5名患者，同时采集正常人静脉血作为对照，观察抗体效价的变化，以便明确致病菌。如怀疑是副溶血性弧菌食物中毒时，应分别在患者中毒后1~2天和1周时采血，比较急性期和恢复期的凝集效价是否有明显增高。当可疑化学性食物中毒时，根据情况也应考虑采集血液样品。

6. 尿液采集　当怀疑化学性食物中毒时，应采集5名以上中毒患者的尿液。

7. 食品加工人员带菌情况采样　当怀疑细菌性食物中毒时，厨师或其他食品加工人员是常见的污染源之一，应根据对食品加工人员带菌情况调查结果进行采样，可用采便管对厨师进行采便，涂抹食品加工人员的手、鼻、咽和有感染灶的皮肤等。

8. 其他采样　食物中毒的情况复杂多变，根据实际需要可以采集含有或可能含有有毒物质的各种物品，包括尸检样品。尸体标本的采集可灭菌注射器或毛细血管吸取死者心血、胆汁和胃肠内容物，置灭菌试管中进行检测。

有关食物中毒样品采集应注意以下事项：

(1) 食物中毒采样量不受常规食品卫生监督工作规定数量的限制，可根据食物中毒调查处理工作需要进行采样；

（2）怀疑细菌性食物中毒必须采用无菌操作采样，采样人员必须掌握无菌采样技术，用于采样的工具、容器等必须经过高压灭菌；

（3）用于化学性食物中毒采样的容器必须彻底洗刷干净，不得因残留化学物质而影响检验结果；

（4）样品在送检之前应妥善保存，夏天应置于放有冰块的隔热保温箱内，最好冰箱内保存；

（5）样品应尽快送实验室检验，早一时出具检验结果就为食物中毒调查处理争取了一分主动。调查大规模食物中毒时，需要边调查、边采样，把已经采集的样品分批送实验室检验。

（6）使用卫生计生委统一制定的采样记录文书，记录应详细、全面、准确，经有关陪同人员签字后送检。

（七）现场快速检验、简易动物实验及实验室检验

食物中毒检验工作是食物中毒调查的重要组成部分，检验技术水平与食物中毒致病物质能否查明密切相关，检验结果在提供疾病临床确诊依据、中毒食品和病原因子污染来源等方面具有重要意义。采集的食物中毒样品送具备条件的实验室进行全面的检验分析，为快速查明食物中毒致病物质和中毒食品，以便及时采取针对性控制措施和指导救治中毒患者。可在现场进行快速检验，必要时对可疑中毒食物样品进行简易动物毒性实验。快速检验主要适用于化学性食物中毒，当怀疑鼠药、亚硝酸盐、有机磷、氨基甲酸酯类、甲醇、砷、汞、矿物油、桐油等食物中毒时可在现场进行快速检测，初步明确中毒食品和致病物质。同时，进行快速检验时一定要设阴性对照和阳性对照，并由有一定检验经验的调查人员进行操作。简易动物实验对快速查明含有毒性很强致病物质的中毒食品可以起到很大帮助，选用的动物应根据现场可以选用的动物确定，如鸡、鸭、猫、狗等均可，也可以将样品送实验室进行简易动物实验。

由于某些快速检验方法还不够成熟，样品还应送实验室进一步按照标准检验方法进行确认。调查人员应尽快将现场采集到的样品在适宜的保存温度和条件下以最短的时间送实验室检验。承担检验任务的单位一般为各级疾病预防控制机构，需要时应送科研单位、高等院校等具有检验技术特长的单位进行检验。调查人员应根据疾病性质、临床表现分析、临床鉴别诊断、流行病学调查线索等信息进行综合分析和遴选，向检验人员提供可能性较大的检验项目。检验人员接到食物中毒样品后，应作为紧急情况立即进行检验，以最快的速度出具检验报告，根据（原）卫生部《食品卫生监督程序》的规定，一般应在5日内出具检验报告，特殊情况需要延长出具检验报告时限时，应报卫生行政部门决定。食品检验样品保存期不应少于1个月，或按卫生行政部门的要求时间保存样品，检出致病菌时应保留菌种1个月。当估计到实验室条件不足以应对时，应果断请求上级机构进行指导或送有条件的单位进行检验，以免贻误送检时机。对引起食物中毒的有毒动、植物应送相应专业部门鉴定，如野蘑菇应送微生物或真菌研究部门，野菜应送植物研究部门，有毒鱼、贝类等水产品应送水产或海洋研究部门，农药、兽药应请农业部门帮助。

（八）现场调查完毕，做出初步印象诊断

现场调查完毕后，应对已经获得的信息进行讨论、分析，按照《食物中毒诊断标准及技术处理总则》以及各种食物中毒的诊断标准，对是否是食物中毒和中毒食品、致病物质、中毒原因尽量做出初步印象诊断。在分析时应注意考虑下述情况。

1. 是否有刑事案件的可能性　目前从全国的食物中毒情况看，最常发生的是鼠药（毒鼠强）投毒案件，如在调查过程中发现可疑投毒的线索，应及时通报公安机关。另外，根据《食品安全法》的规定："造成严重食物中毒事故或者其他严重食源性疾患，对人体健康造成严重危害的，依法追究刑事责任。"经调查初步认定为严重食物中毒的，也应及时移交公安机关或请公安机关及早介入。

2. 是否属于食物过敏　食物过敏一般表现为散发，可以引起过敏的食物有坚果类、海鲜类、鸡蛋、牛奶等，临床上一般有皮肤过敏的表现，怀疑食物过敏时可以请变态反应科的专家帮助诊断。

3. 患病是否受到心理因素的影响　近年来在中小学生食物中毒中，某些学生发病是受心理因素影响而非食品引起，应引起高度重视并注意鉴别诊断。其发病特点有：

（1）常发生在儿童、青少年中，在中小学校最常见；

（2）患者有主诉症状，有时非常严重，但没有或少有客观症状、体征，临床化验各项指标正常；

（3）患者在一起学习、生活或工作，发现有人发病，怀疑是食物中毒，自己也食用了可疑中毒食品，受到心理暗示，随后自己也感觉身体不适，出现类似的症状；

（4）当中小学校某些学生出现相似症状时，学校往往非常重视，如有共同进餐史，最常考虑的是食物中毒，最常采取的措施是进一步到各班搜寻患者，并把患者送医院治疗，在这样气氛的渲染下，可能会出现学生心因性发病。

4. 是否是水污染事故　当出现以消化道为主要症状的患者，波及的人群较广，没有共同的食物暴露史时，应考虑水污染事故的可能，应请有经验的饮用水卫生监督管理专家处理。

5. 是否是职业中毒　在有毒有害作业场所工作的人集体发病，应考虑职业中毒的可能。

6. 是否是肠道传染病暴发　根据（原）卫生部颁布的《食物中毒事故处理办法》的规定，痢疾、霍乱等肠道传染病按《中华人民共和国传染病防治法》处理，经现场调查怀疑为肠道传染病暴发时，应邀请传染病专家共同参加调查处理，但在初始调查阶段往往不能明确是食物中毒还是肠道传染病，也不能放弃按食物中毒调查处理。

7. 其他因素　引起群体性发病的因素很多，在调查时应搜集各个方面的情况，如在冬天同室就餐有无一氧化碳中毒的因素，居住环境是否有引起群体发病的致病因素等。若是重大复杂的食物中毒，经现场调查和讨论分析，对食物中毒性质仍不能得出初步判断时，特别是新发病患者继续出现，患者病情严重，发病规模有扩大趋势时，应及时请专家讨论、会诊，尽快明确诊断，采取有效控制措施，防止对人民群众身体健康继续造成危害。

（九）及时采取临时控制措施，防止食物中毒续发

采取临时控制措施，防止食物中毒续发是食物中毒现场调查处理的一项重要工作，也是评估调查处理水平的一项重要指标。采取的控制措施一要科学实用，二要依法进行，三要及时果断。在调查现场，应按《食品安全法》和《食品卫生监督程序》有关规定，结合初步调查结果，及时采取切断中毒食品、消除中毒原因的临时控制措施，具体可包括以下内容。

1. 责令停止销售、食用并封存中毒食品或可疑中毒食品及其原料。在餐饮业，对不宜保存、容易腐败变质的中毒食品或可疑中毒食品，应建议销毁。

2. 责令收回已售出的中毒食品或有证据证明可能导致食物中毒的食品，当中毒（可疑）食品异地流通时，应及时通知来源地或流出地卫生行政部门采取控制措施，并向共同的上级卫生行政部门报告。必要时需要通过媒体向社会告知，停止销售、食用中毒食品。

3. 封存被污染的食品用工具及用具，并责令进行清洗消毒。根据中毒原因和致病因素，对中毒场所及有关食品加工环境、其他物品进行清洗消毒。必要时调查人员应指导食品加工人员进行清洗消毒。

4. 消除造成食物中毒的隐患，对经过调查已经查明导致致病物质污染、致病菌残留、致病菌繁殖的因素进行纠正，并避免今后再次发生类似问题。

5. 当调查发现中毒范围仍在扩展，属于重大食物中毒时，应立即向当地政府和上级卫生行政部门报告。根据食物中毒事件控制情况的需要，建议政府组织卫生、医疗、医药、公安、工商、交通、广播电视等部门采取相应的控制和预防措施。采取临时控制措施时应使用封条，封条应加盖卫生行政部门印章，并制作卫生行政控制决定书。当事人对被控制食品及其原料、食品用工具及用具应承担保全责任，不得私自转移。当事人拒绝承担的，卫生行政部门可以要求有条件的单位予以保全，保全所需全部费用由当事人承担。调查人员在执行公务时，遇到紧急情况或特殊情况，可当场对已经造成食物中毒的食品以及有证据证明可能导致食物中毒的食品予以封存，并制作笔录，但在采取封存措施之后，应立即报请所在地卫生行政部门批准，并送达行政控制决定书。封存期限一般为 15 天，卫生行政部门应在封存之日起 15 天内完成卫生学评价工作，被污染的食品，做出销毁的行政处罚决定；未被污染的、食物中毒隐患已经消除的应予解封。做出解封决定时，应送达解除卫生行政控制决定书，并开启封条。因特殊事由，需要延长封存期限的，应做出延长控制期限的决定。

需要强调的是，在实际工作中，上述九个方面现场调查工作可以同时进行，如对患者进行调查时可以进行患者粪便采样，调查可疑中毒食品加工过程时可以进行食品采样。每一方面，调查人员取得的新信息应及时反馈给其他调查人员，以便提高调查的针对性和效率。调查过程中若发现有遗漏和疑问，应随时进行补充调查或反复调查。

第五节　食物中毒调查资料分析及善后处理

一、调查资料分析

对食物中毒调查过程中收集到的临床资料、流行病学资料、可疑食品加工过程调查资料、实验室检验资料应及时进行整理分析，以便确定中毒食品、致病因子、中毒原因等食物中毒调查结论，撰写一份完整的食物中毒调查报告。

（一）对病例的流行病学分析

1. 按病例发病时间绘制发病流行曲线　分析病例发病时间的分布特点及其联系。

2. 绘制病例发病场所或地点分布图　分析病例发病地区分布特点及其联系，确定可能的发病场所或地点。

3. 绘制病例人群分布统计图例　分析病例人群分布特点，有助于推断可能的病原和致病因素。对食用多种食品而引起的食物中毒，还需要应用食物罹患率分析或病例对照研究等统计学方法，以便确定中毒食品。调查资料可以采用传统统计分析方法进行整理分析，目前组织开发的有关用于流行病学调查数据分析处理的计算机应用软件，为食物中毒流行病学资料分析提供了更加快捷、准确的工具。流行病学统计分析方法和计算机应用软件可参阅有关书籍。

（二）食物中毒的综合分析

根据确定的病例标准和病例流行病学分布的特点，应提出是否是一起食物中毒事件的意见，并就该起发病事件的性质，传播类型，进食可疑中毒食品的时间、地点、中毒食品等形成病因假设，以指导救治中毒患者和进一步开展的病因调查及中毒控制工作。

1. 临床症状和体征的分析　通过对临床症状和体征的分析，可初步断定引起食物中毒的致病因子，中毒症状是急性胃肠道系统的还是神经系统的，可以提示是感染型还是中毒型的。

2. 潜伏期的计算　潜伏期一般是指食入致病因子到出现第一个症状或症候时的一段时间，每一种食物中毒都有独特的潜伏期。潜伏期较短的有葡萄球菌等微生物产生的毒素、重金属及其他化学毒物、有毒动植物等。潜伏期较长的有细菌性食物中毒，如沙门菌属、副溶血性弧菌。确定潜伏期的常用方法是将个案表的潜伏期依长短排队，取其中位数，根据潜伏期的长短也可初步确定是感染性的还是中毒性的，并对实验室检查具有指导意义。

3. 确定病例和中毒人数　通过现场核实的有关发病情况和进食情况分析，归纳提出中毒病例的共同特征，并依此为标准，对已发现或报告的可疑病例进行鉴别。对尚未报告或就诊的符合病例确定标准的患者应进一步进行登记调查。病例确定标准可参考以下方面：由患者潜伏期、各种临床症状与体征出现的频率，确定患者的突出症状与伴随症状；按临床发病情况确定患者病情轻重；按是否有临床诊断确定病例是否就诊。中毒人数的多少不能仅凭患者主诉或医院门诊病历来确定，是否是中毒患者应根据临床症状、流行病学和实验室资料来综合判定，首先应确定几个要素，例如副溶血性弧菌食物中毒，应有腹泻，每天 2 次以上，或腹绞痛二个主要症状之一，同时有其他相应症状如恶心、呕吐、发热等。再逐一按几个要素对照以确定中毒人数。

4. 中毒餐次的确定　食物中毒餐次一般可以确定，在群体性多餐次共同进食而发病时确定中毒餐次有时较困难，可以计算不同时间进食者的罹患率来推算，也可以根据不同食物中毒的潜伏期来推算。有时从偶然因素着手用排除法来判断进食时间和餐次，如偶然吃一餐的人是否发病，偶然不吃一餐的人是否不发病。

5. 中毒食物的确定　比较进食者与未进食者在发生食物中毒罹患率的差异可以推断其中毒食物，一般情况下吃这种可疑食物的人中间罹患率应该最高的，否则为最低。

6. 致病因子的确定　致病因子的确定主要依靠实验室鉴定，要取得正确的鉴定结论关键是样品的采集，标本最好在第一时间采集，标本品种并不是越多越好，而在于标本和所做检验项目的准确性，一般可通过对临床症状和体征的分析来确定需采标本的品种和进行检验的项目。

（三）综合判定

在获取现场卫生学调查的资料和实验室检验结果后，结合临床表现、流行病学资料、可疑食品加工制作情况和实验室检验结果进行汇总分析，按各类食物中毒诊断标准确定的判定依据和原则做出综合判定。

（四）调查报告

食物中毒调查结束后，应整理调查资料、撰写食物中毒调查专题总结报告，作为档案备查并按规定报告有关部门。调查报告要综合流行病学调查、发病者潜伏期和临床表现、现场卫生学调查和样品检验等结果，正确反映食物中毒暴发事件及其规律，客观地反映社会卫生状况和存在的问题，并总结典型经验。调查报告的内容应包括：发病经过（中毒食品、致病因子、中毒原因)、临床和流行病学特点、治疗和中毒患者预后情况、控制和预防措施的建议,以及参加调查的人员等。同时应按《食物中毒调查报告管理办法》规定及时填报"食物中毒调查报告表"。

二、食物中毒的善后处理

(一) 中毒食物的处理

对疑似中毒食品采样完毕后,应进行无害化处理或销毁。细菌性食物中毒的食品,如果是固体的应煮沸15分钟后掩埋或焚烧,液体的可与漂白粉混合消毒。真菌性、化学性、动植物性中毒的食品应焚烧或深埋,不得作食品用原料或饲料。对可利用的原料应提出指导处理原则。

(二) 中毒现场的消毒与处理

根据不同的食物中毒,对中毒现场应采用不同的消毒办法,如果是细菌性食物中毒,所用的餐具、用具、容器等应彻底消毒,对已被污染的冰箱、地面、保洁柜、台面等用0.3%漂白粉溶液涂擦或用其他药剂有效消毒。如果是化学性物质污染的,应将接触的物品彻底清洗或废弃。

(三) 后期评估总结

填报"食物中毒调查报告表"撰写专题总结报告。食物中毒现场调查工作结束后,及时填报"食物中毒调查报告表",并撰写食物中毒调查主题总结报告,存档备查并按规定报告有关部门。主题总结报告的内容应包括:食物中毒发生经过(中毒食品、致病因素及中毒原因、中毒患者临床和流行病学特点、治疗、治愈)和结论、控制及预防性措施的建议。

在食物中毒事件处理完毕后,事发地卫生行政部门应及时组织有关人员对食物中毒事件的调查处理情况进行科学、客观的评估总结,评估内容包括食物中毒事件种类和性质,事件对社会、经济及公众心理的影响,应急响应过程,调查步骤和方法,对患者所采取的救治措施,调查结论等。评估内容应包括有关经验和教训的总结。评估总结应报本级政府和上一级卫生行政部门。

(四) 资料收集整理

参与调查处理的专业机构应分别将食物中毒事件的有关卫生学调查、取证、控制、查处、流行病学调查、实验室检测等资料进行整理分析,建立食物中毒事件档案。内容包括:

1. 食物中毒事件调查报告 包括《食物中毒事故报告登记表》(见附表5-2)、《食物中毒事故个案调查登记表》(见附表5-3)和《食物中毒事故调查报告表》(见附表5-4)。

2. 处理事件的技术材料(实验室资料、临床病历摘要)。

3. 卫生行政处罚相关资料;相关的证明材料和取证材料。

(五) 责任追究

1. 对在食物中毒事件的预防、报告、调查、控制和处理过程中,有玩忽职守、失职、渎职等行为的,依据《突发公共卫生事件应急条例》及有关法律、法规追究当事人的责任。

2. 对造成食物中毒事件的生产经营单位由县级以上政府卫生行政部门依据《中华人民共和国食品安全法》《食品卫生行政处罚办法》有关条款予以行政处罚。

(六) 信息发布

各级卫生行政部门应定期发布食物中毒事件统计处理信息或公告,及时向同级政府报告并向社会发布食物中毒事件的处理及进程,涉及保密内容的应遵守有关规定。

第六节 各种食物中毒发生和处理特点

一、细菌性食物中毒

细菌性食物中毒是指摄入含有细菌或细菌毒素的食品而引起的中毒。细菌性食物中毒在国内外都是最常见的一类食物中毒，无论是中毒起数还是中毒人数，在各类食物中毒中都占很大比例。细菌性食物中毒通常有明显的区域性、饮食习惯和季节性。多发生于气候炎热的夏秋季节，一般5～10月最多。

(一) 细菌性食物中毒特点

四季都可发生，尤以夏秋季节为主。有明显的季节性。在夏秋季节高发，与高温、高湿的环境易于细菌生长繁殖有关，但其他季节也可发生，例如当冬天室内温度较高时，细菌仍易于生长繁殖。发病率高、病死率较低、恢复快、预后好。但李斯特菌食物中毒、小肠结肠炎耶尔森菌食物中毒、肉毒梭菌食物中毒、椰毒假单胞菌酵米面亚种食物中毒病死率高，可高达20%～100%。各类食物均可发生，动物性食品、凉菜是引起细菌性食物中毒的主要食品，剩米饭、米糕等植物性食品常引起蜡样芽胞杆菌、葡萄球菌肠毒素食物中毒，由于盒饭需要运输，延长了保存时间，成为目前常见的细菌性食物中毒的中毒食品。临床症状分胃肠型和神经型，以消化道症状为主。临床表现以胃肠道症状为主，感染型细菌性食物中毒通常伴有发热。细菌性食物中毒的治疗以对症、支持治疗为主，一般不使用抗生素，重症可考虑使用抗生素。细菌性食物中毒多发生在集体食堂，其中各类学校食堂、工地食堂最多见，其次为公共饮食业。

细菌性食物中毒的发生需要三个条件：①直接入口食品被致病菌污染；②被致病菌污染的食品在较高的温度下存放，食品中充足的水分，适宜的pH及营养条件使致病菌大量生长繁殖或产生毒素；③食用前未被彻底加热。调查细菌性食物中毒的食品加工过程应集中精力查明是否存在上述三个环节。

(二) 细菌性食物中毒预防控制

防止食品被污染，注意个人卫生，避免交叉污染，保持环境整洁，预防鼠和蟑螂等有害昆虫传播。控制细菌繁殖及毒素的产生，低温保藏、盐腌、风干等措施。彻底加热煮透食物。加强卫生宣传教育。一旦发生及时报告、调查、控制。

(三) 常见的细菌性食物中毒

沙门菌食物中毒、葡萄球菌食物中毒、副溶血性弧菌食物中毒、志贺菌食物中毒、肉毒梭菌食物中毒、椰毒假单胞菌酵米面亚种食物中毒、O157：H7大肠杆菌（致泻性大肠埃希菌）食物中毒、蜡样芽胞杆菌食物中毒、空肠弯曲菌食物中毒。

常见细菌性食物中毒表现见附表5-5。

二、化学性食物中毒

(一) 化学性食物中毒发病特点

发病与进食含有毒化学物的食物有关。发病与进食时间、进食量有关。一般进食后不久发病，进食量大者，发病时间短、病情重。发病常有群体性，有共同进食某种食品的病史，相同的临床表现。无地域性、季节性和传染性。剩余食物、呕吐物、血、尿等样品中可检出相应的化学毒物。

（二）化学性食物中毒发生的原因

被有毒、有害的化学物质直接污染食品，误食用刚喷洒农药的蔬菜、水果，以及农药拌种粮食；误用盛装化学毒物或被污染的容器盛装食品；误将化学毒物当调味剂或添加剂，如将亚硝酸盐当作食盐。被有毒有害的化学物质间接污染食品。无毒或毒性小的化学物在体内转化为毒性强的物质，如硝酸盐变成亚硝酸盐。人为投毒，所投毒物一般为化学性毒物，如全国发生多起的毒鼠强投毒事件。其他意外污染。

（三）化学性食物中毒处理特点

1. 处理化学性食物中毒时应突出一个"快"字。及时处理不但对挽救中毒患者生命十分重要，同时对控制中毒事态发展，特别是群体中毒和尚未明确化学性毒物时更为重要。

2. 根据病情进行分类，确保危重患者的抢救质量，加强对较轻患者及未出现症状者的治疗、观察，特别要注意毒物对较轻患者的潜在危害。

3. 可考虑使用快速毒物检验和简易动物实验，初步确定中毒食品和化学性毒物。

（四）治疗原则

1. 清除毒物　利用催吐、洗胃、导泻清除尚未吸收的毒物，通过血液净化治疗（血液透析、腹膜透析、血液过滤、血液灌流、换血），加速毒素排泄（利尿），清除已经进入体内的毒物。

2. 特效治疗　包括解毒剂治疗、功能拮抗剂治疗和对症、支持治疗。

（五）常见的化学性食物中毒

有机磷中毒、亚硝酸盐中毒、鼠药中毒（毒鼠强、氟乙酰胺、敌鼠钠盐等）、砷化物中毒、甲醇、氟化钠、钡盐、铊等。常见化学性食物中毒表现见附表5-6。

三、动物性食物中毒

将天然含有有毒成分的动物或动物的某一部分当做食品；在一定条件下产生大量有毒成分的动物性食品而引起的中毒称为动物性食物中毒。动物性食物中毒多以家庭散发为主，有一定的区域性，河豚中毒多发生在沿海地区，鱼胆中毒多发生在南方地区。一般情况中毒患者会告诉食用了某种可能含有毒素的动物或动物的某一部分。动物形态学鉴定对最终诊断具有重要意义。一般患者潜伏期较短，临床表现因动物所含毒素不同而有较大差别。除含高组胺鱼类中毒外，尚无解毒治疗方法，仅是对症治疗和支持疗法，治疗不及时可导致死亡。

常见的动物性食物中毒：河豚、含高组胺鱼类、鱼胆、贝类、甲状腺。常见的动物性食物中毒的表现见附表5-7。

四、植物性食物中毒

误食有毒植物或有毒植物种子，因烹调加工方法不当，没有把有毒物质去掉而引起的中毒。植物性食物中毒散发多于暴发，散发多见于家庭，有时集体食堂、公共饮食业也会发生暴发。由于植物的种植和生长受气候和地理条件的影响，各地区的饮食习惯也不相同，一般植物性食物中毒有明显的地区性和季节性。植物中的有毒物质多种多样，毒性强弱差别较大，临床表现各异，救治方法不同，预后也不一。除急性胃肠道症状以外，神经系统症状较为常见，抢救不及时可引起死亡。对于植物性食物中毒多数没有特效疗法。

常见的植物性食物中毒：毒蘑菇、发芽马铃薯、豆浆、菜豆、曼陀罗、白果、桐油、苦杏仁。常见植物性食物中毒表现见附表 5-8。

五、真菌性食物中毒

真菌广泛分布于自然界，数目庞大，估计有十万种之多。真菌在粮食或其他食品中生长繁殖产生有毒的代谢产物称为真菌毒素引起中毒。

(一) 真菌性食物中毒的发生特点

食品被真菌污染。一般的烹调和加热处理不能破坏食品中的真菌毒素。没有传染性和免疫性，因真菌毒素分子量小，对机体不产生抗体。真菌生长繁殖及产生毒素需要一定的温度和湿度，因此中毒往往有明显的季节性和地区性。

(二) 真菌毒素食物中毒处理特点

真菌毒素的化学结构不同、毒性强弱不同，其作用的靶器官不同，处理方法也不尽相同。

常见的真菌毒素食物中毒表现见附表 5-9。

第七节 食物中毒案例

一、食物中毒事件调查总结报告（案例）

关于某县某村某屯发生食物中毒事件的调查报告

某某：

某年某月某日下午某点某分，我中心接到某县卫生防疫站报告，该县某乡突发中毒事件，中毒 10 人，已死亡 3 人，7 例重症患者正在县医院抢救治疗。接到报告后，我中心派出两名卫生专业技术人员；与某医院和某卫生监督所专业人员一行 6 人，赶赴现场协助开展调查处理及抢救患者。至某月某日止，死亡 4 人，6 名重症患者正在某医院抢救。现将调查处理情况报告如下。

(一) 基本情况

某县某乡某村某屯位于某县城西南面，距乡政府所在地约 20 公里，全屯共有 30 户，120 人，均为苗族。该屯为山区，交通十分不便，自然条件和卫生条件很差，属贫困的少数民族地区，该村有一名乡村医生。

(二) 中毒发生经过

某月某日上午某时左右，一村民（男，39 岁）将今年三月三（农历，苗族的传统节日）做好的糯米与玉米混合在一起的面粉（酵米面）做成水圆独自食用，于当天下午 4 时出现恶心、呕吐、头晕、头痛、乏力、腹胀、腹痛等症状，次日病情加重，下午 3 时 30 分在家死亡。死者生前，其亲属赶来探望，其家人为了感谢亲友，又用酵米面招待前来探望的亲属，9 人进食，吃后均发生中毒，其中有 2 人相继在家中死亡（均为女性），剩余 7 人送某医院抢救，1 人（女性）因病情加重，经抢救无效于某月某日某分死亡。

(三) 现场调查、实验室检测结果

1. 流行病学调查

(1) 中毒患者分布情况　中毒发生时间某日至某日，患者集中在某屯，为 4 家不同的住户,曾先后在某某家进食。进食10人,发病10人(男性7人、女性3人),住院7人,死亡4人(1男、3女)。最小年龄12岁,最大年龄56岁。

(2)进食情况:中毒者均进食了某某家制作的汤圆,进食量为2~10个不等。

(3)潜伏期:最短6小时,最长24小时,平均15小时。

(4)临床表现:主要为恶心、呕吐、头晕、头痛、腹痛、腹胀。重者意识模糊、抽搐、发绀、呼吸困难、休克、昏迷。

2.卫生学调查 中毒者进食的汤圆是某某用自制的酵米面做成的。某某按苗族传统方法于三月三(农历)制作酵米面,即将玉米和糯米用水浸泡10天左右,经水淘洗后湿磨成糊状水面子,用布兜起,再用柴草灰吸去过多的水分而成,带有不同程度的酸臭味。当时,制作的酵米面未吃完,剩余的经晾晒后,用塑料编织袋盛装、存放在屋内,约有某斤。据进食者反映,酵米面水圆有酸臭味。

在调查的过程中,了解到在制作酵米面过程中卫生条件很差,而且,当时气候阴天、多雨,湿度大,不容易将面晒干;加工用具、盛装的物品卫生状况也很差,容易使加工的食品原料受到污染。

由于技术上的原因,无法对剩余的酵米面进行病原菌分离和毒素的检测。

(四)中毒原因分析与初步结论

根据现场调查,中毒的患者均进食过用同种酵米面制作的水圆,不食者不发病,因此,认为中毒食品是酵米面。中毒患者发病的潜伏期短,但发病急,病程进展快。所有的中毒患者的临床表现基本相似,无传染性。周围群众和进食者均不知道食用经长期存放的酵米面会导致中毒。据此,结合现有的资料综合判断,初步认定本次事件是一起在加工、贮存酵米面过程中,因椰毒假单胞菌酵米面亚种污染而引起的食物中毒。

(五)事件处理经过、采取的防制措施

中毒事件发生后,自治区、地区、县各级党政领导和卫生行政部门均十分重视。某某作了做好中毒者的救护工作、全力抢救中毒者的指示;某某派出某疾控中心、某医院、某卫生监督所有关专家和业务技术人员组成的调查抢救小组赶赴现场指导调查抢救工作。

某某在事故发生后,指示有关方面要尽快查明原因,不惜一切代价抢救中毒者。某县委、县政府在接到中毒报告后,立即组织卫生、公安部门赶往中毒发生地进行调查,并立即将中毒患者送县医院救治。某某派出卫生防疫站、某医院有关业务人员共10人组成的调查抢救小组连夜赶往某地参与调查和抢救工作。因某县医疗条件有限,连夜将6名中毒者转至医院救治。对中毒者的治疗除采用常规的催吐、洗胃排除毒物和护肝、护肾、防止脑水肿、抗感染等措施外,还采用目前较为先进的血浆置换术抢救治疗中毒者。目前存活的6例患者中仍有3例危重者,随时都有生命危险。

调查小组在现场开展了流行病学调查,封存了剩余的酵米面,向村民讲明此次中毒事件的原因,要求还存有酵米面的家庭不能再食用,防止再次发生中毒事故。至某日为止该乡无类似病例出现,社会安定。

(六)今后的工作建议

椰毒假单胞菌酵米面亚种食物中毒是严重的食物中毒,治疗困难,病死率高达40%~100%。我区部分地区有食用酵米面的习惯,并常发生中毒,严重危害人民群众的生命安全。为防止类似事故的发生,建议做好以下几点工作:

1.加强食品卫生知识的宣传教育工作。要充分利用电视、广播、报刊、宣传画等形式开展宣传工作,使群众知道酵米面的危害性,戒除不良的饮食习惯,自觉做到不吃酵米面,并教会群众一般的中毒自救常识。

2. 一旦发生酵米面中毒,应积极组织有效的抢救工作,尽快把中毒者送医院抢救治疗。同时,按国家突发事件报告制度有关规定上报疫情,并做好各项防制工作,防止事故扩大,确保人民群众的生命安全。

3. 加强对基层卫生人员的业务培训,提高人员素质。

二、食物中毒调查处置情况与分析(案例)

某市某酒店食物中毒调查处置情况与分析

某市某酒店某年某月某日中午承办婚宴发生164人食物中毒,通过各有关部门积极工作和协作,这起食物中毒事件得到及时控制和妥善处理。

(一) 案情介绍

某年某月某日中午,某市某酒店同时举办两家婚宴,共有640余人,婚宴分别设在一楼大厅、茶厅、单间和二楼歌舞厅。两家婚宴所订标准差距不大,共同进食有相同的15个菜品:基围虾、黄金蟹、椒盐带鱼等。根据发生食物中毒164人的食谱调查分析,中毒患者该餐次进食食物品种概率依次为:基围虾95%、黄金蟹80%、椒盐带鱼75%、香水鸭肠70%、笋子烧牛肉50%。对本次就餐未发病者调查表明,凡是未食用基围虾、黄金蟹者均未发病。

当日晚参加两起婚宴的客人陆续出现恶心、呕吐、腹痛、腹泻、乏力等症状,发病多以上腹或脐周绞痛开始,继之腹泻,大便性状初期为黄色水样便,后呈洗肉水样便。患者在较短时间内发病,有明显的发病高峰。最短潜伏期3小时,最长28小时,平均潜伏期15小时,男女及各年龄段均有发病,最小2岁,最大78岁;男性65例,女性99例。共计164人发病,经抗感染、对症、支持治疗,患者陆续出院,无危重和死亡病例。

(二) 结论

某市疾控中心对留样食品和患者呕吐物、排泄物等进行了采样检测,实验室检测结果:①基围虾和患者的排泄物检出"副溶血性弧菌";②基围虾、笋子烧牛肉、鸭子汤中检出总大肠菌群、细菌总数超标。根据现场卫生学调查、流行病学调查资料、实验室病原学检测结果和患者临床症状综合分析,依据GB14938-1994《食物中毒诊断标准及技术处理总则》和WS/T81-1996《副溶血性弧菌食物中毒诊断标准及处理原则》评价,诊断为细菌性食物中毒。

(三) 中毒原因分析

依据疾控中心的检测报告出示的在患者排泻物及该酒店留样食品中检出同一血清型的致病微生物,以及该致病性微生物的生物学特性,200余人的询问调查,164例个案统计学分析,食品加工制作过程的卫生学调查,近几年各地发生的相类似食物中毒事件等综合分析,某年某月某日中午该酒店向两家婚宴提供含有致病微生物的食物,引发164名就餐者发生食物中毒。该酒店因超负荷承办宴席,导致食物未能充分煮熟煮透,因而,食品原辅材料中的致病性微生物未能在关键环节除去,引发本起突发公共卫生事件。

(四) 处理情况

事件发生后,某市卫生执法监督所高度重视,立即组织所有监督员对事件展开全面调查和处理。事发次日00:05接到报告,00:15即赶赴至某镇卫生院,协助医院抢救中毒患者,并开展各项现场调查工作。询问医院负责人、经治医生和患者并制作询问笔录,查阅了病历。2:20某所赴该酒店对留样食物进行封存,对酒店负责人、厨师长、餐饮部经理、厨师、食品采购员、库房保管员、凉菜制作人员、食品粗加工人员、餐用具洗消人员等进行了询问调查,对加工环境、用具、食品来源及加工过程、从业人员情况等进行现场卫生学调查,调取婚宴的菜谱、食品原料供货商的卫生许可证和检验合格证明等资料。同时立即向市卫生局和市卫生执法监督所进行了报告。凌晨2:00,市卫生执法监督所某副所长率领稽查科某科长、食品科某科长,下午5:00省执法监督总队某副总队长代表省卫生计生委率领某支队长等一行4人赶赴事发地进行督导调查,到各医疗机构看望了患者,并指示全力救治患者、确保无人员死亡、尽快查明中毒原因,对事件处理的各个环节做了具体的指导,要求对该酒店依法进行调查和处理,同时强调进一步加强食品卫生监督管理,落实食品卫生管理员制度,杜绝超负荷接待,规范加工操作流程,确保食品卫生安全。

中毒事件发生后,依据《食品安全法》的规定,立即对该酒店采取了行政控制措施,封存了凉菜间、烹调间、粗加工间、库房的食品原料和工、用具及部分餐、食具,同时立案调查。围绕案件的违法事实、事实经过、违法所得、违法行为所造成的后果、主体资格认证等广泛搜集证据。根据疾控中心的食物中毒诊断报告和病员资料,某所调查获取的该酒店违法事实及主体资格认证等证据,对案件经过及取证材料进行综合分析,某年某月某日中午该酒店承办两家婚宴,造成就餐人员164人食物中毒事故,从业人员7人未取得"健康合格证"从事食品加工活动,违反了《中华人民共和国食品安全法》的规定。某市食品安全协调委员会组织相关单位对此案进行讨论,认为该酒店在事件发生后能主动配合卫生行政部门及相关部门的调查取证工作,妥善安抚病员并进行了补偿,配合医院治疗,及时进行食品加工环境和卫生设施的整改,完善内部管理。依据《中华人民共和国食品安全法》和《食品卫生行政处罚办法》进行处理和处罚。做出:(1)没收违法所得16 860元,并处违法所得四倍的罚款67 440元;(2)食品从业人员7人未取得"健康合格证"从事食品加工经营活动罚款2000元的行政处罚。共计没收和罚款人民币86 300元整。事发后第9日,向该酒店送达了《行政处罚听证告知书》,当事人主动放弃听证,并自觉、完全履行行政处罚。

(五)讨论

此次食物中毒事件暴露出了以下问题:

1. 片面追求经济效益最大化,注重经济效益忽视了食品卫生安全。本事件就是两家婚宴同时在该酒店举行,就餐人数超出正常接待能力,卫生设施不能满足需要,临时使用的从业人员缺乏基本的卫生知识,从而导致食品加工、烹饪、存放等各个环节混乱,食品卫生安全不能得到保障。

2. 缺乏执行《食品安全法》《餐饮业和集体用餐配送单位卫生规范》的自觉性。该酒店卫生管理薄弱,卫生意识较差,致使各项卫生管理制度没有落到实处。

3. 食品加工经营过程的卫生状况缺乏有效的内部管理。该酒店未设置专职的食品卫生管理员,对食品加工操作流程的卫生要求和对食品安全的潜在隐患认识不足,难以对食品的采购、加工、储存和从业人员的个人卫生实施有效的日常卫生监管。

根据以上问题分析,为有效控制食物中毒的发生,应重点做到:指导和督促餐饮业主建立健全保证餐饮卫生安全的各项规章制度,推行食品卫生管理员制度,强化自身管理,增强行业自律,遵守餐饮卫生操作规程;进一步加强餐饮业主和从业人员《食品安全法》《餐饮业和集体用餐配送单位卫生规范》等卫生法律、法规培训，树立依法从业的观念，增强卫生安全意识；深化食品卫生量化分级管理制度，促进餐饮业主改善经营环境，重点改造好食品加工场所的面积、布局、消毒保洁设施等，设置规模与接待能力应相匹配，禁止超负荷接待。

从本次事件来看，大中型餐饮业发生一定规模的食物中毒所造成的影响，不仅是单纯的专业技术问题，而是综合性的社会问题，如果发生事故的单位处理不恰当，会造成负面影响，乃至于严重后果，因此各餐饮单位应建立"食物中毒处置预案"，以便一旦发生食物中毒时能得到及时妥善的处置。

附录：

附表 5-1 常见食物中毒样品采集量表

样品名称	采样数量
固体食品	200～500g（取不同部位）
流体及半流体食品	200g（充分搅拌后取）
呕吐物	50～200g（每人）
粪便	50～100g（每人）
尿液	100～200ml（每人）
血液	5～10ml（每人）
工具容器洗涤水	100～200ml（每件）
尸体标本	10～20g（每种脏器）

附表 5-2 食物中毒事故报告登记表

食物中毒事故发生单位：　　　　　　地址：
发病时间：　日　时　分　　　　　　　　　进食时间：　日　时　分
中毒人数：　　　　　进食人数：　　　　　死亡人数：
可疑中毒食物：
中毒表现：（在横线上打√或者填写具体说明）
1. 恶心＿＿　2. 呕吐＿＿＿（　次/天）　3. 腹痛＿＿＿　4. 腹泻＿＿＿（　次）
5. 头痛＿＿　6. 头晕＿＿＿　　　　　　7. 发热＿＿（　℃）8. 脱水＿＿
9. 抽搐＿＿　10. 青紫＿＿＿　　　　　　11. 呼吸困难＿＿＿　12. 昏迷＿＿＿
若有腹泻，腹泻物性状：（1）洗肉水样＿＿＿（2）米泔水样＿＿＿（3）糊状＿＿＿（4）其他＿＿＿
其他症状：
_____
救治情况：
_____

就诊或所处地点：	临床诊断：
主要治疗措施：	
用药效果：	
其他事项：	
报告人姓名：	工作单位：
联系地址：	联系电话：
处理情况：	
记录人签名：	记录时间：　年　月　日

附表 5-3 食物中毒事故个案调查登记表

被调查人姓名：　　　　　　　　　性别：　　　　　　　　年龄：
家庭住址：　　　　　　　　　　　家庭电话：
工作单位：　　　　　　　　　　　单位地址：　　　　　　单位电话：
调查地点：　　　　　　　　　　　调查时间：　　月　　日　　时
发病时间：　　月　　日　　时
主要体征：（在横线上打√或填写具体描述，空余项打×）
　　　　　发热____（℃）恶心____呕吐____次/天　腹痛____头痛____头晕____持续时间____
若有腹痛，部位在：上腹部_____脐周_____下腹部_____其他_____
　　　　　腹痛性质：绞痛_____阵痛_____隐痛_____其他_____
腹泻物性状：洗肉水样_____米泔水样_____糊状_____其他_____
其他症状：脱水_____抽搐_____青紫_____呼吸困难_____昏迷_____
治疗情况：（1）治疗单位：
　　　　　　临床诊断：
　　　　　　用药情况（药物名称及剂量）：
　　　　　（2）自行服药（药物名称及剂量）：
　　　　　（3）未治疗：
发病前 72 小时内摄入的食品调查（自发病时间向前推溯 72 小时）

进食情况	当天（　月　日）			昨天（　月　日）			前天（　月　日）		
	早餐	午餐	晚餐	早餐	午餐	晚餐	早餐	午餐	晚餐
食物名称及数量									
时间									
场所									

其他可疑的食品：　　　　　进食时间：　　　　　进食场所：　　　　　进食数量：
临床及实验室检验结果（没有进行临床或实验室检验的可以不填）

样品名称及检验项目	检验结果	意义（有、无、可取）

若实验室检验结果有意义，可疑致病因素为：
被调查人签字；　　　　调查人（2人）签名：
调查时间：　　年　　月　　日

附表 5-4　食物中毒事故调查报告表

中毒发生情况	食物中毒事故发生地点：＿＿＿＿省＿＿＿＿市＿＿＿＿县（区）＿＿＿＿村（镇、街道） 进食场所： 该场所属于：（1）集体食堂（2）饮食服务单位（3）食品摊贩（4）家庭（5）其他 同餐进食人数：＿＿＿＿　中毒人数：＿＿＿＿　入院就诊人数：＿＿＿＿ 死亡人数： 进食时间：＿＿＿＿年＿＿＿＿月＿＿＿＿日＿＿＿＿时＿＿＿＿分 发病时间：首例患者：＿＿＿＿月＿＿＿＿日＿＿＿＿时＿＿＿＿分 　　　　　末例患者：＿＿＿＿月＿＿＿＿日＿＿＿＿时＿＿＿＿分 潜伏期（小时）：最短：＿＿＿＿　最长：＿＿＿＿　中位数：＿＿＿＿ 中毒症状（填写有该症状的人数）：恶心＿＿＿＿呕吐＿＿＿＿腹泻＿＿＿＿ 腹痛＿＿＿＿发热＿＿＿＿ 其他症状（详述症状和人数）：
中毒食物	1. 动物性食品：肉与肉制品□　乳与乳制品□　蛋与蛋制品□　水产品□ 　　其他： 2. 植物性食品：谷类及制品□　豆类及制品□　植物油□ 3. 果蔬类□ 　　其他： 　　其他食品：＿＿＿＿＿＿＿＿＿＿＿＿＿＿＿＿＿＿＿＿＿＿＿＿ 4. 不明□ 5. 食物通过那种方式确认？（1）流行病学调查确认□ 　　　　　　　　　　　　（2）实验室化验确认□
责任单位	1. 集体食堂□　　2. 饮食服务单位□　　3. 食品摊贩□　　4. 家庭□ 5. 食品加工厂□　6. 批发零售单位□　　7. 其他□　　　　8. 不明□
中毒发生原因	1. 原料污染或变质□　　2. 加工不当□　　　　3. 生熟交叉污染□ 4. 熟食储存不当□　　　5. 误食有毒品种□　　6. 加工人员污染□ 7. 食用方法不当□　　　8. 用具容器不洁□　　9. 其他＿＿＿＿ 10. 不明□
有意义的采样和检验结果	样本来源及名称　｜　检验份数　｜　阳性份数　｜　（结果和均值）
致病因素	微生物： 1. 沙门菌属□　　　　2. 变形杆菌□　　　　　　　　3. 致病性大肠埃希菌□ 4. 副溶血性弧菌□　　5. 肉毒梭菌□　　　　　　　　6. 葡萄球菌肠毒素□ 7. 腊样芽胞杆菌□　　8. 椰毒假单胞菌酵米面亚种菌□　9. 链球菌□ 10. 真菌毒素□　　　11. 其他＿＿＿＿ 农药及化学物： 1. 有机磷□　　　　　2. 有机汞□　　　　　　　　　　3. 有机氯□ 4. 砷化物□　　　　　5. 亚硝酸盐□　　　　　　　　　6. 棉酚□ 7. 重金属□　　　　　8. 甲醇□　　　　　　　　　　　9. 其他＿＿＿＿ 动植物： 1. 河豚□　　　　　　2. 组胺鱼类□　　　　　　　　　3. 其他有毒鱼类□ 4. 有毒贝类□　　　　5. 毒蘑菇□　　　　　　　　　　6. 四季豆□ 7. 动物内脏□　　　　8. 发芽马铃薯□　　　　　　　　9. 其他＿＿＿＿ 原因不明：

报告单位：（章）＿＿＿＿＿＿＿＿＿＿＿＿　地址：＿＿＿＿＿＿＿＿＿＿＿＿＿＿＿＿
邮编：＿＿＿＿＿＿＿＿＿＿
报告人：＿＿＿＿＿＿＿＿＿　电话：＿＿＿＿＿＿＿　报告时间：＿＿＿＿年＿＿＿＿月＿＿＿＿日

注：1. 每起食物中毒事故都应填报本表。2. 在有"□"的项目内划√或在划横线的项目上填写具体说明。3. 本调查表由食物中毒发生地负责调查，当地卫生行政单位负责填报。

附表 5-5　常见细菌性食物中毒表现一览表

致病原	潜伏期	临床特点	诊断参考	常见中毒食品
沙门菌属	6～72h（一般 12～36h）	恶心、呕吐、腹痛、腹泻，黄绿色水样便，便中有时带脓血和黏液，高热（>38℃），重者有寒战、惊厥、抽搐、昏迷	食品、呕吐物或粪便中检出血清学型别相同的沙门菌	肉、禽、蛋、鱼、奶类及其制品等
副溶血性弧菌（嗜盐菌）	8～12h	恶心、呕吐次数不多，腹痛多在脐部，呈阵发性胀痛或绞痛，腹泻，无里急后重，水样或洗肉水样便，少数便中有黏液，可能发热 38℃～40℃，重者脱水、虚脱、血压下降。病程 2～3 天	食品、容器、呕吐物、粪便中检出生物学特征或血清型一致的副溶血性弧菌	海产品、卤菜、咸菜等
葡萄球菌	一般 2～4h，不超过 6h	突然恶心、反复剧烈呕吐、上腹痉挛性疼痛、腹泻呈水样便，一般不发热，常因剧烈呕吐导致失水和休克。病程 1～3 天	食品中检出葡萄球菌肠毒素，食品、呕吐物和粪便培养检出金黄色葡萄球菌	奶、蛋及其制品、糕点、熟肉等
肉毒梭菌	1h 至 7 天	头晕、无力、视物模糊、复视、眼睑下垂、咀嚼无力、张口或伸舌困难、咽喉阻塞感、饮水发呛、吞咽困难、呼吸困难、头颈无力、垂头等。病死率较高	食品、血液、粪便中检出肉毒毒素，食品检出肉毒梭菌	发酵豆、谷类制品（面酱、臭豆腐）、肉制品、低酸性罐头等
致泻性大肠埃希菌（产肠毒素型 ETEC、肠道侵袭型 EIEC、肠道致病型 EPEC、肠道出血型 EHEC、肠聚集性黏附型 EAEC）	6～72h	ETEC：水样腹泻、腹痛、恶心、低热；EIEC：发热、剧烈腹痛、水样腹泻，粪便中有少量黏液和血，与痢疾相似；EPEC：发热、呕吐、腹泻，粪便中有大量黏液但无血，有类似感冒症状；EHEC：潜伏期长，3～10 天，突发性腹部痉挛，类似阑尾炎的疼痛，水样便继而转为血性腹泻，可引起多器官损害，病死率高；EAEC：成年人中度腹泻，病程 1～2 天、婴幼儿为 2 周以上的持续性腹泻	食品、呕吐物和粪便检出血清型相同的致泻性大肠埃希菌	熟肉制品、蛋及其制品、奶、奶酪、蔬菜、水果、饮料等
产气荚膜梭菌	8～24h	腹痛和腹泻	食品、粪便检出产气荚膜梭菌，粪便检出产气荚膜梭菌毒素	肉类、水产品、熟食奶等
蜡样芽胞杆菌	8～16h	呕吐型：恶心、呕吐伴头晕、四肢无力等；腹泻型：腹痛和腹泻为主。病程 8～36h	食品检出蜡样芽胞杆菌，呕吐物或粪便中检出相同型菌株	剩米饭、剩菜、凉拌菜、奶、肉、豆制品等
志贺菌	10～24h	剧烈腹痛、呕吐和频繁腹泻，水样便混有血液或黏液，并有里急后重，寒战、高热，体温达 40℃，重者会出现痉挛	食品、呕吐物分离出志贺菌，恢复期血清凝集效价比初期明显升高	含水量高的食品、熟食品、冷盘和凉拌菜等

续表

致病原	潜伏期	临床特点	诊断参考	常见中毒食品
李斯特菌	8~24h	初期为一般胃肠炎症状,重者可表现为败血症、脑膜炎等,有时引起心内膜炎,孕妇可发生流产或死胎	食品和粪便检出单核细胞增多性李斯特菌	禽蛋类、奶、肉及期制品、水果、蔬菜等
变形杆菌	5~18h	上腹部刀绞样痛和急性腹泻为主,伴有恶心、呕吐、头痛、发热(38℃~39℃)。病程1~3天	食品、粪便检出血清型相同的变形杆菌;患者急性期和恢复期(12~15天后)的血清凝集效价有4倍增高	动物性食品和豆制品、凉拌菜等
椰毒假单胞菌酵米面亚种	2~24h	上腹部不适,恶心、呕吐(呕吐物为胃内容物,重者呈咖啡色),轻微腹泻、头晕、全身无力等;重者出现黄疸、肝大、皮下出血、呕血、血尿、少尿、意识不清、烦躁不安、惊厥、抽搐、休克,一般无发热。病死率极高,达40%~100%	食品检出椰毒假单胞菌酵米面亚种或检出其代谢毒物米酵菌酸	玉米面制品、银耳、淀粉类制品等
其他致病性弧菌(河弧菌、创伤弧菌等)	24~48h	恶心、呕吐、水样便、腹泻,创伤弧菌还有发热、畏寒、肌肉痛、血压下降、血小板减少等	食品、容器、呕吐物和粪便检出生物学特征或血清型相同的致病性弧菌;分离到的弧菌对实验动物具有毒性或与患者血清有抗原-抗体反应	生的或未煮熟的鱼、贝类海产品等

附表5-6 常见化学性食物中毒表现一览表

致病原	潜伏期	临床特点	诊断参考	常见中毒食品
有机磷农药	0.5~5h	头晕、头痛、恶心、呕吐和腹痛等,继之出现瞳孔缩小,大量出汗、流泪,情绪激动,烦躁不安。最后患者进入昏迷状态,全身抽搐,大小便失禁,呼吸极度困难、发绀。可因呼吸中枢衰竭,呼吸肌麻痹或循环衰竭死亡	食品检出有机磷农药,血胆碱酯酶活力降低	污染食品
亚硝酸盐	1~3h	口唇、指甲以及全身皮肤青紫,重者呼吸衰竭而死	食品检出亚硝酸盐大于20mg/kg	腐烂、存放或腌制过久的蔬菜、腊肠、腊肉、火腿等
砷化物	10分钟至数小时	口内金属味、烧灼感、恶心、呕吐、剧烈腹痛、顽固性腹泻、米泔样便,严重者脱水、昏迷、循环衰竭死亡	食品检出砷化物	污染食品

续表

致病原	潜伏期	临床特点	诊断参考	常见中毒食品
甲醇	8~36h	中毒早期呈酒醉状态，出现头昏、头痛、乏力、视力模糊和失眠。严重时谵妄、意识模糊、昏迷等，甚至死亡。双眼可有疼痛、复视，甚至失明。眼底检查视网膜充血、出血、视神经乳头苍白及视神经萎缩等，个别有肝、肾损害	血液中甲醇、甲酸增高	假酒、自制酒
毒鼠强（又名四亚甲基二砜四胺、没鼠命、四二四、三步倒）	数分钟~1h	轻者仅感头晕、头痛、恶心、呕吐及肢体乏力；重者阵发性抽搐（惊厥），甚至昏迷，可因剧烈的强直性惊厥导致呼吸衰竭死亡，病死率极高	食品、呕吐物、血液或尿液等样品中检出毒鼠强	污染食品
氟乙酰胺（又名敌蚜胺、氟素儿）和氟乙酸钠	0.5~6h	先表现为恶心、呕吐、上腹不适、头晕、头痛、烦躁不安、神志恍惚、肌颤，重者出现全身阵发性、强直性抽搐，并可反复发作，进行性加重，终因呼吸衰竭而死亡	食品、呕吐物检出氟乙酰胺或氟乙酸钠，血氟和尿氟增高	污染食品
磷化锌	0.5~数小时	喉头麻木、干渴、呼吸及呕吐物有蒜臭味。1~2天后出现血尿、蛋白尿、黄疸、肝性脑病	食品检出磷化锌	污染食品
钡盐	0.5~48h，多在1~4h	恶心、呕吐、心悸，以进行性向心性肌肉麻痹为特点，神志清醒，低血钾，因呼吸肌麻痹死亡	食品检出钡	盐井卤水（含钡的）、其他污染食品等

附表5-7 常见动物性食物食物中毒表现一览表

致病原	潜伏期	临床特点	诊断参考	常见中毒食品
河豚	10min~3h	唇、舌、面部或肢端感觉异常，有麻木或漂浮感，可抑制呼吸中枢，病死率极高	进食河豚史，食品中检测出河豚毒素	河豚
含高组胺鱼类	0.5~1h	类似过敏性症状，如脸红、头晕、心悸、呼吸急促、心慌、脉快、胸闷和血压下降等，部分中毒者眼结膜充血、瞳孔散大、视力模糊、口舌及四肢发麻、恶心、呕吐、腹痛、荨麻疹等	检测剩余食品组胺含量大于100mg/100g	青皮红肉鱼类，如鲭鱼、鲐鱼、金枪鱼、黄鳝等
麻痹性贝类毒素	0.5~4h	唇、舌、手指麻木感，进而四肢末端和颈部麻痹，步态蹒跚，并伴有发音障碍、流涎、头痛、口渴、恶心、呕吐等，重者因呼吸肌麻痹而死亡。根据毒素不同，可有腹泻和呕吐型、记忆丧失和意识障碍型、肝损害型和日光性皮炎型	进食贝类史，剩余食品检出石房蛤毒素及其衍生物	贝类

续表

致病原	潜伏期	临床特点	诊断参考	常见中毒食品
甲状腺素	12~24h	恶心、呕吐、腹痛、腹泻、头痛、心慌、气短、烦躁、全身无力、四肢酸痛、心律失常、便秘、失眠、多汗、发热、视力模糊等	血T3、T4浓度超过正常值	未摘除甲状腺的血脖肉、喉头气管、混有甲状腺的修割碎肉等
有毒蜂蜜	1~5天	头晕、疲倦、肢体麻木、发热、肝大、血尿、可因循环呼吸衰竭死亡	生物碱及其有毒花粉鉴定	蜂蜜

附表5-8 常见植物性食物中毒表现一览表

致病原	潜伏期	临床特点	诊断参考	常见中毒食品
菜豆	0.5~5h	上腹部不适，恶心、呕吐、腹痛，部分患者头痛、出汗、畏寒、四肢麻木、胃部烧灼感、腹泻。病程数小时至2天	进食菜豆史，排除蜡样芽胞杆菌引起的食物中毒	菜豆（又叫扁豆、四季豆、芸豆、刀豆等）
发芽马铃薯	数十分钟至数小时	咽喉烧灼感，胃肠炎症状，有溶血性黄疸，重者有头晕、头痛、烦躁不安、瞳孔散大、视力模糊，多汗、抽搐等，可因心脏和呼吸麻痹死亡	进食史，剩余食品中检出龙葵素	马铃薯（土豆）
生豆浆	0.5~1h	胃肠炎症状伴头晕、乏力等	进食史，排除蜡样芽胞杆菌引起的食物中毒，豆浆中脲酶含量大于60mg/kg	豆浆
黄花菜（金针菜、萱菜）	1~3h	开始多感咽喉及胃部不适，有烧灼感，继而出现恶心、呕吐、腹痛、腹泻等症状，腹泻频繁剧烈，多呈水样便或血性便。此外，还可伴头晕、头痛、发冷、乏力、甚至麻木、抽搐等神经症状。可抑制呼吸死亡	进食新鲜黄花菜史	新鲜黄花菜
野菜和树叶	几小时至十几天	皮肤裸露部位如颜面、颈、手背、脚背，直至前臂、小腿等处出现刺痒、麻木、潮红、灼痛等，并逐渐肿胀，有时颜面水肿、眼睑肿胀，所有症状经日晒后加重。严重者还有皮下出血、小水疱或血疱，可破溃发生局部坏死，胃肠症状少见，一般无全身症状，继发感染时则可有淋巴结肿痛、口唇肿胀时可有流口水，所有症状在停止日光照射后1~4天内逐渐消退，严重者可持续1周以上	进食野菜和树叶史	灰菜、苋菜、刺菜、马齿苋、荠菜，杨树叶、榆树叶、槐树叶等

续表

致病原	潜伏期	临床特点	诊断参考	常见中毒食品
黑斑甘薯(红薯)	几小时至1天,长者连续食用2个月才发病,大多在食后10~30天	胃部不适、恶心、呕吐、腹胀、腹泻,个别出现便秘,较重者还有头晕、头痛、心悸、口渴、肌肉痉挛、视物不清,甚至复视、幻视,个别出现嗜睡或昏迷等	进食黑斑甘薯史	甘薯(红薯)
苦杏仁等(含氰苷类植物)	0.5~2h	流涎、头晕、头痛、恶心、呕吐、心慌、胸闷、四肢无力、呼吸困难等。重者意识不清、呼吸急促、四肢冰冷、昏迷或阵发性痉挛,可因呼吸肌麻痹死亡	进食史,吸入亚硝酸异戊酯,再用3%亚硝酸钠溶液缓慢静脉注射,25%~50%硫代硫酸钠静脉注射有特效	苦杏仁、桃仁、李子仁、枇杷仁、苹果仁、杨梅仁、樱桃仁、亚麻仁、木薯等
桐油	0.5~4h	胸闷、头晕、恶心、呕吐、腹痛、腹泻。重者有肾损害,伴有出汗、血便、全身无力、呼吸困难、抽搐,可因呼吸肌麻痹死亡	食品中检出桐油	桐油污染食品或误将桐油用作食用油
白果(银杏)	1~12h	除胃肠症状外,头痛、恐惧感、惊叫、抽搐,重者意识丧失,1~2h内死亡	进食白果史	生白果
茄碱	7~19h	腹痛、呕吐、腹泻、发热、意识模糊、幻觉、视力改变持续1~3天	食品中茄碱含量大于25mg	西红柿
毒蘑菇	0.5~6h	胃肠炎型:恶心、剧烈呕吐、腹泻、阵发性腹痛、不发热;神经精神型:幻觉、狂笑、手舞足蹈、共济失调,类似精神分裂症,也可有瞳孔散大、心率加快、血压上升、颜面潮红等;多脏器损害型:含鹅膏肽类毒素的蘑菇先引起肠胃症状,后出现假愈期,症状消失,近似康复,72~96h后,患者重新出现腹痛、血样腹泻、肝功能异常、黄疸、肝大、凝血障碍致内出血,最后可因肝、肾、心、脑、肺等器官功能衰竭死亡,病死率极高;含奥来毒素的蘑菇引起的中毒特征之一是有很长的潜伏期(36h~17天),首先厌食、恶心、呕吐、腹疼、便秘、腹泻、突然发冷、寒战、嗜睡、痉挛等,然后出现多尿症状,有的出现蛋白尿、血尿、白细胞尿,随后发展为急性肾衰竭,康复很慢,一般需几个星期或几个月。溶血型:发病3~4天后出现溶血性黄疸、肝脾肿大、肝区疼痛、少数出现血红蛋白尿,病死率高	食入野生蘑菇史;无发热和里急后重	胃肠中毒型:红菇属、乳菇属、口蘑属、枝瑚菌属、牛肝菌属、粉褶菌属、蘑菇属等;神经精神型:黄丝盖伞、裂丝盖伞、星孢丝盖伞、紫丝盖伞、茶褐丝盖伞、白霜杯伞、毒杯伞等;多脏器损害型:含鹅膏毒肽、鬼笔毒肽、毒伞肽、丝膜菌毒素的蘑菇,如鹅膏属的毒鹅膏、白毒伞、鳞柄白毒伞、灰花纹鹅膏、致使鹅膏和黄盖鹅膏白色变种等,另外还有盔孢伞属和环柄菇属等毒蘑菇;溶血型:鹿花菌

续表

致病原	潜伏期	临床特点	诊断参考	常见中毒食品
粗制棉籽油	数小时至数天	恶心、呕吐、腹胀、口干、无汗、乏力、心慌、皮肤烧灼感。重者头晕、嗜睡、四肢软瘫	游离棉酚超标(0.02%)	棉籽油
曼陀罗	0.5~3h	口干、皮肤干燥呈猩红色，尤其在面部显著，偶见红色斑疹。头晕、心动过速、呼吸加深、血压升高、极度躁动不安，甚至抽搐。多语、好笑或好哭、谵妄、幻觉、幻听、痉挛。有时体温升高，可达40℃，瞳孔散大、视物模糊、对光反应消失或减弱。重者由躁狂、谵妄进入昏迷、血压下降、呼吸减弱，最后可死于呼吸衰竭。也有中毒者可不发热，皮肤不红，无红斑疹等	鉴别曼陀罗籽或进行生物碱化色定性或薄层层析定性阳性	曼陀罗叶子、花朵、果实和种子

附表5-9 常见真菌毒素食物中毒表现一览表

致病原	潜伏期	临床特点	诊断参考	常见中毒食品
霉变谷物（黄曲霉毒素和脱氧雪腐镰刀菌烯醇）	1h内	短时间一过性的恶心、呕吐、腹痛、腹泻、头晕、头痛、乏力，可有发热、黄疸、嗜睡。一般1天~1周恢复，黄曲霉毒素中毒的重症患者在2~3周内可出现腹水、下肢水肿、肝脾大，甚至很快死亡	食物检出黄曲霉毒素或脱氧雪腐镰刀菌烯醇；血、尿检出黄曲霉毒素M_1	各类谷物（玉米、花生、大米、小麦等）
霉变甘蔗（3-硝基丙酸）	10分钟~10h	初期呕吐、头晕、视力模糊，进而眼球向一侧凝视，阵发性抽搐，抽搐时四肢强直、屈曲、内旋、手呈鸡爪状，继而昏迷，甚至死亡。脑电图呈弥散性变化，CT检查可见双侧豆状核区密度减低。重症多为儿童，重者1~3天内死亡，幸存者常留有终生残疾	进食霉变甘蔗史，吃剩甘蔗中分离出节菱孢和3-硝基丙酸毒素	甘蔗

（张绪梅 刘 欢 黄国伟）

参考文献

1. 食物中毒诊断标准及技术处理总则（GB14938-94）.
2. 中华人民共和国国务院. 突发公共卫生事件应急条例. 2003.
3. 国家救灾防病与突发公共卫生事件信息报告管理规范. 2003.
4. 中华人民共和国食品安全法. 2009.
5. 中华人民共和国国务院. 国家突发公共卫生事件应急预案. 2006.
6. 中华人民共和国卫生部，食物中毒事故处理办法. 1999.
7. 国家突发公共卫生事件相关信息报告管理工作规范（试行），2005.
8. 郭新彪，刘君卓. 突发公共卫生事件应急指引. 北京：化学工业出版社，2009.

第六章 饮用水污染事件应急处理

第一节 水污染概述

水污染是由于进入水体的污染物的数量超过了水体的自净能力，使水和水体底质的物理、化学特性和（或）水环境中的生物特性等发生改变，水的使用价值和功能受到影响，水质恶化，以致危害人体健康和破坏生态环境。

2013年中国环境状况公报数据显示，全国地表水总体为轻度污染，部分城市河段污染较重。长江、黄河、珠江、松花江、淮河、海河、辽河、浙闽片河流、西北诸河和西南诸河等十大流域的国控断面中，Ⅰ～Ⅲ类、Ⅳ～Ⅴ类和劣Ⅴ类水质断面比例分别为71.7%、19.3%和9.0%。水质为优良、轻度污染、中度污染和重度污染的国控重点湖泊（水库）比例分别为60.7%、26.2%、1.6%和11.5%。2013年，地下水环境质量的监测点总数为4778个，其中国家级监测点800个。水质优良的监测点比例为10.4%，良好的监测点比例为26.9%，较好的监测点比例为3.1%，较差的监测点比例为43.9%，极差的监测点比例为15.7%。

水污染的来源既可是自然来源，也可是人为来源。水污染的自然来源包括气候变化，水体地球物理化学变化过程中某些地球化学元素（氟、砷等）进入水体中，或者某些水生生物的毒素等进入水体。水污染的人为来源是人类的生产和生活活动，是水污染的最主要的来源，如人类对于自然资源的不合理开发和利用，排放大量的工业废水、生活污水、农药、化肥等。

按照污染物进入水体的方式，可将水体污染的人为来源分为点污染源和非点污染（面污染）源。点污染源是指通过沟渠管道等集中排放入水体的污染源，有其固定的排放点。非点污染（面污染）源则没有固定的排放点，如从一个城市区域汇集而来，从河流上游的流域而来，或从农田径流而来等，约2/3的水污染来源于非点源污染。

自然因素对水的污染过程往往非常缓慢，有时甚至需要几百年、几千年的时间。而人为因素对水的污染只需要十几年甚至更短的时间。在突发公共卫生事件中，由水污染引起的人群疾病流行及暴发更为社会带来了巨大的经济损失。

一、饮用水污染的主要来源

（一）工业污染

水污染的工业来源主要是在工业生产过程中产生并排放的未经处理的工业废水、废液、污水、废渣等。工业废水包括生产废水和生产污水，是指工业生产过程中产生的废水和废液，其中含有随水流失的工业生产用料、中间产物、副产品以及生产过程中产生的污染物，生产过程中排出的水。随着工业的迅速发展，废水的种类和数量迅猛增加，对水体的污染也日趋广泛和严重，威胁人类的健康和安全。

对水体污染影响较大的工业废水主要来自冶金、化工、电镀、造纸、印染、制革等企业，不同行业企业排放的废水中含有的有害物质的量和种类有很大的差别。例如，钢铁厂、焦化厂排出的废水中含酚和氰化物等；化工、化纤、化肥、农药等厂排出的废水含砷、汞、铬、农药等有害物质；造纸厂排出的废水中含大量有机物；动力工业等排出的高温冷却水可造成热污染，改变水体的理化性质；生物制药等企业排放的废水中含有激素、抗生素、抗体等具有生物活性的物质。

（二）生活污染

生活污水主要来源于城镇居民区、公共场所、机关单位等的卫生间、厨房、浴室等，是人们日常生活的洗涤废水和粪尿混合污水等。含磷洗涤剂的大量使用及粪尿等含氮物质的排放，使得污水中含有大量无机盐如氯化物、硫酸盐、磷酸盐、铵盐、亚硝酸盐、硝酸盐等。生活污水中还含有大量可降解有机物如纤维素、淀粉、糖类、脂肪、蛋白质等。此外，来自医疗单位的污水，包括患者的生活污水和医疗废水，都含有大量的病原体及微生物如肠道病原菌、病毒、寄生虫卵等，以及具有生物活性的医疗、诊断用物质，是一类较为特殊的生活污水。

（三）农业污染

农业生产过程中如作物的栽培、畜禽饲养、农牧产品加工等产生和排出的污物、污水、灌溉水以及降水等，流过农田排入江河形成污染，或通过农田渗漏污染地下水。农业污水中的农药中含有的有毒有害物质，化肥中的氮、磷、钾，人粪便、尿液中的病原微生物和寄生虫卵等，以及一些难溶性的固体物和盐分等都是农业污水的主要污染物。此外，水产养殖业生产过程中大量使用的饵料、药物等的残留，养殖动物的排泄物及生物残骸等也可造成水污染。

农业污水中的氮、磷、钾等物质可引起水体的富营养化，某些难降解的农药（如有机氯农药等）在水体中可随食物链进行富集，并可长距离迁移，造成区域性甚至全球性的水体污染。

（四）其他污染来源

除了人为活动的主动排放之外，降水如雨、雪等还可以将大气污染物带到地表，冲刷建筑物，在形成地面径流的过程中携带地面的固体废弃物和生活垃圾等污染水体。此外，突发的化学工业事故、核泄漏事件、大型运油船只泄漏事故等均可造成各种有毒有害的化学物质、放射性核素等大量进入水体造成污染。

二、饮用水污染的主要污染物

（一）物理性污染物

饮用水中的物理性污染物主要是热污染和放射性物质污染。水体热污染主要来源于发电厂等排出的工业冷却水，而放射性物质主要来源于天然放射性核素，以及核工业排出的废水、废气、废渣、核研究和核医疗等单位排放的废水以及核泄漏事故排放等。1965年，澳大利亚曾流行过一种脑膜炎，后经科学家证实，其祸根是一种变形原虫，由于发电厂排出的热水使河水温度增高，这种变形原虫在温水中大量孳生，造成水源污染而引起了这次脑膜炎的流行。

（二）化学性污染物

化学性污染物种类多，来源广，是水中最重要的环境污染物。水体中最常见的无机污染物包括酸、碱、无机盐、重金属，以及某些非金属毒物等；有机污染物如苯、酚、石油及其制品、农药等；有的废水中则含有大量需消耗氧的有机物，如食品加工、造纸等工业废水中含有糖、蛋白质、木质素等，可使水中溶解氧减少，水质恶化。2005年11月，黑龙江省哈尔滨市的一家化工厂发生意外泄漏事故，有毒化学物质流入河道造成污染，哈尔滨市因取水水源受到污染，不得不宣布全市停水4天，造成该市人民群众的生产、生活极度困难。

（三）生物性污染物

水体的生物性污染物包括各种病原体及微生物、有生物活性的物质以及藻类产生的毒素等。居民的生活污水，医院排出的污水，畜牧和屠宰场的废水，以及生活垃圾堆积及地面径流都可能带有大量病原体和微生物。自然条件下水中有少量藻类毒素，由于磷、氮等污染物引起水体富营养化可促进藻类大量繁殖并释放毒素到水中。

第二节　饮用水污染的危害

一、饮用水污染对人体健康的危害

据WHO调查，人类80%的疾病与水有关，水质不良可引起多种疾病。

（一）介水传染病

介水传染病是指通过饮用或接触受病原体污染的水，或食用被水污染的食物而传播的疾病。在我国的37种法定传染病中，介水传染病有8种：霍乱、病毒性肝炎、脊髓灰质炎、阿米巴痢疾、伤寒和副伤寒、钩端螺旋体病、血吸虫病、感染性腹泻病。据报道，有40多种传染病是通过水进行传播的，这其中感染性腹泻的流行最为广泛，特别是在发展中国家患病率更高。

1. 介水传染病的主要病原体

（1）细菌：如伤寒与副伤寒杆菌、霍乱与副霍乱弧菌、痢疾杆菌、致病性大肠埃希菌、嗜肺军团菌等。

（2）病毒：如甲型和戊型肝炎病毒、脊髓灰质炎病毒、柯萨奇病毒、腺病毒、轮状病毒等。

（3）寄生虫：如隐孢子虫、贾第鞭毛虫、溶组织阿米巴原虫、血吸虫等。它们主要来自人畜粪便、生活污水、医院污水，以及畜牧屠宰、皮革和食品工业等废水。

2. 介水传染病的流行原因

（1）忽视水源卫生防护：生活饮用水的水源，被含有病原体的粪便和生活污水污染。

（2）水的净化和消毒过程不完善：饮用水未经妥善处理和消毒即供居民饮用。

（3）输水（储水、配水）过程出问题：处理后的饮用水在输配水和贮水过程中，由于管网渗漏、出现负压等原因，重新被病原体污染。

3. 介水传染病的流行特点

（1）水源一次严重污染后，可呈暴发流行，短期内突然出现大量患者，且多数患者发病日期集中在同一潜伏期内。若水源经常受污染，则发病者可终年不断，病例呈散发流行。

（2）病例分布与供水范围一致：大多数患者都有饮用或接触同一水源的历史。

（3）一旦对污染源采取治理措施，并加强饮用水的净化和消毒后，疾病的流行能迅速得到控制。

介水传染病传播范围的大小和发病率的高低，与水源的种类、供水的范围（或水体污范围),水被污染的程度和频率,病原体的种类,居民的卫生习惯、饮用水的净化和消毒的措施等,都有密切的关系。

4. 常见的介水传播的肠道传染病

(1) 肠道致病菌引起的介水传染病:伤寒、细菌性痢疾、霍乱为最常见的介水肠道细菌性传染病。

(2) 肠道病毒引起的介水传染病:甲型、戊型肝炎病毒,胃肠炎病毒,轮状病毒,腺病毒等引起的病毒性肝炎、传染性腹泻等。病原体通常由患者及带毒者粪便排出,污染水源水或饮用水。

(3) 肠道寄生虫引起的介水传染病:水中寄生虫对常规消毒剂的抵抗力比细菌、病毒要强,当水源受到污染后,容易引起疾病的流行。

隐孢子虫是最为广泛的肠道寄生虫之一,也是免疫功能低下人群和幼儿发生严重腹泻的常见病因。隐孢子虫可见于易受洪水或粪便污染的地表和地下水源中,也可能出现在使用这些水源的"经过改良"的管道饮用水系统中。隐孢子虫的机会性感染可以引发隐孢子虫病,这种疾病可能十分严重,甚至可能危及生命。据报道,隐孢子虫病是目前世界上常见的腹泻病,美国、英国、加拿大等国都发生过多次隐孢子虫病的暴发流行。1993年,在美国威斯康星州的密尔沃基市,一场隐孢子虫疫情造成了40万例感染和50例死亡。疾病暴发的原因是该市引自密歇根湖的水源水受到沿河屠宰场和生活污水的污染,受污染的水源水在自来水厂经常规的水处理过程无法去除水中的隐孢子虫卵囊,最终造成隐孢子虫病在人群中暴发流行。1996年6月10日,日本东京附近的寄生镇发生了大规模隐孢子虫感染事件,该镇的13800人中有8812人因饮用受隐孢子虫污染的水而受到感染,引起日本社会的空前恐慌。我国于1987年报道了首例发生于南京的人体隐孢子虫病病例后,安徽、内蒙古、福建等19个省(自治区)也相继报道了一些病例,据不完全统计,截止到1998年已超过千例。

(二) 化学物质急慢性中毒

饮用水中的化学性污染物种类繁多,可对人群健康产生直接、间接甚至潜在的有害影响。当饮用水受到大量有毒化学物污染时,如工业事故排放造成水源污染,通过饮用水途径暴露可造成人群急性中毒;饮用水中某些化学污染物的低浓度长期暴露可导致人群发生慢性中毒及远期危害。

1. 氰化物

(1) 污染来源:炼焦、电镀、选矿、染料、化工、医药和合成纤维等工业中均用到氰化物,其废水可导致水污染。

(2) 作用机制:氰化物经口进入体内,经胃酸作用形成氰氢酸。氰基与细胞色素氧化酶的含铁辅基结合,形成氧化高铁细胞色素氧化酶,使 Fe^{3+} 失去传递电子的能力,中断呼吸链,使细胞内窒息死亡。氰化物的毒性取决于析出游离氰离子的数量,但机体营养不良、维生素 B_{12} 缺乏可使毒性增加。氰化物在体内酶的作用下可转变成硫氰酸盐,后者有促甲状腺素作用,因而可引起甲状腺肿大。

(3) 健康损害:氰化物急性中毒的临床表现主要为中枢神经系统的缺氧症状和体征。分四期即前驱期、呼吸困难期、惊厥期和麻痹期。慢性中毒主要表现为神经衰弱综合征、运动肌的酸痛和活动障碍等。

2. 硝酸盐

(1) 污染来源:水源水中的硝酸盐除了来源于土壤外,主要来源于生活污水、工业废水的排放和施用氮肥后的地表径流和渗透。硝酸盐在地表水和地下水中普遍存在。

(2) 作用机制：硝酸盐本身相对无毒，但在胃肠道某些细菌作用下，硝酸盐可还原成亚硝酸盐，亚硝酸盐与血红蛋白结合形成高铁血红蛋白，后者不再有携氧功能，因而可造成缺氧，严重时可引起窒息死亡。饮用水中存在的硝酸盐也可在细菌作用下转化为亚硝酸盐，进而与胺作用合成亚硝胺，亚硝酸盐在胃肠道的酸性环境中也可以转化为亚硝胺。

(3) 健康损害：亚硝胺在动物实验中已经被确认为致癌物质，可引起动物的多种恶性肿瘤，同时还具有致畸作用。流行病学研究发现，亚硝胺与人类的胃癌、食管癌、肝癌、结肠癌和膀胱癌等的发生有关。

3. 铬

(1) 污染来源：电镀、制革、颜料、冶金、机电、化工、制药等生产中均有含铬废水和废渣排出。

(2) 作用机制：铬中毒多由六价铬引起，其进入机体后易通过细胞膜进入血细胞，使血红蛋白变成高铁血红蛋白，造成缺氧。此外，还能抑制某些酶的活性，干扰体内氧化、还原、水解过程，并可使蛋白质变性，核酸、核蛋白沉淀。此外，六价铬还有致突变性和潜在致癌性。

(3) 健康损害：经口摄入含铬量高的水可引起口腔炎、胃肠道烧灼、肾炎和继发性贫血，可出现恶心、呕吐、腹痛、便血；同时可伴有头痛、烦躁不安、呼吸急促、口唇和指甲发紫，少尿或无尿等症状。严重者出现休克、发绀、呼吸困难，还会发生急性肾衰竭等。

4. 藻类毒素　人类生产、生活活动排放的大量含磷、含氮的营养物质污染水体后，造成水体富营养化，会促使水中的藻类大量繁殖，在影响水体感观性状的同时，其释放出的藻类毒素引起的健康损害更为严重。大量繁殖的藻类中以毒性较大的蓝藻居多，其中的铜绿微囊藻产生的微囊藻毒素对人体危害最大。人体直接接触含有微囊藻毒素的水时会引起皮肤炎、急性胃肠炎等症状，严重者可出现中毒性肝炎甚至死亡。微囊藻毒素一旦污染水源水，其较强的热稳定性使得常规供水净化处理和煮沸均无法减轻和消除其毒性。由于饮用水源中毒素的含量一般较低，故其引起的健康效应主要为慢性中毒和潜在危害。有流行病学调查显示，某些地区人群肝癌高发与长期饮用含有较高浓度微囊藻毒素的饮水有关。继肝炎病毒、黄曲霉毒素之后，微囊藻毒素被认为是又一导致肝癌的重要危险因素。

藻类及其代谢产物也是氯化消毒副产物生成的前体物质，在自来水消毒过程中可与氯作用生成三氯甲烷等多种有害副产物，增加水的诱变活性。

5. 饮水氯化消毒副产物　饮用水中的化学性污染物除来源于水源污染外，在饮用水的消毒过程中也可生成饮水消毒副产物，造成饮用水的二次污染，对健康具有潜在不良影响，这其中以氯化消毒副产物最为主要。

氯化消毒是目前国内最常用的饮用水消毒方法。氯化消毒副产物是指用氯消毒剂对饮用水进行消毒过程中，氯与水中的有机物反应所产生的卤代烃类化合物。由于水源水中有机物的种类和数量不同，所产生的氯化消毒副产物的种类和数量也不同。氯化消毒副产物有两类，一类是挥发性卤代有机物，如三卤甲烷类，主要包括氯仿、一溴二氯甲烷、二溴一氯甲烷和溴仿；另一类是非挥发性卤代有机物，主要有卤代乙酸（如氯乙酸、二氯乙酸、三氯乙酸、溴乙酸、二溴乙酸、三溴乙酸、溴氯乙酸、二溴一氯乙酸、二氯一溴乙酸），还有卤代醛、卤代酚、卤代腈、卤代酮、卤代羟基呋喃酮等。许多氯化副产物在动物实验中证明具有致突变性和（或）致癌性，有的还有致畸性。如三卤甲烷类的氯仿、一溴二氯甲烷、二溴一氯甲烷和溴仿均对实验动物有致癌性，可引起肝、肾和肠道肿瘤。卤代乙酸类中的二氯乙酸、三氯乙酸、二溴乙酸、溴氯乙酸也能诱发小鼠肝肿瘤。氯化消毒副产物对动物的生殖发育也具有一定的影响。

（三）致癌作用

据世界卫生组织报道，全世界水体中可检测出 2221 种化学物质，其中饮用水中有害的有机污染物 765 种，经鉴定确认其中致癌物 20 种、可疑致癌物 23 种、致突变物 56 种、促癌剂 18 种。

二、饮用水污染对社会经济的影响

（原）国家环境保护总局的绿色国民经济核算研究表明，2004 年因环境污染造成的经济损失为 5118 亿元（折合 620 亿美元），占当年 GDP 的 3.05%（根据人力资本法计算）。在 2004 年的环境损失中，56% 是水污染造成的，其中包括由于污染引起缺水的经济损失、污染治理成本、农业损失、人体健康影响和饮用水源地保护的成本。在 2004 年，水污染事故的总损失达到 2.54 亿元，是 2003 年主要水污染事故损失的 10 倍。然而，这一数字仍然低估了水污染造成的经济损失。2004 年，常规和突发性排放产生的水污染所导致的渔业损失估计为 10.8 亿元。

第三节　我国生活饮用水污染事件概述

生活饮用水污染事件，是指生物性、化学性等有毒有害物质污染生活饮用水，导致水质不达标，造成生活饮用水无法饮用，或发生化学性中毒和（或）介水传染病流行，或影响公众健康和社会正常秩序的事件。

根据住建部连续 8 年对 35 个大中城市的自来水厂水源水的原水检测结果表明，达到 Ⅱ 类水体标准的水样数量比例由 2002 年的 24.8% 下降到 2009 年的 8.6%。2011 年，我国城镇化率首次突破 50%，水污染事件呈高发态势。2006 年湖南岳阳砷污染事件，2006 年白洋淀死鱼事件，2007 年太湖蓝藻事件，2010 年紫金矿业污染福建汀江，2011 年渤海蓬莱溢油事故，2012 年龙江镉污染事件，2012 年浙江绍兴的"牛奶河"，2013 年黄浦江死猪事件等，都是近年来发生的较为严重的水污染事件。

据环境保护部 2014 年 3 月中旬发布的数据显示，我国有 2.5 亿居民的住宅区靠近重点排污企业和交通干道，2.8 亿居民使用不安全饮用水。监察部的统计显示，近 10 年来我国水污染事件高发，水污染事故近几年每年都在 1700 起以上。全国城镇中饮用水源地水质不安全涉及人口达 1.4 亿人。

一、饮用水污染事件的类型

（一）按污染来源划分

饮用水污染事件按照其污染来源可分为生活污染型、工业污染型和农业污染型三类。在北京密云水库上游牤牛河的老河床上，一个占地 3000 多平方米的巨型垃圾填埋坑填满了没分类的垃圾，到处可见动物尸体、药瓶等生活垃圾，严重威胁了密云水库的水质。2012 年 12 月 31 日 7 时 40 分，位于长治市境内的山西天脊煤化工集团股份有限公司发生一起因输送软管破裂导致的苯胺泄漏事故,泄漏的苯胺随河水流出山西省外,致漳河流域水源被污染,导致下游的邯郸等城市长时间停水。2013年,山东潍坊滥用神农丹种植生姜被媒体披露,神农丹的大量使用不仅会造成生姜中农药残留超标,更会对当地的地下水造成污染。

(二) 按污染物的理化属性划分

饮用水污染事件按照污染物的理化属性可分为物理污染、化学污染和生物污染三类。我国饮用水污染主要是化学污染和生物污染两类。资料显示,化学污染从20世纪90年代开始发生,主要由工业排放物中的六价铬、亚硝酸盐、苯、氰化物、挥发性酚、氨氮、甲胺磷等引起。2013年7月1日—5日,广西贺江贺街至合面狮水域陆续出现死鱼现象。经检测,在贺州市与广东省交界断面扶隆监测点水质镉超标1.9倍,铊超标2.14倍,导致西江水质受到污染,河流下游的贺州市信都镇、广东肇庆等地存在饮用水安全隐患。2009年7月,内蒙古自治区赤峰市发生强降雨,大量雨水淹没了九龙供水公司九号水源井,水源井中大肠菌群、菌落总数严重超标,由于未能及时检出,导致水污染事件发生,造成4000多人到医院就诊。

(三) 按污染环节划分

饮用水污染事件按照饮用水从取水到入户的各个环节可分为水源污染、输水管网污染及二次供水设施污染。我国发生的饮用水污染事故中,以水源污染为主。水利部2014年公布的数据显示,目前我国水库水源地水质有11%不达标,湖泊水源地水质约70%不达标,地下水水源地水质约60%不达标。资料表明,华北平原浅层地下水综合质量整体较差,几乎已无Ⅰ类地下水;可以直接饮用的Ⅰ~Ⅲ类地下水仅占22.2%;需经专门处理后才可利用的Ⅴ类地下水则占56.55%以上。因地下水污染严重,天津翟庄子村村民三年来只能喝每壶0.5元的专供水,村里的井水只能用来刷锅、洗衣服。

随着自来水的普及,管网及二次供水污染事故越来越多,蓄水池、贮水箱和自来水管网污染导致的饮用水污染事件逐渐增多。管网老化首先会导致泄漏,其次引起的爆管情况容易使自来水遭遇二次污染。2012年,河北省衡水市庆丰街安装雨水管道施工,将鸿泰家园小区的排污水管道堵塞损坏,污水渗漏进入小区的蓄水池,从而造成污染,导致小区居民出现不同程度的"中毒"症状。

(四) 按污染发生的场所划分

主要分居民区、学校、企事业单位、水源取水口和家属区。居民区是饮用水污染事故的高发区,其次是学校、企事业单位等,水源取水口由于污染影响面广,不容忽略。

二、饮用水污染事件发生的原因及途径

(一) 水源污染

由于我国饮用水水源污染严重,导致基本符合标准的饮用水水源仅占30%左右。以地下水为饮用水源的城市中,有77.8%受到不同程度的污染,82%的江河湖泊受到污染,92%的城市面临水污染的威胁。农村分散式供水水源普遍防护差,水源周围存在污染源,特别是山区缺乏完善的水源卫生防护设施,粪便、垃圾等直接排入水源,水源生物性污染较为普遍。饮用水污染事故中56.6%是由于水源污染导致。水源污染中,分散式供水水源污染占20.9%,自备水源污染占32.6%,自来水厂集中式供水水源污染占40.7%。2011年7月,四川省阿坝州松潘县境内一家电解锰厂的尾矿渣被洪水卷入涪江,导致沿岸江油至绵阳段约50万居民饮用水受到影响。

1. 地表水水源污染

（1）饮用水源取水口上游、下游及沿岸卫生防护范围内，有工业废水、生活污水、工业废渣、生活垃圾排入。

（2）饮用水源取水口卫生防护范围内，河流沿岸堆放工业废渣、生活垃圾；修建有毒、有害化学品仓库，货栈；修建装卸垃圾、粪便和有毒、有害化学品的码头。因为雨水冲刷，泄漏流进河流而污染。

（3）饮用水源出口卫生防护范围的两岸农田利用生活污水、工业废水灌溉；使用难降解的或有剧毒的农药。

（4）饮用水源输水（引水）明渠沿岸有上述污染源，特别是近距离修建养鱼池、放牧等。

2. 地下水水源污染

（1）水源井单井及井群的影响半径范围内，有排放工业废水、生活污水的渗水坑（井）、渗水厕所（旱厕）；堆放生活垃圾、工业废渣；农田使用工业废水、生活污水灌溉；使用难降解的或有毒、有害的农药、化肥。

（2）在水源井的影响半径范围内，破坏深水土层，如修建没有防渗措施的工业废水、生活污水的排放水渠、沟；修建垃圾、粪便处理厂；填埋工业废渣、生活垃圾；挖沙、挖土；修建养鱼池等。

（3）水源井井壁裂缝渗漏，使得生物性或化学性污染物通过裂缝、渗漏处进入水源井。

（4）用生活污水、工业废水回灌，或用流经生活垃圾堆放场或工业废渣堆放场的地面径流回灌。

（二）输水管网污染

1. **管材质量不过关** 我国住建部在 2002 年、2003 年曾调查数百个城市的供水管网，发现不符合国标的灰口铸铁管占 50.80%，普通水泥管占 13%，镀锌管等占 6%，低质管网共计占比约 70%。铸铁管易生锈，如有锈蚀，则会因为渗漏引发管网污染。

2. **自来水管网渗漏** 由于自来水管网年久失修，加之防护性差，出现破损渗漏，其附近污水渠、污水池的污水在管网压力较小的情况下，经虹吸作用倒灌入管网，使饮用水受到污染。尤其是一些自来水管道的铺设不符合卫生要求，与污水管就近并行埋设，或埋设在垃圾、有毒有害化学品仓库、家禽家畜饲养场、污水暗管、污水暗渠等区域内，加大了因管网损坏导致饮用水污染的可能性。1997 年 6 月 4 日，陕西省宝鸡市自来水用户反映：饮用水有异味，尤其是工厂厂区的用户，反映最为强烈。当地以地下水为水源，采取间断方式供水，即每日从早 5 时至晚 9 时，中间每隔 2 小时供水一次。用户反映最大异味的出现时间，均发生在每次供水最初的第一时间，以后随时间的延长，异味逐渐变小。这一情况提示，供水管网可能有渗漏，因为停止供水后，管道内形成真空，产生负压，管网外污水中的污染物，可以通过虹吸进入管网内。

3. **自来水管网与其他用途管网相接** 部分自来水管网与工业管网、工业用水相接，与自备水相接，在停水或水压降低时，非饮用水或不合格的饮用水倒吸入管网引起污染。用户未经过供水部门同意，私自将饮用水管与其他水管连接，用于污物洗涤、物品浸泡、冲刷厕所，配制化学药品等。一旦自来水停水，则饮用水管内形成负压，把其他水管内的污水吸入饮用水管内造成污染。

4. **施工质量不合格** 输水管道在连接前和连接后未进行冲洗，导致管道内积存污物，造成长时间污染管道内的饮用水。在铺设输水管道时若管道连接不严，极易造成接口处渗漏，一旦停水，管道内便形成负压，导致管外的污水、污染物渗入管道，在恢复供水后对饮用水造成污染。

（三）二次供水设施污染

高层建筑二次供水是指供水单位将来自集中式供水或自备水源的生活饮用水，贮存于水箱或贮水池中，再通过机械加压或凭借高层建筑形成的自然压差，二次输送至水站或用户的供水系统。由于市政供水管网压力不够，城镇 6 层以上的建筑都需要借助二次加压实现供水，二次供水在贮存、输送过程均可造成饮用水的二次污染。二次供水贮存箱（池）和末梢水中可出现肉眼可见物、浊度增高、余氯耗尽、微生物指标超标，某些化学物质含量增加等二次污染，其中以生物性污染最为普遍。

1. <u>贮水箱（池）设计不合理</u>　贮水箱的出水口高出水箱底平面，使贮水箱（池）中的水不能完全循环而形成死水，形成微生物繁殖的场所，造成饮用水污染。水箱无盖、无锁、无通气孔，溢水管的开口处无防护网罩等。

2. <u>贮水箱（池）容积过大</u>　如水箱设计过大，储水量过多，超过了用户正常的需水量，导致水箱中的饮用水滞留时间过长，出厂水的余氯耗尽，无法对饮用水进行持续的消毒，导致饮用水受到污染。

3. <u>水箱、管道壁的腐蚀、结垢、沉积物沉积造成对水质污染</u>　水泥水箱内壁不光滑，不利于清洗，而钢板水箱易生锈，造成污染。

4. <u>管道内壁防腐涂料等不符合要求</u>　因蓄水池或水箱内壁使用的防护材料污染、涉水产品不合格、人工操作失误等原因致使饮用水中的某些化学元素含量升高，造成饮用水受到污染。1998 年，沈阳市锅炉工误将用于锅炉水软化的 40kg 纯碱加入饮用水水箱内，导致居民饮用水呈乳白色浑浊，pH 高达 11.0。1994 年，哈尔滨市南岗区的高低位两个水箱内壁涂刷玻璃钢，导致部分居民头晕、四肢无力，饮水有异味，酚含量为 0.084mg/L，超标 40 余倍。

5. <u>基础设施和设计安装不合理</u>　如上下管道配置不合理，上水管设在污水管下面，并与污水管交叉或并行；溢水管与污水管直接连接，缺乏必要的防倒灌措施，引起污水倒流，水质受到外来物质二次污染。如果蓄水池的溢流管设计不合理，直接或通过阀门间接与下水管相通，在阀门锈蚀损坏后，一旦下水管堵塞，污水就会经溢流管虹吸倒灌入蓄水池。1996年，广州市某住宅楼就是由于低位水箱溢流管设计不合理，引发污水倒流，导致由痢疾杆菌引发的腹泻暴发。

6. <u>卫生管理不善，水箱无定期清洗消毒制度</u>　蓄水池设计不合理，不能定期进行清洗，周围堆放杂物、垃圾和其他可能污染水质的有毒、有害物品都可能为蓄水池污染埋下隐患。

（四）涉水产品污染

高分子塑料管道的污染，某些不合格净水剂产品对水质的污染等。如媒体报道过的铜质水表铅含量普遍超标，引起了社会强烈反响。

三、饮用水污染事件的危害

（一）影响居民正常生活饮水

水源污染即使没有引发疾病流行或中毒，也会因水厂停水或水源废弃而影响到居民的正常饮水。

(二) 引起疾病暴发流行或中毒

近 20 年我国由于饮用水污染导致的流行性水型疾病中，腹痛、腹泻、肠炎等胃肠道疾病占的比重最大，为 61.9%。

第四节　生活饮用水污染事件的处置

一、生活饮用水污染事件的处理程序

(一) 报告时限及内容

国务院《突发公共卫生事件应急条例》第十九条规定："发生或者可能发生传染病暴发，流行的""发生或者发现不明原因的群体疾病的"，各"省、自治区、直辖市人民政府应当在接到报告 1 小时内，向国务院卫生行政主管部门报告"。"突发事件监测机构，医疗卫生机构和有关单位"发现有上述情况之一者，"应当在 2 小时内向所在地县级人民政府卫生行政主管部门报告；接到报告的卫生行政主管部门应当在 2 小时内向本级人民政府报告，并同时向上级人民政府卫生行政部门和国务院卫生行政主管部门报告"。县级人民政府应当在接到报告后 2 小时内向设区的市级人民政府或者上一级人民政府报告；设区的市级人民政府应当在接到报告 2 小时内向省、自治区、直辖市人民政府报告。"

《生活饮用水集中式供水单位卫生规范》第二十九条要求："遇生活饮用水水质污染或不明原因水质突然恶化及水源性疾病暴发时，集中式供水单位发现上述情况后立即采取应急措施，以最快的方式报告当地卫生行政部门，并及时进行水质检验，报送处理报告。"

接到报告的卫生行政部门应详细记录和核实事件发生的时间、地点、原因、过程和事件的影响情况（用户的反映、生活饮用水水质情况、饮用者的健康状况）；罹患者的主要症状和表现；发病人数和死亡人数；患者救治情况（在家人数、住院人数）；报告者姓名、地址、单位、联系方式等。详细记录和核实后，按规定的程序和时限进行报告。

(二) 报告核实

事件发生地接到饮用水污染事件报告的卫生行政主管部门，应按照规定在最短的时间内，指派医疗卫生机构的公共卫生专业人员，携带应急采样检测器材、卫生行政执法文书、调查取证器材、医疗救治设备等迅速赶赴事件发生现场，核实有关情况。现场调查内容主要包括生活饮用水的污染现状，包括污染性质，污染的范围，污染的饮用水范围和饮用者的分布；饮用者的健康状况，包括饮用者的发病人数，病情严重程度，是否有死亡病例，患者的处理情况；饮用者对水质的反应，包括感官性状反应，饮用后身体的不适反应和症状反应；采集有代表性的水样和对照用的清洁饮用水以及罹患者的呕吐物、排泄物等，做好样品检测准备工作，如怀疑涉及食品或传染病突发事件的，应通知相关专业人员参加。

事件发生地卫生监督机构、疾病预防控制机构，应当将现场核实的情况和进一步调查的意见，报告当地卫生行政部门，并进行深入的调查。调查处理采取边调查、边处理、边抢救、边核实的方式，以快速高效的措施控制事态发展，并随时向卫生行政部门报告应急处理工作的进展情况。

(三) 生活饮用水污染事件的调查内容

1. 水质污染的调查

（1）采样断面与采样点的选择：至少应设置 3 个采样断面：

①清洁或对照断面，设在污染源的上游；
②污染断面，设在污染源的下游，以了解水质污染状况和程度；
③自净断面，设在污染断面下游一定距离。

各断面的采样点数依河道宽度而定。采样深度一般在水下0.2~0.5m。

(2) 水质监测项目：WHO将安全饮用水定义为：水中微生物、化学物质及物理性质符合WHO的《饮用水水质准则》或各国的生活饮用水水质标准的饮用水。安全饮用水应包括以下几个方面的要素：

①流行病学安全：饮用水不含有病原体，以防止介水传染病的发生和传播；
②化学组成及放射性物质对人体无害：水中各种化学物质对人体不产生急、慢性中毒，也不产生任何远期危害；
③感官性状良好：水质应透明、无异色、异臭、异味等。

我国《生活饮用水卫生标准》（GB5749-2006）共规定106项水质标准，包括感官性状和一般化学指标、毒理指标、微生物指标和放射性指标四类。能反映水质天然性状的指标如水温、浑浊度、色度、pH、总硬度等，及一般卫生学指标如溶解氧、生化需氧量、总大肠菌群等，以及有毒物质指标如酚、氰化物、汞、铬、砷等。我国将挥发性酚、氰化物、砷、汞、铬作为水质监测的必测项目。

(3) 水体底质的监测：底质中有害物质（特别是重金属）含量的垂直分布一般能反映水体污染历史状况。

(4) 水生生物的监测：通过生物监测有助于判断水污染状况和污染物毒性的大小。由于水中往往同时存在多种有害物质，生物监测可反映这些物质对生物的共同作用。

(5) 饮用者对饮用水水质的反应：居民近期对饮用水的颜色、嗅、味、浑浊度的变化的反应，饮用前对水质感官性状的反应，饮用时的不适和饮用后的主要症状等。

2. 人群健康损害的调查 应重点了解病患的性别、年龄、饮水量、饮食习惯、发病时间、潜伏期、主要症状、体征、所处地区是否为同一供水区域等。在分散式给水的污染中要特别注意首发病例家中的取水地点、取水工具和容水器具等。同时，根据情况可采集患者的排泄物、呕吐物、粪便、血液等，在4小时内送实验室检验。

3. 供水单位基本卫生情况调查
(1) 供水单位的一般卫生状况：其中包括"二证"持证情况，各类净水剂产品卫生许可资料，以及供水管理单位卫生管理规章制度及执行情况。
(2) 水质净化工艺流程、管网布局，以及供水管线、供水设备、设施的卫生防护情况。
(3) 消毒等水质处理设备的运转、使用情况。
(4) 水质自测情况，以及对水源水、出厂水及末梢水近期水质检验记录。

4. 供水水源卫生防护情况调查
(1) 供水水源的卫生防护是否符合相关的卫生要求，其卫生防护范围内有无可能对水质造成污染的各类工业和生活污染源。
(2) 近期是否有污染物随自然气象（大雨、暴雨）条件排到水源，或工矿企业事故性排放的情况。

5. 供水设施及管网的卫生防护情况调查 设施及管网是否有破损、渗漏及其他异常现象。

6. 样品采集及检测 根据现场调查及可能的污染来源在水源的进水口、出水口、管网末梢平均布点,采集对照水样,以确定污染的范围。采样时,采样量不受常规数量的限制。怀疑细菌性污染时必须无菌采样,采样记录要详细,并经采样人签字确认封存送检。同时,对出厂水、不同地点的管网末梢水进行余氯指标的快速现场监测,怀疑饮用水源受到污染的还可根据情况对水生生物(如鱼类)、水生植物和底泥进行采样检测。

二、生活饮用水污染事件的认定

(一) 饮用水的感官性状发生改变

饮用水用户或饮用者有较为一致的物理感官性状反应,即在供水区域内发现饮用水出现异色、异臭、异味、浑浊和肉眼可见物。可以是其中的一项,也可以是其中的若干项。有机污染或生物性污染多见,特别是人或动物粪便污染时较明显,化学污染有时不是很明显。

1. 饮用水浑浊、不透明　水中二价铁盐含量高,与空气接触后产生氢氧化铁,水出现黄色乳状浑浊;水被工业废水和生活污水污染,浑浊度增高。

2. 饮用水出现异色　植物在水中腐烂,产生棕色、黄色(金属铬污染也可以出现黄色);当水中繁殖大量水生植物,而水中含有铁离子时,水生植物中的鞣酸及没食子酸与铁离子化合,使水产生灰白色;水中含有铁盐、镉盐时,水可出现褐色或黄褐色,只含镉盐时为纯黑色;水中含有硫化氢氧化物时,出现浅蓝色;水中含有黏土颗粒时,出现乳白色;水中藻类大量繁殖时,出现浅绿色、红色(水中出现红色有时是铁污染);水中含有金属锌,出现白色;水中有铜,可以出现绿色或蓝色。

3. 饮用水产生异臭　人畜粪便污染,屠宰废水污染,出现腐臭;水出现草腥臭、沼泽腥臭时,是水中生长、繁殖了大量的藻类;水中植物性浮游生物大量繁殖时,出现芳香臭;水中蓝藻繁殖和放线菌繁殖时,出现霉臭和土臭;有机溶剂污染水时,出现药物臭;输水管生锈,出现金属臭;生活污水污染,出现腐败臭。

4. 饮用水出现异味　水中铁盐的含量大于 $0.3\sim0.5\mathrm{mg/L}$ 时,有蓝墨水味或铁味;水中含有大量的硫化钙时,有涩味(铁盐污染也可以出现涩味);水被硫酸镁、硫酸钠污染时,有苦味;氯化物污染,有咸味;水中动物、植物腐烂,有腐败味;水中含有硫酸钙,有收敛味;水中有大量腐殖质,有沼泽味。

(二) 饮用者有共同的症状反应

饮用水用户或饮用者,有一定数量的人群出现一系列共同的症状反应或不适反应。其不适症状和表现出现的时间(即潜伏期),若在饮用水后 12~24 小时内发生,可能是化学性有毒、有害物质引起的;若是在饮用水后几天或更长时间发生,可能是病原微生物所致。

(三) 污染原因确定

经现场调查,明确饮用水水源或饮用水管网受到污染,主要污染源基本确定,主要污染物和污染途径得到确认。其中主要污染源的确定是关键。确定主要污染源,必须掌握水源防护范围内工业企业的生产情况,废水(污水)的处理及排放情况,垃圾及粪便无害化处理情况等前提下,对废水排放量比较大的企业和单位的废水量、主要污染物逐一进行调查、监测、比较、分析才能确认。

(四) 水质检验证实

通过测定水源水、出厂水、末梢水,及用户水中有代表性的龙头水,可测出共同的污染物,并与所确定的主要污染源及其排放的废水中所含有的主要污染物一致,其检出量可几倍、几十倍超过生活饮用水卫生标准规定的限值。如果是生物性污染物,可同时在罹患者的排泄物中检出病原微生物，在其家中的龙头水可检出相同的或者同属的病原微生物。

（五）流行病学调查证实

经流行病学调查，患者集中分布在同一供水区域内；病例的出现呈现集中的暴发态势；患者的主要症状反应相似；对患者的体格检查，其体征相似；潜伏期相似；患者的主要症状和表现，与污染物（病原体）对机体的特异作用一致。

三、生活饮用水污染事件的现场处置

1. 经现场调查和监测，初步分析确定主要污染源和污染物时，应建议当地政府并协助有关部门采取一切可能的措施减少、控制、消除污染物污染的范围、程度，如停止排放、关闭闸门、打捞污染物、引水冲洗等，必要时通知下游水厂和居民停止取用水。同时，制订水质应急监测方案，及时掌握出厂水、管网末梢水和二次供水的水质污染趋势和动态变化。

2. 当确定饮用水水源和水质污染时，应通知供水单位迅速采取措施，及时调整水处理工艺，强化水处理工艺的净化效果。如水源污染以现有净化工艺不能控制时，及时上报建议停止供水，启动临时供水措施，并通过各种媒体通告居民在事故未解除前，不得饮用污染的水。

3. 当生活饮用水污染危及人群健康时，应迅速开展医疗救治工作。如污染造成环境恶化，危及居民健康时应建议组织疏散人群。对可疑供水污染区域内的高危人群，进行预防性服药，必要时进行医学观察。对罹患者进行流行病学调查，包括各案调查，采集水样、环境样本（土壤、底泥等）、人体排泄物及人体生物材料（粪便、尿、血液等）进行必要的检验，以确定可疑病因和对人体健康产生危害的程度。

4. 在启用应急储备水源或采取临时送供生活饮用水时，对送供的生活饮用水水质进行检测，做好输送水管道、送水车、储水容器的清洗消毒，以及送供水人员的健康管理。对送供水过程进行全程监控，防止水质污染。

5. 根据生活饮用水污染情况，增加对水源水、出厂水、管网末梢水、二次供水或分散式供水的监测样本和监测频次，加大监测力度，及时掌握水质变化趋势，向卫生行政部门提供有力的决策依据。

6. 为防止可能出现的继发性介水传染病，尤其是肠道传染病暴发疫情的发生，加强肠道传染病的监测和预警工作，做好生活饮用水污染事件中可能发生的传染病疫情或其他突发公共卫生事件的应急处置工作。

7. 在生活饮用水污染得到有效控制，供水单位恢复取水时，应指导供水单位对取水、输水、净水、蓄水和配水等设备、设施进行清洗消毒，经对出厂水、末梢水检测合格后方可正式供水。对原供水设施的水箱、供水管道实施彻底的清洗消毒，用过量氯消毒液浸泡24小时，反复用清水冲洗管道，待水质符合国家生活饮用水卫生标准后，再恢复供水。如井水水质受到污染，必须清除周围污染源，除进行过量氯消毒外，还应观察和监测水质的变化，待水质监测合格后，方可恢复供水。

四、生活饮用水污染事件的终止

生活饮用水突发公共卫生事件应急反应的终止需符合以下条件：
（1）造成生活饮用水污染的污染源已被清除；
（2）针对饮用水源、净化工艺、供水管网等各主要控制措施（如水质消毒、清洗管网

（3）末例病例发生后经过最长潜伏期无新发病例出现；

（4）水质连续监测3次以上合格。

五、生活饮用水污染事件的善后处置

（一）评估总结

在饮用水污染事件处置完毕后，负责调查处置的卫生行政部门应及时组织有关人员对生活饮用水污染事件的调查处置情况进行科学、客观的评估总结，评估内容包括生活饮用水污染事件种类和性质，事件对社会、经济和公众心理及健康的影响，应急响应过程、调查步骤和方法，对患者所采取的救治措施，调查结论、有关经验和教训的总结等。评估总结应报本级政府和上一级卫生行政部门。

（二）资料收集整理

参与调查处置的卫生监督机构、疾病预防控制机构应分别将饮用水污染事件的有关卫生学调查、取证、控制、查处等资料和流行病学调查、实验室检测等资料进行整理分析，建立生活饮用水污染事件卫生应急处置档案。

（三）责任追究

1. 对造成饮用水污染事件的单位和个人，县级以上卫生行政部门应当依据《中华人民共和国传染病防治法》《突发公共卫生事件应急条例》《生活饮用水卫生监督管理办法》等有关规定予以行政处罚。

2. 对在饮用水污染事件的报告、调查、控制和处置过程中，有玩忽职守、失职、渎职等行为的，依据《突发公共卫生事件应急条例》及有关法律、法规追究当事人的责任。

（四）案例分析

2014年4月10日17时，兰州威立雅水务集团公司在对第二水厂出水口检测时发现自来水中苯含量高达118μg/L，超过中华人民共和国《生活饮用水卫生标准》规定的10μg/L，随后该公司连续三次对出厂自来水进行水质监测，每次间隔2小时。并于11日5时许，确定四号自流沟第二水厂入水口及出水口自来水苯含量严重超标，上报兰州市政府。

4月11日11时，兰州市完全停止北线自流沟的运行，以便于排空被污染的自来水。而该市的南线输水管道则正常供水。兰州市政府于4月11日采取应急措施：

1. 向水中投入活性炭，吸附水中有机物，降低苯对水体的污染。

2. 停运北线自流沟，排空污水，南线管道正常运行。其间，市区降压供水。

3. 高坪及边远地区停水，限制生产用水，自来水不宜饮用，生活用水并无影响。向高坪及边远地区采取定点、定时送水。

4. 加大检测力度，尽快找出污染源。并每2小时公布检测结果。

5. 做好宣传引导工作。

6. 组成调查组，查找原因，查明相关责任人员。

4月12日中午，部分地区自来水苯含量明显下降。其间，消防、环卫部门连续向市民供应安全饮用水。部分高校向学生发放瓶装水。部分医院设立免费苯中毒挂号和急诊窗口。下午6时，兰州市政府解除城关区、七里河区应急措施。但安宁区与西固区自来水苯含量仍不稳定，无法解除应急措施。

4月13日，兰州市政府通报，此次水污染事故的直接原因是自来水厂的自流沟中出现

含油的污水。而这种污水会出现在自流沟的原因是，自流沟附近的中国石油兰州石化在此前曾经发生过泄漏事故，事故处理后有一些渣油以及消防污水便渗入地下。

在经过有关专家讨论之后，兰州市政府通告，从 14 日 7 时开始，兰州市 "4·11" 局部自来水苯超标事件应急处置领导小组对西固区解除应急措施，之后停止应急的拉运送水，以及瓶装水、罐装水的免费发放。全兰州市民都可以放心的安全饮用自来水。

（高　娜　姜凡晓　职心乐）

参考文献

1. 杨克敌. 环境卫生学. 7 版. 北京：人民卫生出版社，2012.
2. 杨克敌，陈学敏. 现代环境卫生学. 2 版. 北京：人民卫生出版社，2008.
3. 丛泽，刘永泉，时福礼，等. 近 10 年北京市生活饮用水污染突发事件分析. 中国公共卫生管理杂志，2008，(6)：590-592.

第七章 突发化学品中毒事件应急处理

第一节 化学品急性中毒

一、化学品急性中毒的概述

(一) 基本概念

1. 毒物 是指在一定条件下,接触较小剂量即可引起机体暂时或永久性病理改变,甚至危及生命的外源性化学物品。

2. 毒性 是指化学物品引起有害作用的固有能力。

3. 中毒 是指生物体受毒物作用后引起一定程度损害而出现的疾病状态。

4. 化学品中毒的分类

(1) 急性中毒:指毒物一次或短时间内(几分钟至数小时)大量吸收进入人体而引起的中毒。如急性苯中毒、氯气中毒等。

(2) 慢性中毒:指毒物少量长期吸收进入人体而引起的中毒,如慢性铅中毒、锰中毒等。

(3) 亚急性中毒:发病情况介于急性和慢性之间,称为亚急性中毒,如亚急性铅中毒。但要在急性、亚急性和慢性中毒之间划出一条截然明显的界限,有时也有困难。

大部分急性化学品中毒是由一种或数种化学物品释放的意外事件,在短时期或较长时间内损害人体健康。重大泄漏事故不但可造成大量人群中毒病变、化学损伤,乃至残疾或死亡等,还会严重危害、污染环境,给国家和民众造成重大经济损失和不良社会影响。

(二) 毒物存在的形式

一般条件下,毒物常以一定的物理形态(固体、液体或气体)存在。但在生产环境中,随着反应或加工过程的不同,毒物可有下列 5 种存在形式。

1. 气体 指常温、常压下呈气态的物质。如氯气、一氧化碳、硫化氢、氮氧化物等。

2. 蒸气 指液态物质蒸发或挥发、固态物质升华时形成的气态物质,前者如苯蒸气,后者如熔磷时产生的磷蒸气。凡是沸点低、蒸气压大的液体都易成为蒸气。

3. 雾 为悬浮于空气中的液体微滴,多由蒸气冷凝或液体喷洒而形成。如铬酸雾、硫酸雾及喷漆时的漆雾等。

4. 烟 为悬浮在空气中直径小于 $0.1\mu m$ 的固体微粒,又称烟雾或烟气。金属熔融时所产生的蒸气在空气中迅速冷凝、氧化可形成烟,如熔炼铅、铜时产生的铅烟和铜烟;有机物质加热或燃烧时,也可形成烟,如塑料热压和农药熏蒸剂燃烧时可产生烟。

5. 粉尘 为悬浮在空气中的固体微粒,其粒子直径多在 $0.1\sim 10\mu m$。固体物质经机械粉碎、辗磨、搅拌、过筛或运输时均可产生粉尘。

飘浮在空气中的粉尘、烟和雾,统称为气溶胶。

(三) 毒物的分类

毒物可按不同的方法予以分类。

1. **按化学性质分类** 如挥发性毒物、非挥发性毒物、金属毒物等。
2. **按用途分类** 如有机溶剂类、农药类等。
3. **按生物作用分类** 毒物的生物作用,又可按其作用的性质和损害器官或系统加以区分。

(1) 按作用的性质:可以分为刺激性、腐蚀性、窒息性、麻醉性、溶血性、致敏性、致癌性、致突变性和致畸性等。

(2) 按损害器官或系统:可分为神经毒性、血液毒性、肝毒性、肾毒性、全身毒性等。有的毒物主要具有一种作用,有的具有多种或全身性作用,因此,分类时不是很严格。

(四) 毒性的分级

任何一种化学物品只要达到一定剂量,在一定条件下都可能对机体产生有害作用。化学物品的毒效应总是同进入体内的量相联系的。毒性计算所用的单位一般以化学物质引起实验动物某种毒性反应所需要的剂量表示;如为吸入中毒,则用空气中该物质的浓度(LC)表示。其他途径直接进入机体的量则用致死剂量(LD)表示。所需剂量(浓度)愈小,表示毒性愈大。最通用的表示毒性大小的数据是动物的死亡数。

1. **常用的指标**

(1) 绝对致死量或浓度(LD_{100}或LC_{100}):即全组染毒动物全部死亡的最小剂量或浓度。

(2) 半数致死剂量或浓度(LD_{50}或LC_{50}):即染毒动物半数死亡的剂量或浓度。

(3) 最小致死量或浓度(MLD或MLC):即全组染毒动物中个别动物死亡的剂量或浓度。

(4) 最大耐受量或浓度(LD_0或LC_0):即全组染毒动物全部存活的最大剂量或浓度。

2. **化学物质的急性毒性分级** 化学物质的急性毒性分级见表7-1。

表7-1 化学物质的急性毒性分级

毒性分级	大鼠一次经口 LD_{50}/(mg/kg)	6只大鼠吸4h 死亡2~4只的 浓度/(mg/L)	兔涂皮时 LD_{50}/(mg/kg)	对人可能致死量 (g/kg)	总量(g) (60kg体重)
剧毒	<1	<10	<5	<0.05	0.1~
高毒	1~	10~	5~	0.05~	3~
中等毒	50~	100~	44~	0.5~	30~
低毒	500~	1000~	350~	5~	250~
微毒	>5000	>10000	>2180	>15	>1000

3. **职业性接触毒物危害程度分级** 根据毒物的急性毒性、急性中毒发病状况、慢性中毒患病状况、慢性中毒后果、毒物的致癌性以及最高容许浓度,将其分为极度危害、高度危害、中度危害和轻度危害四级。

(五) 毒物的吸收、分布、代谢和排泄

1. **毒物进入体内的途径** 毒物吸收的主要途径是呼吸道、皮肤和消化道。

(1) 呼吸道：由于肺泡呼吸膜极薄，扩散面积大（50～100 m²），供血丰富，呈气体、蒸气或气溶胶状态的毒物可经呼吸道进入人体。气态毒物经过呼吸道吸收受许多因素的影响，主要与毒物在空气中的浓度或分压有关。气态毒物进入呼吸道的深度取决于其水溶性，水溶性大的毒物，在上呼吸道即可引发刺激症状；水溶性小的毒物，对上呼吸道的刺激较小，易进入呼吸道深部而被吸收。此外，肺泡上皮对脂溶性、非脂溶性分子及离子都具有高度通透性，且人每时每刻无不在进行呼吸，所以呼吸道是毒物进入人体的最重要途径。

(2) 皮肤：皮肤对外源性化学物品具有屏障作用，但确有不少毒物可经皮肤吸收，如芳香族氨基和硝基化合物、氨基甲酸酯类化合物等。毒物经皮肤吸收要通过表皮屏障到真皮再进入血管，也可通过毛囊与皮脂腺或汗腺直接吸收，速度更快，但它们的总面积仅占表皮面积的 0.1%～1.0%，只能吸收少量毒物，所以经表皮屏障吸收是主要的。

(3) 消化道：口腔黏膜能够吸收许多毒物，但因大多数停留时间短暂，故经口腔吸收一般并不重要。胃肠道内的酸碱度，是影响毒物吸收的重要因素。胃液呈酸性，对弱碱性物质可增加其电离，从而减少对其吸收，但到达小肠后，即能转化为非电离的物质而被吸收；而对弱酸性物质，则具有阻止电离的作用，因而增加对其吸收。脂溶性和非电离的物质能透过胃的上皮细胞。胃内的食物、蛋白质和黏液蛋白类等则可以减少毒物的吸收，但在小肠内有不少酶，可使已与毒物结合的蛋白质或脂肪分解，从而释放出游离的毒物而促进其吸收。经胃肠道吸收的毒物通过门静脉系统首先抵达肝，进行生物转化后，再进入大循环，比其他途径进入的毒性作用要稍慢和小。

(4) 其他途径：除了上述三种途径外，毒物还可以通过其他途径进入人体。如1滴四乙基焦磷酸酯滴入眼中能致大鼠死亡，也很易使人死亡。

2. 毒物在体内的分布　毒物被吸收后，随血液循环分布到全身。毒物在体内的分布情况取决于其进入细胞的能力及其与体内各组织的亲和力。大多数毒物在体内呈不均匀分布，相对集中于某些组织器官，如铅、氟集中于骨骼，一氧化碳集中于红细胞。在组织器官内相对集中的毒物随时间推移而呈现动态变化。如铅，吸收后在血浆及红细胞之间，随即有部分转移至肝、肾等组织，随时间推移，这些早期"定位"于红细胞、肝、肾中的铅又重新分布，逐步转移定位于骨骼。

在接触毒物时，如果出现吸收速度超过解毒及排泄速度，就会出现毒物在体内逐渐增多的现象，即蓄积作用，此时大多相对集中于某些部位，浓度逐步提高至毒性作用水平，即可发生慢性中毒。

3. 毒物在体内的代谢　进入体内的毒物，有的直接作用于靶部位产生毒效应，并可以原形排出。但多数毒物吸收后会与体液或细胞内部的物质发生化学或生物化学反应。这种反应有时使毒物本身结构或理化性质发生改变，将其称为毒物的代谢转化或生物转化。通过代谢转化可使毒物的毒性降低（代谢解毒）或增强（代谢活化）。代谢转化的另一个结果是使部分毒物不以原状排出，排出的是其代谢产物。毒物在体内的代谢转化主要包括氧化、还原、水解和结合（或合成）四类反应。往往一种毒物可通过不同的代谢转化途径，每一途径可包括一种或多种反应，最后以结合告终，因此称氧化、还原、水解为Ⅰ相反应，称结合为Ⅱ相反应。它们有的需要酶的催化，参与外来化合物（药物或毒物）代谢转化的酶统称为药物代谢酶，主要存在于肝细胞的微粒体、线粒体内。所以肝是体内主要的代谢转化器官。

4. 毒物的排出　毒物可通过多种途径排出体外。最重要的途径是经肾随尿液排出，其次是随粪便排出，经肺排出的主要是气态物质。此外，一些外源性化学物品还可随脑脊液、乳汁、汗液以及毛发和指甲排出体外。

（1）肾：是机体最重要、也是最有效率的排泄器官。外源性化学物品经肾排泄的机制主要包括两种：肾小球滤过和肾小管排泌。其中以过滤对排泄毒物较有意义，一旦滤除后，毒物可能随尿排泄。尿液中毒物浓度与血液中浓度有密切的相关，因此常测定尿中毒物（或代谢产物）以间接衡量毒物的吸收或体内的负荷。

（2）消化道：肝对排除由胃肠道吸收入血液的毒物极为有利，在肝代谢转化，其产物直接排入胆汁随粪便排出，而不经肾。低分子量的物质很少经胆汁排出，而分子量大于325的物质或其结合物可从胆汁排出，如与血浆蛋白、葡萄糖醛酸或谷胱甘肽等结合的毒物（或代谢产物）主要由胆汁排出。铅、锰、镉、砷等均主要从肝排至胆汁随粪便排泄。

（3）肺：经呼吸道吸收的气体及挥发性毒物都能通过肺由呼出气排出。排出的方式为被动扩散，排出的速率主要取决于肺泡呼吸膜内外气态毒物的分压差；通气量也影响其排出速度。

（4）其他途径：毒物可经乳腺由乳汁排出，虽不属主要，但具有重要意义，因毒物可经乳汁传给乳儿；毒物也可经唾液腺、汗腺排出；头发、指甲并不是排泄器官，但有些毒物，如砷、汞、铅、锰等富集于此，因此也是排出途径。

（六）毒物作用方式

1. 局部的刺激、腐蚀作用　强酸、强碱、芥子气等对皮肤和黏膜有强烈刺激和腐蚀作用。

2. 阻止氧的吸收、运输和利用　这可由许多原因造成，如某些惰性气体及某些毒性极低或无毒的气体（如甲烷），在空气中可使氧分压降低引起窒息；刺激性气体引起肺水肿，阻止气体交换；一氧化碳与血红蛋白（Hb）形成碳氧血红蛋白（HbCO），阻止了血红蛋白的带氧能力。

3. 抑制酶系统的活力　毒物在酶系统的各个环节起破坏作用。如氰化物抑制细胞色素氧化酶、有机磷抑制胆碱酯酶。

4. 改变机体免疫功能　毒物对免疫功能的干扰有两个方面。一是兴奋诱导作用，即毒物本身作为半抗原与人体蛋白质结合构成完全抗原，可诱发抗原-抗体反应，其结果是发生以超敏反应为特征的职业中毒。另一是抑制消退作用，即毒物对某一器官或系统的损害造成正常功能障碍，提高其对某些疾病的易感性，这是毒物的一种非特异作用。

5. 其他作用　有些毒物可能吸附、溶解或结合于细胞膜而使其通透性有所改变，于是影响细胞的营养与代谢。另外，毒物还有致突变、致癌和致畸作用等。

（七）影响毒物对机体作用的因素

接触毒物时机体不一定受到损害，导致中毒是有条件的。毒物对机体产生有害作用的程度与特点，取决于以下因素：

1. 毒物的化学结构　毒物分子的化学结构不仅直接决定其理化性质，也决定其在体内的生物转化过程，从而也影响其毒性。目前，已了解一些毒物的化学结构与其毒性的关系。如脂肪族直链饱和烃类化合物的麻醉作用，在3～8个碳原子范围内随碳原子数增加而增强；氯代饱和烷烃的肝毒性随氯原子取代的数量而增大等。据此，可大致推测某些新化学物的大致毒性和毒作用特点。

毒物的理化性质对其进入机体的机会及其在体内的过程有重要影响。毒物的分散度高，从呼吸道进入机体的机会多，化学活性也大，如锰的烟尘毒性大于锰的粉尘。挥发性高的毒物，在空气中蒸气浓度高，吸入中毒的危险性也大；一些毒物绝对毒性虽大，如其挥发性很小，则吸入中毒的危险性并不高。毒物的溶解度也和其毒作用特点密切有关，氧化铅较硫化铅易溶解于血清，故其毒性比后者大；苯易溶于有机溶剂，进入体内后，对造血系统、神经系统毒性较大；各种刺激性气体因其水溶性差异，因而在呼吸道的作用部位和速度也不尽相同。

2. 毒物的剂量、浓度和作用时间　不论毒物的作用大小如何，都必须在体内达到一定量才会引起中毒，空气中毒物浓度高，接触时间长，若防护措施不良，则进入体内的量大，容易发生中毒。因此降低空气中毒物的浓度，缩短接触时间，减少毒物进入体内的量是预防职业中毒的重要环节。

3. 联合作用　毒物与存在于生产环境中的各种因素，可同时或先后共同作用于人体，其毒效应可表现为独立、相加、协同和拮抗作用。毒物的拮抗作用在实践中并无多大意义。进行卫生学评价时应注意生产性毒物与生活性毒物的联合作用。环境中的温、湿度可影响毒物对机体的毒作用。在高温环境下毒物的毒作用一般较常温高。高温环境还使毒物的挥发增加，机体呼吸、循环加快，出汗增多等，均有利于毒物的吸收；体力劳动强度大时，毒物吸收多，机体耗氧量也增多，对毒物的毒作用更为敏感。

4. 个体易感性　人体对毒物作用的敏感性有较大的个体差异，即使在同一接触条件下，不同个体所出现的反应可相差很大。造成个体差异的因素有很多，如年龄、性别、健康状况、生理状况、营养、内分泌功能、免疫状态，以及个体遗传特征等。

二、化学品急性中毒的临床特征

（一）主要临床表现

由于毒物本身的毒性和毒作用特点、接触剂量等各不相同，化学品急性中毒的临床表现多种多样，尤其是多种毒物同时作用于机体时更为复杂，可累及全身各个系统，出现多脏器损害；同一毒物可累及不同的靶器官，如铅中毒（损伤神经、造血、泌尿系统）、汞中毒（损伤神经、消化、泌尿系统），不同的毒物也可损害同一靶器官而出现相同或类似的临床表现，如氯代烃类化合物等许多毒物均可造成肝损害。充分掌握化学品中毒的临床特点，有助于急性化学品中毒的正确诊断和治疗，防止误诊。

1. 神经系统　许多毒物可以选择性的损害神经系统，尤其是中枢神经系统对毒物更为敏感。引起神经系统损害的常见毒物有金属、类金属及其化合物、窒息性气体、有机溶剂和农药等。

（1）类神经症：一般为功能性改变，脱离接触后可逐渐恢复。轻度急性中毒或急性中毒恢复期经常出现的症状有：

①神经衰弱综合征：主要表现为头痛、头晕、烦躁不安、睡眠障碍、抑郁、全身无力、易于疲劳、记忆力减退、精神不振等；

②自主神经功能失调：以交感神经亢进为主者，主要表现为心悸、胸闷、心动过速、血压不稳、多汗、易惊、两手震颤、面色苍白、肢端发冷、麻木、腹胀、便秘等；

③以迷走神经功能亢进为主者：主要表现为流涎、恶心、呕吐、食欲缺乏、腹泻、心动过缓、尿频、眩晕或晕厥等，也可兼有交感神经亢进和癔症样表现，如苯、甲苯、四乙基铅等急性中毒时较为多见。

（2）周围神经病：可分为多发性神经炎型、神经炎型及颅神经型。如铅、丙烯酰胺、正己烷、有机磷等可引起神经髓鞘、轴索变性，损害运动神经的神经肌肉接点，从而产生感觉和运动神经损害的周围神经病变。

（3）中枢神经病

①锥体外系损伤：如一氧化碳、锰等中毒可出现肌张力增高、震颤麻痹等症状；

②中毒性脑病和脑水肿：铅、汞、窒息性气体、有机磷农药等严重中毒时，可引起中毒性脑病和脑水肿。早期出现恶心、呕吐、全身无力、嗜睡或失眠等；精神障碍主要表现癔症、意识障碍、抽搐、自主神经症状，如大汗、大小便失禁、高热、瞳孔改变等，中枢神经系统在急性中毒时可缺乏特殊的定位体征。临床表现头痛剧烈、频繁呕吐、躁动不安、意识障碍加重、反复抽搐、双瞳孔缩小、收缩压上升、脉搏与呼吸变慢，常提示颅内压增高。眼球结膜水肿或眼球张力增高，也提示有脑水肿的可能。

2. **呼吸系统** 呼吸系统是毒物进入机体的主要途径，首当其冲遭受气态毒物的损害。引起呼吸系统损害的生产性毒物主要是刺激性气体，如氯气、光气、氮氧化物等。

化学品急性中毒时，呼吸系统的主要表现为炎症，包括中毒性气管支气管炎、中毒性支气管肺炎、中毒性咽喉疾病、吸入性肺炎、中毒性肺水肿等。轻度中毒立即引起急性化学性气管支气管炎、咳嗽较剧、胸闷、气短，如氨及硫酸二甲酯等；中度及重度中毒时，表现为咳嗽频繁，咳大量泡沫样痰、胸闷、气喘，并有发绀，在胸部听到大量细小或中等的水泡音，胸部X线片可见弥漫性点状或片状阴影；极重度病例（如氯气中毒）有时立即死亡，往往多由于声门水肿造成窒息而致。另外可引起过敏性哮喘，如二异氰酸甲苯酯（TDI）。

3. **循环系统** 毒物可引起心血管系统损害。一些化学物质对心肌有直接损害作用，如砷、锑、钡、有机汞等；一些化学物质作用于血液，影响到血液的携氧能力，造成组织缺氧，间接损害心肌，如CO；一些毒物引起溶血，如砷化氢、硝基苯等。有机磷农药可抑制胆碱酯酶活性，使乙酰胆碱在组织内蓄积，引起心血管系统一系列紊乱，严重时，使心脏停止搏动，甚至造成死亡。刺激性气体，如氯气、氮氧化物等可引起肺水肿，渗出大量血浆，肺循环阻力增加，可出现急性肺心病及心力衰竭。

4. **消化系统** 消化系统是毒物吸收、生物转化、排出和肠肝循环再吸收的场所，许多毒物可损害消化系统。主要表现为口腔炎，如汞、碲等；急性胃肠炎，如三氧化二锑、三氧化二砷、有机磷农药等；中毒性肝病，如四氯化碳、氯仿、三硝基甲苯等；腹绞痛，如铅、铊等。

5. **血液系统** 许多毒物对血液系统有毒性作用，可分别或同时引起造血功能抑制、血细胞损害、血红蛋白变性等。主要表现为贫血，如铅干扰卟啉代谢，影响血红素合成，可引起低色素性贫血；高铁血红蛋白血症，如苯的氨基、硝基化合物等；溶血，砷化氢为最常见、最强烈的溶血性毒物，可产生急性溶血反应，其他如苯肼、羟胺、异丙醇、苯酚等；出血及再生障碍性贫血，如2-二苯基乙酰基-1,3-茚满三酮（商品名为敌鼠）抑制肝凝血因子合成，损害毛细血管壁，而产生严重出血，苯和三硝基甲苯抑制骨髓造血功能，可引起白细胞及血小板减少、再生障碍性贫血，甚至引起白血病等。

6. **泌尿系统** 肾不仅是毒物最主要的排泄器官，也是许多化学物质的贮存器官之一。因此，泌尿系统，尤其是肾成为许多毒物的靶器官。化学品急性中毒时主要表现为肾衰竭，如汞、镉、砷、铊、磷、有机氯等。

7. **皮肤** 职业性皮肤病占职业病总数的40%～50%，其中化学因素占90%以上。主要表现为皮肤的化学灼伤、烧伤、糜烂、溃疡等，如氢氟酸等。

8. 其他　主要损伤人体免疫功能，以及急性中毒事件后的长期影响，如致畸、致癌、致突变等。主要有联苯胺、氯乙烯、烷化剂、镉等。

（二）化学物品中毒的诊断

化学物品急性中毒，多由于生产或非生产中发生事故而引起。必须以严肃的科学态度，力求得出正确、及时的诊断。

生产环境中化学物品引起的中毒称为职业中毒，可按职业病进行诊断。职业中毒的诊断具有很强的政策性和科学性。正确的诊断关系到职工的健康和国家劳动保护政策的贯彻执行。所以，职业中毒的诊断应有充分的资料，包括职业史、现场职业卫生调查、相应的临床表现和必要的实验室检测，并排除非职业因素所致的类似疾病，综合分析，方可做出合理的诊断。法定职业病诊断按《职业病防治法》及相关的诊断标准进行。

1. 职业史和接触史　详细询问职业史和接触史，这是职业中毒诊断的重要前提。职业史是询问自工作以来的工作经历，每变更一次均要有起始年月；接触史是从事接触有害物质生产开始，接触有害物质的名称、接触方式或操作特点、工种、起始年月、每日或每月接触时间、连续或间断接触，环境条件及预防措施，有害物质浓度（量）等。急性中毒时，重点了解当时生产情况、事故发生的过程、违反操作规程或防护措施不力等情况，昏迷的中毒者可由护送者提供。

2. 现场调查　是诊断职业中毒的重要参考依据。深入作业现场，了解当时生产情况与平时有什么不同，找出中毒原因；要调查所使用的化学物品；环境污染状况调查应包括：以往毒物浓度的检测数据和目前的浓度、污染的范围；最后对毒物能否引起此次急性中毒事故、危害程度等进行卫生学评估。

3. 症状和体征　由于毒物本身的性质、接触剂量、侵入途径和靶器官不同，以及个体差异等，其所致职业中毒的临床表现复杂多样，即使是同一毒物在不同致病条件下也可出现性质和程度截然不同的临床表现；同一症状、体征也可由多种毒物所致，因此需要详细询问所接触化学物品名称、接触后引起的症状、目前主要症状及进展，逐一做好记录。一般来说，急性职业中毒因果关系较明确。诊断分析应注意其临床表现与所接触毒物的毒作用性质是否相符，中毒的程度与其接触强度（剂量）是否相符，尤应注意各种症状、体征发生的时间顺序及其与接触毒物的关系。

4. 实验室检查　可分为一般检查及特殊检查。一般检查指内科常做的检验项目。根据化学物品的特性及体检时的阳性体征，做必要的特殊检查，如一氧化碳中毒时，必须检验血中碳氧血红蛋白；接触苯、甲苯、二甲苯时，分别检验尿中酚、马尿酸、甲基马尿酸；接触氰化物时可检验尿中硫氰酸盐含量；有机磷农药中毒，应检验血胆碱酯酶活力是否下降；苯胺中毒，可查血液中的珠蛋白小体；苯的氨基硝基化合物中毒，可查血中高铁血红蛋白含量是否增加等。

5. 其他检查　包括X线、心电图、脑电图、肌电图、脑血流图、肝血流图等。

从以上检查所得资料，加以综合分析，并作为鉴别诊断，以得出正确的结论。如诊断有一定困难时，可请有关部门共同讨论，力求得出客观、正确的结论。

职业中毒或其他化学物品中毒的特点是，具有群发性，诊断时必须加以重视。

（三）抢救与治疗

1. 抢救急性中毒的原则

（1）立即脱离毒物接触：脱离中毒环境，立即将中毒患者移至上风向或空气新鲜的场所,注意保持呼吸道通畅。若患者衣服、皮肤被毒物污染,应立即脱去污染衣物、清洗身体表面污染的毒物(冬天宜用温水),如遇水可发生化学反应的物质,应先用布抹去污染物,再用水冲洗,以避免毒物继续进入人体。眼、皮肤、毛发等必须彻底清洗,用流动水冲洗后,适当合理应用中和剂,并使已进入体内的毒物尽快排出,如是口服中毒,需立即引吐、洗胃及导泻,使胃肠道内的毒物尽快排出体外。经口进入强碱或强酸,一般不宜洗胃,亦不能用强酸或强碱进行中和,不能用碳酸氢钠(小苏打)。可以服用蛋清、牛奶等。

(2)尽快消除或中和进入人体内毒物的作用(解毒疗法)。

(3)解除毒物在体内已引起的某些症状,减少痛苦,促进机体恢复健康(对症及支持疗法)。

2. 解毒和排毒 对中毒患者应尽早使用解毒排毒药物,解除或减轻毒物对机体的损害。排毒剂主要是指络合剂。解毒剂是指能解除毒作用的特效药物,如亚甲蓝、4-二甲基氨基苯酚(4-DMAP)、硫代硫酸钠、氯解磷定、阿托品等。

(1)特殊排毒剂:金属络合剂是一些能与多种金属离子结合生成稳定络合物的有机化合物,临床上用于某些金属中毒,但急性金属中毒剂量一般比慢性中毒要大 2~3 倍,应注意药物损害肾功能等不良反应。排毒剂一般应以静脉点滴或静脉注射为主,以便及时充分发挥药效,尤其是周围循环衰竭时,肌内注射常不能吸收。在急性中毒临床表现基本控制时可改为肌内注射。

排毒剂主要有:

①氨羧络合剂,如依地酸二钠钙(依地酸钙,乙二胺四乙酸二钠钙,$CaNa_2$-EDTA 或 Ca-EDTA)对铅中毒效果最好,对锰、镉也有一定疗效;喷替酸钙钠(二乙烯三胺五乙酸三钠钙,$CaNa_3$-DTPA),可络合铅、钴、锌、锰、铁等,促使从体内排出,亦可加速一些放射性元素如钚、钇、镧等的排泄;二乙基二硫代氨基甲酸钠(Na-DDC),主要用于治疗急性羰基镍中毒。

②巯基络合剂,如二巯丁二钠(Na-DMS),临床上对锑、汞、铅、砷等中毒均有显著效果,对酒石酸锑的排毒效果较二巯丙醇强 10 倍,且毒性小,但排汞效果不及二巯丙磺钠,对铜、钴、镍等也有效;二巯丙磺钠(二巯基丙磺酸钠,Na-DMPS),对急性砷、汞中毒有显著疗效,对铅、铬、锌、镉、钴、锑、镍等亦有解毒作用;乙酰青霉胺(青霉胺),用于治疗汞或甲基汞等中毒;β-硫乙胺(半胱胺),可解除金属对细胞中酶系统的作用,并有抗氧化性能,用于治疗急性四乙基铅及四乙基铊中毒,亦可用于预防和治疗 X 射线或镭、铀等放射性元素引起的放射病。

(2)特效解毒剂:必须抓紧时机及早应用,当毒物已造成严重器质性病变时,其疗效将明显降低或已出现一些并发症而使特效药物无法发挥解毒作用。此外,应合理掌握剂量。

特效解毒剂主要包括:

①高铁血红蛋白还原剂,如亚甲蓝和苯甲胺蓝,可用于治疗急性苯胺、硝基苯中毒时引起的高铁血红蛋白血症。

②氰化物中毒解毒剂,如亚硝酸钠-硫代硫酸钠、4-二甲基氨基苯酚(4-DMAP)。

③有机磷农药中毒(包括沙林、塔崩、梭曼)解毒剂。常用胆碱酯酶复能剂(如氯解磷定、解磷定、双复磷)和抗胆碱剂(如阿托品)。

④氟乙酸钠(1080)、氟乙酰胺中毒解毒剂,如甘油乙酸酯乙酰胺(醋精)和乙酰胺。

必要时可采用其他排毒方法,如透析疗法、输液、利尿、给氧。严重患者,有条件时也可换血等。

3. 对症治疗　由于针对病因的特效解毒剂的种类有限，因而对症治疗在职业中毒的治疗中极为重要，主要目的在于保护体内重要器官的功能，缓解病痛，促使患者早日康复；有时可挽救患者的生命。其治疗原则与内科处理类同。

第二节　常见的急性化学品中毒

急性化学品中毒是指一种或数种化学品释放的意外事件，在短时期或较长时间内损害人体或危害环境，使机体引起中毒病变、化学损伤乃至残疾或死亡，常造成群体发病和环境污染，给国家和民众造成重大经济损失和不良社会影响。引起急性化学品中毒事故的毒物有40余种，主要以氯气、硫化氢、氨、光气、氮氧化物为主。

一、窒息性气体中毒

窒息性气体是指被机体吸入后，可使氧的供给、摄取、运输和利用发生障碍，使全身组织细胞得不到或不能利用氧，而导致组织细胞缺氧窒息的一类有害气体的总称。任何一种窒息性气体的主要致病环节都是引起机体缺氧。人的大脑对缺氧最为敏感，轻度缺氧即有注意力不集中、定向力障碍等表现，严重时可发展为脑水肿，不同的窒息性气体有着不同的中毒机制和中毒条件，因而必须采取针对性的防治方法。

（一）概述

1. 分类　窒息性气体依据其作用机制不同可分为两类：

（1）单纯窒息性气体：其本身毒性很低或属惰性气体，但由于它们的存在可使空气中氧含量降低，引起肺内氧分压下降，随后动脉血氧分压也降低，导致机体缺氧窒息。如氮气、甲烷、二氧化碳等。

（2）化学窒息性气体：指能对血液或组织产生特殊的化学作用，使血液运送氧的能力或组织利用氧的能力发生障碍，引起组织缺氧或细胞内窒息的气体。常见的有一氧化碳、氰化物和硫化氢等。

2. 窒息性气体的毒作用特点

（1）窒息性气体的主要致病环节均是可引起机体缺氧。

（2）脑对缺氧极为敏感，轻度缺氧时就会引起智力减退、注意力不集中、定向能力障碍等表现；较重时可有头痛、头晕、耳鸣、呕吐、乏力、嗜睡，甚至昏迷；进一步可发展为脑水肿。

（3）有效的解毒治疗，必须针对窒息性气体的中毒机制和中毒特点。

（二）一氧化碳

1. 理化特性　一氧化碳（CO）俗称"煤气"，为无色、无味、无臭的气体，分子量28.01，比重0.967。与水、酸、碱等不起反应；微溶于水，易溶于氨水，只能被活性炭少量吸收；易燃、易爆，在空气中燃烧呈蓝色火焰，爆炸极限为12.5%～74.0%。

2. 接触机会　含碳物质在不完全燃烧的情况下均可产生一氧化碳。接触机会主要有：冶金工业中的炼焦、炼铁、炼钢、羰化法提炼金属镍等；采矿的爆破作业；机械制造工业中的铸造、锻造车间；化学工业中用一氧化碳做原料制造光气、甲醇、丙酮、甲醛、甲酸、合成氨；用煤、重油或天然气制取氮肥等工业；耐火材料、玻璃、陶瓷、建筑材料等工业使用的窑炉、煤气发生炉等。

3. 临床表现　主要表现在中枢神经、心血管及血液系统三方面。根据临床表现，将急性中毒分为以下几类。

（1）轻度中毒：出现剧烈的头痛、头昏、四肢无力、心悸、眼花、恶心、呕吐、步态不稳、出现轻度至中度意识障碍，但无昏迷。脱离中毒现场，吸入新鲜空气或进行适当治疗，症状可迅速消失。

（2）中度中毒：除上述症状外，面色潮红、多汗、脉快，出现浅至中度昏迷，如能及时抢救，可很快苏醒，一般无明显并发症和继发症。

（3）重度中毒：除上述症状外，出现深昏迷或植物状态。常见瞳孔缩小，对光反射正常或迟钝，四肢肌张力增高，可出现大小便失禁。加重可并发脑水肿、休克或严重的心肌损害、肺水肿、呼吸衰竭、上消化道出血、脑局灶损害，如锥体系或锥体外系损害。

（4）迟发性脑病：有的重症患者在苏醒后，经过一段清醒期又出现一系列神经系统严重受损的表现，称为"急性CO中毒迟发性脑病"。常见临床表现有：

1）精神症状：突然发生定向力丧失、表情淡漠、反应迟钝、大小便失禁、生活不能自理；或出现幻视、错觉、语无伦次、行为失常。

2）脑局灶损害：

①锥体外系神经损害：出现帕金森综合征的表现，如肌张力增强、呆板面孔、动作缓慢、异常步态、言语不清、小书写症及静止震颤等；

②锥体系神经损害：出现偏瘫、病理反射阳性等；

③其他：大脑皮质局灶性功能障碍，如失语、失明等，或出现继发性癫痫。

4. 急救处理　对急性CO中毒患者，应立即转移至新鲜空气处，轻度中毒患者无需特殊治疗；中度中毒患者一般对症处理后可逐步恢复；对重度患者，应及时抢救，如呼吸停止就立即行苏醒术，包括口对口的人工呼吸、体外心脏按压、吸氧等。切勿轻易放弃苏醒术抢救。应采取综合措施，积极预防和治疗急性中毒性脑病。其具体措施如下：

（1）氧疗：以纠正缺氧，并加速HbCO的解离及CO的排出。有条件者尽早给予高压氧治疗，必要时进行气管插管或气管切开术，以保持呼吸道通畅。

（2）积极防治脑水肿：急性重度中毒患者，中毒后2～4小时即可出现脑水肿。应及早使用脱水剂，目前最常用的是20%甘露醇，快速静脉滴注。8～12小时可重复一次，两次用药之间交替使用50%葡萄糖，以维持脱水效果，缓解脑水肿。

肾上腺皮质激素能增强全身应激能力，降低血管通透性，减轻脑水肿，常与脱水剂配合使用。应早期及短期内大剂量使用。

（3）人工冬眠及降温：适用于频繁抽搐、极度兴奋或合并高热及有脑水肿征象患者，可使机体处于保护性抑制状态，降低脑组织代谢，有助于对缺氧的耐受；一般用亚冬眠疗法即可。根据病情，应用冰帽作为局部降温或配合全身性体表降温。

（4）改善脑组织代谢：应用能量合剂，如ATP、辅酶A、细胞色素C等。

（三）硫化氢

1. 理化特性　硫化氢（H_2S）为具有腐败臭蛋味易燃无色气体，分子量34.08，蒸气比重1.19，沸点-60.7℃，易积聚在低洼处。易溶于水生成氢硫酸，亦溶于乙醇、汽油、煤油和原油。与空气混合达到爆炸极限时，可发生强烈爆炸，爆炸极限为43%～45%。

2. 接触机会　硫化氢一般为工业生产过程中产生的废气，很少直接应用。在含硫石油开采、冶炼、制造硫化染料、二氧化硫、橡胶及在鞣革、制毡、造纸、煤的低温焦化时均有硫化氢产生。有机物腐败时也能产生硫化氢,如在疏通下水道、沟渠、粪坑、阴沟,开挖和整治沼泽地,以及消除垃圾、污物、等作业均可接触到硫化氢。

3. 临床表现

(1) 轻度急性中毒:出现眼、上呼吸道黏膜刺激症状,如畏光、咳呛等,而后感到头昏、头胀、眩晕、窒息感,可当场昏倒。

(2) 中度急性中毒:有明显的头痛、头晕症状,并出现轻度意识障碍。或有明显的黏膜刺激症状,出现咳嗽、胸闷、视物模糊、眼结膜水肿及角膜溃疡等。

(3) 重度急性中毒:迅速出现头晕、心悸、呼吸困难,行动迟钝等明显的中枢神经系统症状,继而呕吐、腹泻、腹痛、烦躁和抽搐、昏迷,以及肺泡性肺水肿、休克等心、肝、肾多脏器衰竭,最后因呼吸麻痹而死亡。吸入极高浓度的 H_2S,可在数秒内突然倒下,呼吸停止,发生"电击型"死亡。

4. 急救处理

(1) 现场急救:应迅速将患者转移至新鲜空气处,保持呼吸道畅通,有条件者立即吸氧。呼吸抑制时给予呼吸兴奋剂,心搏及呼吸停止者,应立即施行人工呼吸(切忌口对口人工呼吸,宜采用胸廓挤压式人工呼吸)和体外心脏按压术,直至送达医院。

(2) 高压氧治疗:凡有昏迷者,宜立即送高压氧舱治疗。

(3) 药物治疗:可使用大剂量谷胱甘肽、半胱氨酸或胱氨酸等,以加强细胞的生物氧化能力,加速对硫化氢的解毒作用。同时给予改善细胞代谢的药物,如细胞色素 C、三磷腺苷、辅酶 Q_{10} 等。

二、刺激性气体中毒

刺激性气体主要是指一类对眼、呼吸道黏膜及皮肤有刺激性的气体,在工业生产尤其是化工行业中最为常见。它多是化学工业的原料、产品和副产品,在冶金、采矿、机械、食品制造、医药、塑料制造等行业也可经常接触到。刺激性气体多具有腐蚀性,在生产过程中常因违章操作或设备、管道被腐蚀而发生跑、冒、滴、漏,导致接触者的中毒和损伤。此种事故往往情况紧急,危害严重,易于造成集体中毒和伤亡。

(一) 概述

1. 种类 根据其水溶性大小可分为两类。

(1) 水溶性大的刺激性气体:如氨、氯、氯化氢、二氧化硫、三氧化硫等,其对人体作用的特点是一接触到较湿润的眼结膜及上呼吸道黏膜,立即出现局部刺激症状,即流泪、畏光、结膜充血、流涕、喷嚏、咽痛、呛咳等,如果突然吸入高浓度气体时,可引起喉痉挛、水肿、气管和支气管炎,甚至肺炎、肺水肿。

(2) 水溶性小的刺激性气体:如氮氧化物、光气等,其对上呼吸道刺激性小,吸入后往往不易被发现,进入呼吸道深部后逐渐与水分作用,对肺产生刺激、腐蚀作用,常引起肺水肿。

2. 刺激性气体的毒作用特点

(1) 急性刺激:眼和上呼吸道刺激性炎症,如流泪、畏光、结膜充血、流涕、呛咳、胸闷等。

(2) 中毒性肺水肿:吸入高浓度刺激性气体后引起的肺泡内和肺间质过量的体液潴留为

特征的病理过程，表现为四期：①刺激期；②潜伏期；③肺水肿期；④恢复期。

(3) 可造成急性呼吸窘迫综合征（ARDS）。

(二) 氯

1. 理化特性　氯（Cl_2）为黄绿色气体，具有强烈刺激性臭味，易溶于水、碱性溶液、二硫化碳和四氯化碳等有机溶剂，相对密度为2.49，沸点为－34.6℃，易液化为深黄色的液体，液体相对密度1.56。氯溶于水形成盐酸和次氯酸，次氯酸又可分解为盐酸和新生态氧，属强氧化剂。氯在高温条件下与一氧化碳作用，可形成毒性更大的光气。氯在日光下与易燃气体混合时会发生燃烧爆炸。

2. 接触机会　氯在工业生产中使用广泛。食盐电解产生氯气，在造纸、印染、颜料、纺织、合成纤维、石油、橡胶、塑料、制药、农药、冶金等行业用作原料，医院、游泳池消毒亦可接触。生产中多因管道、容器破损或密闭不严、超装、压力升高等外泄，污染环境，常导致群体中毒事故发生。此外在特殊情况下，如氯气运输过程中泄露或使用氯的企业不规范的排放、钢瓶破裂、爆炸等也会接触到氯。

3. 临床表现

(1) 急性轻度中毒：临床表现符合急性气管支气管炎或支气管周围炎。有眼和上呼吸道黏膜刺激症状，如眼流泪、呛咳、可有少量痰、胸闷。查体可见眼结膜、鼻黏膜及咽部充血，两肺有散在干、湿啰音或哮鸣音。

(2) 急性中度中毒：主要表现为化学性支气管炎，间质性或局限性肺泡性肺水肿。上述症状加重，呛咳、咳痰、气急、胸闷明显，有时咯白色或粉红色泡沫痰。伴有头痛、乏力、烦躁、嗜睡及恶心、呕吐、食欲缺乏、腹胀、上腹痛等消化道症状。查体：轻度发绀，两肺可闻及干、湿啰音，或弥漫性哮鸣音。

(3) 急性重度中毒：吸入高浓度氯气，可出现昏迷和休克，弥漫性或中央性肺水肿及急性呼吸窘迫综合征，喉痉挛或支气管痉挛、水肿造成窒息，反射性呼吸中枢抑制或心搏骤停导致猝死。可伴有气胸、纵隔气肿等严重并发症。查体：明显发绀，两肺弥漫湿啰音或局部呼吸音明显减弱。

4. 急救处理

(1) 现场处理：使中毒患者立即脱离接触，置空气新鲜处，脱去被污染的衣物，静卧休息，保持安静及保暖。出现刺激反应者至少观察12小时，并给予对症处理。吸入量较多者应卧床休息，以免活动后病情加重，并应用喷雾剂、吸氧；必要时静脉注射糖皮质激素，有利于控制病情进展。

(2) 合理氧疗：适当方法给氧，使动脉血氧分压维持在8～10kPa。如发生严重肺水肿或急性呼吸窘迫综合征，给予鼻面罩持续正压通气（CPAP）或气管切开呼气末正压通气（PEEP）疗法，呼气末压力宜在0.5kPa左右。

(3) 早期、足量、短程应用糖皮质激素，防治肺水肿。

(4) 维持呼吸道通畅：可给予雾化吸入疗法，支气管解痉剂、去泡沫剂如二甲硅油，必要时施行气管切开术。

(5) 维持血压稳定，合理掌握输液及应用利尿剂，纠正酸碱和电解质紊乱，良好的护理及营养支持等。

(6) 预防发生继发性感染：中、重度患者应积极防治肺部感染，合理使用抗生素。

(三) 氨

1. 理化特性 氨（NH_3）在常态下为无色、具有强烈辛辣刺激性臭味的气体，分子量17.04，密度 0.5971g/L，比空气轻，易逸出。常温下加压可液化为无色液体，氨易溶于水，其水溶液称为氨水，28%～29%水溶液为强氨水，呈强碱性。与空气混合时，能形成爆炸性气体。

2. 接触机会 合成氨生产，应用氨制造硫铵、硝铵、碳酸氢铵、尿素等化肥，液氨直接制造氨水，制造及使用冷冻剂，制碱、制药、塑料、树脂、染料、合成纤维、有机氰、氰化物、石油精炼等行业均可接触氨。生产中多因管道、容器发生破裂爆炸等意外事故或跑、冒、滴、漏导致急性中毒。

3. 临床表现

(1) 急性轻度中毒：流泪、畏光、视物模糊、咽干、咽痛、声音嘶哑、咳嗽、咳痰、胸闷及轻度头痛、头晕、乏力等症状，眼结膜充血、肺纹理增强。

(2) 急性中度中毒：上述症状加重，呼吸困难，有时痰中带血丝，轻度发绀，眼结膜充血明显，三度喉水肿，肺部有干、湿啰音。

(3) 急性重度中毒：剧烈咳嗽，咯大量粉红色泡沫样痰，气急、心悸、呼吸困难，明显发绀，或出现急性呼吸窘迫综合征，较重的气胸和纵隔气肿等。

4. 急救处理

(1) 现场处理：迅速、安全脱离中毒现场，保暖、静卧休息。彻底清洗污染的眼和皮肤。氨气遇水形成"强氨水"可灼伤面部皮肤，故现场抢救时忌用湿毛巾捂面。

(2) 保持呼吸道通畅，防治肺水肿：雾化吸入中和剂，合理氧疗，早期、足量、短程应用肾上腺糖皮质激素。

(3) 积极预防和控制感染：及时合理应用抗生素，维持水、电解质平衡及酸碱平衡，严格限制补液量，防治并发症。

三、有机溶剂中毒

溶剂在常态下为液体，一般以有机溶剂为主，主要用于清洗、去污、稀释和萃取等过程；许多溶剂也用作原料或中间体用以制备各种化学品。有机溶剂几乎都能使皮肤脱脂或使脂质溶解而成为原发性皮肤刺激物。

(一) 概述

1. 理化特性 有毒作用的溶剂通常为液体，一般以有机溶剂为主，大多用作清洗剂、去污剂、稀释剂和提取剂。工业溶剂有3万余种，具有相似或不同的理化特性和毒作用特点：

(1) 挥发性、可溶性和易燃性：有机溶剂多易挥发，故接触途径以吸入为主。脂溶性是有机溶剂的重要特性，进入体内易与神经组织亲和而具有麻醉作用。

(2) 化学结构：基本化学机构为脂肪族、脂环族和芳香族；其功能团包括卤素、醇类、酮类、乙二醇类、酯类、羧酸类、氨类和酰胺类。

(3) 吸收与分布：大多数有机溶剂可经呼吸道吸收，有40%～80%在肺内滞留；体力劳动可使经肺摄入量增加2～3倍。有机溶剂具有很强的脂溶性，故摄入后分布于富有脂肪的组织，包括肝、神经组织等；由于血液组织膜屏障富含脂肪，故有机溶剂也分布于血液充足的骨髓和肌肉组织；肥胖者接触有机溶剂后，在体内蓄积量增多、排出缓慢。此外，大多数有机溶剂可通过胎盘,也可进入母乳,从而影响胎儿和乳儿健康。

(4) 代谢与排出:不同溶剂的代谢程度各异,有些可充分代谢,有些则几乎不被代谢。代谢转化与有机溶剂的毒作用密切相关。如正己烷的毒性与其主要代谢物 2,5-己二酮有关;有些溶剂,如三氯乙烯的代谢,与乙醇相似,可由于有限的醇和脱氢酶的竞争,从而产生毒性的"协同作用"。

2. 对健康的影响

(1) 皮肤:由有机溶剂所致的职业性皮炎,约占总例数的 20%。典型溶剂皮炎具有急性刺激性皮炎的特征,如红斑和水肿,亦可见慢性裂纹性湿疹。

(2) 中枢神经系统:几乎所有易挥发的脂溶性有机溶剂都能引起中枢神经系统的抑制,多属非特异性的抑制或全身麻醉,急性有机溶剂中毒可表现为头痛、恶心、呕吐、言语不清、步态不稳等症状。慢性接触有机溶剂可导致慢性神经行为障碍,智力功能失调等。

(3) 周围神经和脑神经:有机溶剂引起的周围神经损害主要表现为:手套、袜子样分布的肢端末梢神经炎,感觉异常及衰弱感。

(4) 呼吸系统:有一定的刺激作用,接触溶解度高、刺激性强的溶剂,尤为明显。

(5) 其他系统:有机溶剂还可以引起心脏、肝、肾、血液、生殖系统等的不同程度损伤。

(二) 苯

1. 理化特性　苯(C_6H_6)在常温下为带特殊芳香味的无色液体,分子量 78,沸点 80.1℃,微溶于水,极易挥发,蒸气比重为 2.77。易燃、易爆,爆炸极限为 1.4%~8%。易与乙醇、氯仿、乙醚、汽油、丙酮、二硫化碳等有机溶剂互溶。

2. 接触机会　苯在工农业生产中广泛使用。作为溶剂、萃取剂和稀释剂,用于生药的浸渍、提取、重结晶,以及油墨、树脂、人造革、黏胶和油漆等制造;作为有机化学合成中常用的原料,如制造苯乙烯、苯酚、药物、农药、合成橡胶、塑料、洗涤剂、染料、炸药等;用作燃料,如工业汽油中苯的含量可高达 10% 以上;苯的制造,如焦炉气、煤焦油的分馏、石油的裂化重整与乙炔合成苯过程。

3. 临床表现　急性苯中毒多是由于短时间吸入大量苯蒸气引起。主要表现为中枢神经系统的麻醉作用。轻者起初有黏膜刺激症状,随后出现兴奋或酒醉状态,如头痛、头晕、恶心、呕吐等。重症时还可出现阵发性或强直性抽搐、脉细、呼吸浅表、血压下降、昏迷、谵妄等,甚至发生呼吸或循环衰竭而死亡。实验室检查可发现尿酚和血苯增高。

4. 急救治疗　应迅速将中毒患者移至空气新鲜处,立即脱去被苯污染的衣服,用肥皂水清洗被污染的皮肤,注意保暖。急性期应卧床休息。急救原则与内科相同,可用葡萄糖醛酸,忌用肾上腺素。病情恢复后,轻度中毒一般休息 3~7 天即可恢复工作。重度中毒的休息时间,应按病情恢复程度而定。

(三) 二氯乙烷

1. 理化特性　二氯乙烷($C_2H_4Cl_2$),分子量 98.97。常温下为无色液体,易挥发,有类似氯仿气味。有两种同分异构体:1,2-二氯乙烷为对称异构体,1,1-二氯乙烷为不对称异构体。对称体,沸点 83.5℃,在空气中的爆炸极限为 6.2%~15.9%,属高毒类。不对称体,沸点 57.3℃,蒸气比重均为 3.40,属低毒类。难溶于水,可溶于乙醇和乙醚。加热分解,可形成光气。

2. 接触机会　1,2-二氯乙烷主要用于脂肪、蜡、橡胶等溶剂,大量用于制造氯乙烷,并用作杀虫剂；1,1-二氯乙烷是化学合成的中间体。

3. 临床表现　急性中毒常由于短期内吸入高浓度的二氯乙烷蒸气，或因皮肤吸收后引起的以神经系统损害为主的全身性疾病。中毒表现有两个阶段：先兴奋、激动、头痛、恶心，重者很快出现中枢神经系统抑制，神志不清；后以胃肠道症状为主，频繁呕吐、上腹疼痛、血性腹泻，肝大并有压痛和叩击痛，甚至出现肝坏死，尿中非蛋白氮排出增加，尿蛋白阳性。严重者出现呼吸困难、阵发性抽搐、昏迷、瞳孔扩大、血压下降及酸中毒表现，病理反射出现阳性体征，少数患者肌张力明显下降。

4. 急救处理　一旦中毒按急救常规处理。以防治中毒性脑病为重点，积极治疗脑水肿，降低颅内压。目前尚无特效解毒剂，治疗原则和护理与神经科、内科相同。

四、农药中毒

农药主要是指用于消灭、控制危害农作物的害虫、病菌、鼠类、杂草及其他有害动植物和调节植物生长的各种药物。农药的种类繁多，按其主要用途可分为杀虫剂、杀螨剂、杀菌剂等，其中以杀虫剂的品种最多、用量最大。

生产性农药中毒主要发生于农药厂工人及施用农药的人员中，在农药的合成、加工、包装等过程中，特别是在出料、分装及检修时，车间空气中农药的浓度较高，皮肤接触较多，易发生中毒。在施用农药的过程中，尤其是在配药、喷药及检修施药工具时，皮肤、衣服可能被药剂沾染，在装饰、运输、供销、保管过程中，如不注意防护，也可发生中毒。

（一）有机磷农药

1. 理化特性　有机磷农药属于有机磷酸酯或硫化磷脂类化合物，纯品一般为白色结晶，工业品为淡黄色或棕色油状液体，除敌敌畏等少数品种有不太难闻的气味外，大多有类似大蒜或韭菜的特殊臭味。在常温下，有机磷农药的蒸气压力都很低，但无论液体或固体，在任何温度下都有蒸气逸出，也会造成中毒。一般难溶于水，易溶于芳烃、乙醇、丙酮、氯仿等有机溶剂，而石油醚和脂肪烃类则较难溶。

2. 临床表现　主要毒作用是抑制神经系统的胆碱酯酶活力，使乙酰胆碱堆积，导致一系列毒蕈碱样、烟碱样和中枢神经系统症状为主的临床表现。潜伏期长短与有机磷农药的品种、剂量和进入人体的途径密切有关。误服后一般约为20分钟，吸入后1~2小时，经皮吸收者多在2~6小时内发病。

（1）急性轻度中毒：短时间内接触较大量的有机磷农药后，有头晕、头痛、恶心、呕吐、多汗、胸闷、视力模糊、无力等症状。瞳孔可能缩小。全血胆碱酯酶活性一般在50%~70%。

（2）急性中度中毒：除上述症状外，有肌束震颤、瞳孔缩小、轻度呼吸困难、大汗、流涎、腹痛、腹泻、步态蹒跚、意识清楚或模糊。全血胆碱酯酶活性一般在30%~50%。

（3）急性重度中毒：除上述症状外，并出现下列情况之一者：肺水肿、昏迷、呼吸麻痹、脑水肿。全血胆碱酯酶活性一般为正常人的30%以下。

（4）迟发型神经病：在急性重度症状消失后2~3周。有的可出现感觉、运动型周围神经症状，神经-肌电图检查显示神经源性损害。

3. 急救处理

（1）清除毒物：立即使患者脱离中毒现场，脱去污染衣服，用肥皂水（忌用热水）彻底清洗污染的皮肤、头发、指甲；眼部如受污染，应迅速用清水或2%碳酸氢钠溶液冲洗。

（2）特效解毒药：迅速给予解毒药物。轻度中毒者可单独给予阿托品；中度或重度中毒者，需要阿托品及胆碱酯酶复能剂（如氯解磷定、解磷定）两者并用。合并使用时，有协同作用，剂量应适当减少。敌敌畏、乐果等中毒时，使用胆碱酯酶复能剂的效果较差，治疗应以阿托品为主。注意阿托品化，但也要防止阿托品过量、甚至中毒。

（3）对症治疗：处理原则参见内科治疗学。治疗过程中，特别注意要保持呼吸道通畅。出现呼吸衰竭或呼吸麻痹时，立即给予机械通气。必要时做气管插管或切开。呼吸暂停时，不要轻易放弃治疗。对非胆碱能机制的一些相应症状也可以应用相应的药物。急性中毒患者临床表现消失后仍应继续观察2～3天；乐果、马拉硫磷、久效磷中毒者，应延长治疗观察时间，重度中毒患者避免过早活动，防止病情突变。

（二）氨基甲酸酯类农药

1. **理化特性**　氨基甲酸酯类农药为白色结晶，无特殊气味。由于其基本结构的不同，可形成多种化合物。其中多数为杀虫剂，如西维因、呋喃丹等；另有一些品种为除草剂。大多数品种易溶于多种有机溶剂，难溶于水。在酸性溶液中分解缓慢、相对稳定，遇碱易分解。温度升高时，降解速度加快。

2. **临床表现**　急性氨基甲酸酯类农药中毒的临床表现与有机磷农药中毒相似，一般在接触后2～4小时发病，口服中毒更快。一般病情较轻，以毒蕈碱样症状为主，血液胆碱酯酶活性轻度下降。重症患者可出现肺水肿、脑水肿、昏迷及呼吸抑制等危及生命。有些品种可引起接触性皮炎，如残杀威。

（1）以副交感神经兴奋的毒蕈碱样症状为主，表现为多汗、流涎、呼吸道分泌物增多、食欲缺乏、恶心、呕吐、腹痛、瞳孔缩小、视力模糊等，可伴有肌束震颤等烟碱样症状。

（2）中枢神经症状表现为头痛、头昏、失眠、多梦，重症者可出现昏迷、抽搐乃至呼吸抑制而死亡。

（3）血中胆碱酯酶活性不同程度降低。

3. **急救处理**

（1）中毒患者立即脱离现场，脱去污染衣物，用肥皂水反复彻底清洗污染的衣服、头发、指甲或伤口。眼部受污染者，应迅速用清水或生理盐水冲洗。如系口服要及时彻底洗胃。

（2）口服中毒，用2%碳酸氢钠反复洗胃，洗胃后可注入20%硫酸镁50～60ml导泻。

（3）氨基甲酸酯类农药中毒以阿托品为首选药物。但要注意，轻度中毒不必阿托品化；重度中毒者，开始最好静脉注射阿托品，并尽快达阿托品化，但总剂量远比有机磷中毒时为小。一般认为单纯氨基甲酸酯杀虫剂中毒不宜用肟类复能剂，因其可增加氨基甲酸酯的毒性，并降低阿托品疗效。

（4）对症治疗：对症处理原则参见内科学。

第三节　化学品急性中毒发生的原因及预防措施

一、化学品急性中毒发生的原因

发生化学品急性中毒的原因是多种的，如由于化学品自身的特性——自燃性、可爆性、化学反应等；生产加工过程中需要高温、高压等；环境的温度、气压等对在运输储存过程中的化学物品有引起急性中毒的可能性；除此之外，化学品急性中毒也可以由自然因素引起，例如洪水、飓风、火灾、地震；也可以由人为因素造成，例如爆炸、恐怖袭击、投毒、战争行为等。由于情况不同，有共性亦有特殊性，分别叙述如下：

（一）生产使用化学品过程中发生急性中毒的原因

1. 突击生产任务　超出常规的生产量，而防护措施却跟不上需要时，易发生化学品急性中毒，常见于易蒸发的有机溶剂中毒。如某印刷机械厂，印刷机组装完毕后要进行喷漆，为了赶任务，平时3~4人喷漆的车间，同时有15人进行喷漆，车间空气中苯浓度升高，15人均发生不同程度的急性苯中毒。

2. 设备检修、更新不及时，造成跑、冒、滴、漏　很多化学物品具有腐蚀性，致使管道、阀门及连接用的法兰等被腐蚀，又未能及时检修、更新，造成跑、冒、滴、漏，酿成急性中毒事故。例如，2007年8月25日，吉林某冷冻厂因阀门长期未检修，由于阀门老化造成氨水泄露，致使2人受伤，百人疏散。

3. 违反操作规程　这是造成急性中毒事故的最主要原因。有的用人单位虽有操作规程，但执行不严格。如某化工厂在工人进入反应釜检修前，应该先用氮气置换有毒气体，再用新鲜空气置换氮气，工人方可入内检修。然而仅做了第一步，工人即进入反应釜检修，致使2人窒息，其中1人抢救无效而死亡。

4. 检修过程中的麻痹大意　某化工厂检修反应塔，检修完毕，要试验是否漏气，应在全体检修人员撤离现场后，输入氮气，可该厂未做仔细检查，即输入氮气，结果反应塔内留有1人，立即死亡。

5. 对使用的原料不了解，盲目进行生产　尤其是合资企业，外方提供原材料，以保密为名，不告知成分而投产，也不采取相应的预防措施，结果投产后即发生急性中毒。如广东珠海某玩具厂所使用的黏合剂中有二氯乙烷，二氯乙烷有两种同分异构体，即1,1-二氯乙烷及1,2-二氯乙烷，1,2-二氯乙烷较1,1-二氯乙烷毒性大，而该厂就是使用了1,2-二氯乙烷，而引起一起急性中毒事故。

6. 意外停水、停电，机械故障，而没有准备自备水源和发电机以及应急处理故障措施。

7. 个人防护缺乏或使用不当　如CO是不易被活性炭吸附的，而有人误用活性炭口罩，造成中毒。

8. 缺乏自救、互救知识　北京某污水处理厂，某工程师因特殊需要，进入污水井取样化验时，下井后随即晕倒跌落井底，其他人员在毫无防护的情况下，纷纷下井救人，结果造成4人死亡。如果有互救知识，救护人员在什么防护设备都找不到的情况下，腰间系一条绳子下井救人，井上有人监护，有情况时可马上拉上来抢救，即可避免救护人员的死亡。

9. 管理不善、制度不严　某农药厂将固态磷保存于开放式流动水道中，某工人不慎失足，一脚踩入水中，造成局部磷灼伤，又因缺乏现场处理常识，结果7天后死于磷中毒和磷灼伤。

10. 生产环境拥挤、缺乏通风措施　如某化工厂中试生产有机锡，因车间拥挤，将易燃易爆的氯苯、氧气的储罐，放置在反应釜附近，某日反应釜发生爆炸，波及氯苯及氧气瓶，使整个车间发生强烈爆炸和燃烧，7名工人伤亡。

11. 密闭环境（又可称有限空间）进行具有职业病危害作业　在密闭环境具有易挥发的有机溶剂、窒息性气体等进行作业时，没有采取各种防护措施，如通风、事先的检测等，以及未佩戴有效个人防护用品，进入密闭环境操作发生中毒事故，中毒后又接二连三的人员在毫无防护措施的情况下去进行抢救，结果发生多人死亡事故。

（二）储运过程中发生急性中毒的原因

1. 仓库内未分类储存，易燃易爆物品存放不当　如深圳危险品仓库爆炸事故。
2. 储藏物品包装不严　如某厂仓库储藏有苯，苯的储罐未盖严，雨季雨水进入库房，储罐倒翻在地，致使苯漏出，浮于水面，大面积蒸发，工人发生苯中毒。又如某厂仓库内存有氰化钾，所用容器既未加锁也未加盖，大雨后，雨水进入仓库，遇水产生氰化氢，致使工人进入仓库时突然死亡。
3. 运输过程超载、超速行驶　因超载致使车辆所载有的料罐阀门被树杈挑起而引起泄露；超速行驶，在拐弯时致使车辆翻倒，造成严重中毒事故。如2007年8月23日晚8时许，广东茂名一辆载有20多吨甲基苯胺的槽罐车在325国道电白县岭门路段倒车时不慎撞开阀门，引发槽罐内20多吨危险化学品甲基苯胺泄露；2007年9月2日17点56分，山西省运城市特勤消防中队，开一辆液氯槽罐车，在高速路转弯时，由于车速过快，车倒地，大量液氯泄露并引起大火，3人当场死亡，大火于9月3日凌晨2点才熄灭。
4. 受热易膨胀的化学品　由于装料过满，运输过程中又未加防护措施，加上夏季阳光的直接照射，受热膨胀而爆炸。
5. 运输过程中所用容器使用不当　如运输容器未能专用，装了某种化学品之后，再装其他化学品时，未进行清洗，引起化学反应，产生爆炸。如2001年6月6日上午10时许，美国田纳西州一家水处理厂内，一辆满载氯化钠的铁罐车向厂内另一残留有氯化亚铁的罐中倾倒时引起爆炸，造成30名工人受伤，50多名工人疏散。
6. 搬运工人防护措施不力　一般搬运工很少配备防护用品，因此在搬运化学物品时，一旦发生泄漏或包装破损，易发生中毒事故。如2007年8月16日，江苏省无锡市某物流公司，在搬运硝基苯时，因夏天炎热，工人赤膊上阵，装硝基苯的口袋破了照常搬运，导致搬运工9人硝基苯中毒。

（三）其他原因

1. 误排放化学物品　某农药厂检修工，将100ml液态光气当做"污水"排放地面，造成41人光气中毒。
2. 偷排污水　某化工厂白天排污水怕受罚，不敢放，而在夜间偷排污水，造成周围居民中毒。
3. 误食　如北京大兴某村面粉被磷酸三邻甲苯酯（TOCP）污染，误食后近百人中毒，至今留有后遗症。
4. 投毒　如2002年，南京某早餐配送店，早餐所用面粉被人投入灭鼠药毒鼠强，造成300余人急性毒鼠强中毒，死亡38人的突发性事件。日本东京地铁沙林中毒事件，亦是因奥姆真理教人员投毒所致。
5. 地震　地震造成管道、储有化学物品罐破裂，四处溢散，造成大面积污染，致大量人员伤亡。2008年，四川汶川县大地震，灾区共发生4起化工厂泄漏事件，什邡市蓥峰实业有限公司液氨泄漏和宏达化工股份有限公司硫酸泄漏；青川县凯歌肉联厂液氨泄漏；绵竹市汉旺镇丰磷化工有限公司垮塌，黄磷暴露燃烧。
6. 火灾　易燃化学物品可以引起火灾；火灾能引起化学物品爆炸、泄露、大量蒸发，虽原因各不相同，但后果都能造成化学物品急性中毒，增加火灾的危害程度，伤亡更严重。如某化工厂，储有大量的苯，工作场所应该是严禁吸烟的，可有人违反规定，在工作场所吸烟，酿成大火，周围学校的学生、干部、工人、居民，纷纷投入救火队伍，结果造成1000余人急性苯中毒；又如火灾时一些装修材料，聚氯乙烯塑料燃烧时可产生氯化氢、一氧化碳；含氮、氰塑料或有机物燃烧可产生氰化氢，造成人员的窒息、中毒；火灾引起化学物品爆炸等，危害更大。

7. 战争　战争中有时可能使用化学武器，造成化学物品中毒。虽然现在没有战争，但已发生多起化学武器毒剂中毒事件，主要是第二次世界大战结束时，日本侵略者将大量化学武器遗弃在我国境内，长期埋藏于地下或江河湖泊中，大部分化学炮弹已严重锈蚀，因此在建筑工程施工过程中碰到或处理时由于化学毒剂泄露而发生中毒事故。遗弃的化学毒剂主要有芥子气、路易氏剂、光气、氢氰酸、二苯氰砷、苯氯乙酮、三氯化砷等。

8. 特定情况下的急性化学物品中毒　一般不易引起急性中毒的化学物品，在特定情况下，发生急性、亚急性中毒。如某校学生将汞放在手中玩耍，不慎将汞洒在教室内，结果引起本班及邻班学生的汞中毒事故。

二、化学品急性中毒的预防措施

"预防为主"是我国的卫生方针，接触有毒化学物品并不可怕，可怕的是麻痹大意，不重视预防。下面介绍几种不同状况下的预防措施。

（一）生产与使用中的预防措施

1. 做好职业病危害预评价及控制效果评价　加强新建、改建、扩建、技术改造和技术引进项目的卫生防护措施，必须与主体工程同时设计、同时施工、同时验收使用，并符合国家卫生标准。尤其是生产使用易燃、易爆、剧毒物质时要严格按国务院颁布于2002年3月5日施行的《危险化学品安全管理条例》要求办理，并应有防止意外事故的措施。建设单位在可行性论证阶段应向卫生行政部门提交职业病危害预评价报告；建设项目在竣工验收前应进行职业病危害控制效果评价，经卫生行政部门验收合格后，方可投入正式生产和使用。

2. 根除毒物　从生产工艺流程中消除有毒物质，可用无毒或低毒物质代替有毒或高毒物质，如用苯作为溶剂或稀释剂的油漆，稀料改用二甲苯；用乙醇代替水银制作温度计等。

3. 降低毒物浓度　减少人体接触毒物水平，以保证不对接触者产生明显健康危害是预防职业中毒的关键。中心环节是要使环境空气中毒物浓度降到低于职业接触限值。因此，要严格控制毒物逸散到作业场所空气中的机会，避免操作人员直接接触逸出的毒物，防止其扩散，并需经净化后排出。

（1）技术革新：对生产有毒物质的作业，原则上应尽可能密闭生产，消除毒物逸散的条件。应用先进的技术和工艺，使生产过程尽可能机械化、密闭化和自动化，作业人员可远距离操作，最大限度地减少操作者接触毒物的机会，减少危害。

（2）通风排毒：在有毒物质生产过程中，如密闭不严或条件不许可，仍有毒物逸散，应采取局部通风排毒系统，将毒物排出。密度比空气大的化学物品，宜采用下、对侧排风；密度比空气小或有热源时，宜采用上吸式排风。

4. 工艺、建筑布局　生产工序的布局不仅要满足生产上的需要，而且应符合卫生学上的要求。作业场所与生活场所分开，作业场所不能住人；有毒作业与无毒作业尽量分开，高毒作业场所与其他作业场所隔离。减少接触毒物的人员，也便于采取通风等防护措施。

5. 个体防护　个体防护在预防职业中毒中虽不是根本性的措施，但在有些情况下，如在狭小船舱中、锅炉内电焊，维修、清洗化学反应釜等，个体防护是重要辅助措施。个体防护用品包括防护帽、防护眼镜、防护面罩、防护服、呼吸防护器、皮肤防护用品等。选择个人防护用品应注意其防护特性和效能。在有毒物质作业场所，还应设置必要的卫生设施如盥洗设备、淋浴室及更衣室和个人专用衣箱。对能经皮吸收或局部作用危害大的毒物还应配备皮肤洗消和冲洗眼的设施。

6. 安全卫生管理　管理制度不全、规章制度执行不严、设备维修不及时及违章操作等常是造成职业中毒的主要原因。因此，采取相应的管理措施来消除可能引发职业中毒的危险因素具有重要作用。所以应做好管理部门和作业者职业卫生知识宣传教育，提高双方对防毒工作的认识和重视，共同自觉执行有关的职业安全卫生法规。

7. 设置应急救援措施、制订中毒事故应急救援预案　大量化学物品或易造成急性中毒的作用场所，应当设置报警装置，配置现场急救用品、冲洗设备、应急撤离通道和必要的泄险区、应急池、备用储罐、事故通风设施等；泄险区、应急池、备用储罐，均为一旦泄漏时在现场存放处理用，这时处理所用措施简单、节省，污染面可大大缩小。

对职业病防护设备、应急救援设施和个人使用的职业病防护用品，应当进行经常性的维护、检修，定期检测其性能和效果，确保其处于正常状态，不得擅自拆除或停止使用。要配备应急救援人员和必要的应急救援器材、设备、制订应急救援预案并定期组织演练，记录报有关部门备案。职业中毒危害防护设备，应急救援设施和通信报警装置处于不正常状态时，用人单位应立即停止使用有毒物品作业；恢复正常状态后，方可重新作业。

(二) 储运过程中的预防措施

1. 分类储藏　化学物品的存放必须分类储存，易燃、易爆、剧毒化学物品应有专用储藏室或专用柜，实行双人、双锁管理。

2. 选择符合要求的地点　遇火、遇潮等容易燃烧、爆炸或产生有毒的化学危险品，不得在露天、潮湿、漏雨和低洼容易积水的地点存放。

3. 包装严密　入库时应检查包装是否严密，然后登记入库，入库后应定期检查。搬运时也要检查包装是否严密，否则搬运工会发生中毒事故。如 2003 年 11 月 29 日，广东芳村及番禺地区搬运苯胺时有 10 名搬运工苯胺中毒。

4. 容器专用　运输、包装容器应专用；应严格检查容器是否严密、有无渗漏等，换化学品种时，必须彻底清洗，否则会造成严重后果。

5. 轻拿轻放　运输、装卸化学物品必须做到轻拿轻放；不超载及超速行驶；防止撞击、拖拉和倾倒。

6. 隔热、隔潮　遇热、遇潮等易引起燃烧，因此，易燃、易爆炸的化学物品装运时应当采取隔热、防潮措施。

7. 不宜过量　遇热膨胀的化学物品，不能装料过量，要留有膨胀的空间，避免遇热膨胀，发生爆炸事故。

8. 运输车辆要慢行　载有易燃、易爆、剧毒化学物品的车辆，一定要慢行并在人员稀少的马路行驶或夜间行驶。

(三) 特殊情况下的化学物品中毒的预防措施

这里指较大的泄漏事故、恐怖事件等。

1. 及时发现有泄漏或施放毒物迹象
(1) 密切观察是否有异常状况：

①气团、烟或雾顺风吹来;
②战时发现敌机尾部有云雾带,在经过的地面、植物上有液滴;
③一般毒剂弹爆炸声低沉、弹坑不大不深,弹坑附近有油状液体,爆炸处有烟雾或气团出现,如沙林毒剂弹,爆炸后出现青灰色烟云,消逝较慢;
④发现车辆走过的道路上,有液体、油状液体或斑痕;
⑤发现有成批死亡的动物或昆虫,水面有漂浮的油膜及死亡的鱼、虾,树叶及青草变色或枯萎。

(2) 有可疑中毒感觉:嗅到特殊的可疑气味;眼、鼻、喉有刺激感;胸部紧迫、呼吸困难或瞳孔缩小、视觉模糊或有肌肉挛缩、大汗、嗜睡等。

2. **尽快撤离污染区** 要往上风向、高处撤离。2007年11月28日13时30分左右,北京顺义区木林镇陈各庄村某油田化学科技开发中心助剂厂由于管道老化,输送三氧化硫的管道迸裂,100多公斤三氧化硫泄漏,木林中学1000多名学生及村民紧急疏散,往上风向跑,直至跑到味小处才停下来,未造成人员伤亡。

3. **实行警戒管理** 污染区要设鲜明的警戒标志,实行管制。

4. **佩戴防护器材** 为防止突发事故和突然袭击,必须做好各种防化器材的准备工作,如防毒面具、皮肤防护器材、防毒掩蔽部、消毒剂。当听到毒气警报时,立即穿戴防毒面具和皮肤防护器材,或用防毒口罩、雨衣、雨布、雨鞋等简便器材,防止毒剂吸入中毒以及眼和皮肤的污染,糜烂性毒剂要加强皮肤的保护,戴胶质防护手套、穿防护服等。防护器材不可随意脱去。待观察事故情况,指挥部发令才能脱去,条件许可时,脱下的染毒服装需要进行消毒或留在门外的下风向。

5. **洗消处理** 及时进行洗消处理,主要是对神经性毒剂和糜烂性毒剂染毒的人员、服装、水、粮食、地面、医疗卫生器材等各种物资进行消毒处理。

6. **遵守染毒区的行动规则** 在染毒区的行动规则包括:
(1) 通过染毒区时,无指挥人员命令不能脱去防护器材。
(2) 不准随意坐下或卧倒。
(3) 避免在杂草或丛林中行动。
(4) 禁止进食、饮水或吸烟。

7. **严格执行解禁条件** 待全体人员离开染毒区后,应组织人员消毒,化验结果合格后才能解除警戒。

8. **火灾时的防毒措施** 由于种种原因的火灾,燃烧的含碳物质,在缺氧时将产生大量一氧化碳;泡沫塑料等含氰、氮化合物,燃烧时会产生大量氰化氢;由于燃烧需要大量氧而造成缺氧。因此,火灾时化学毒物一氧化碳、氰化氢、缺氧是潜在的致死因素。由于一氧化碳的密度比空气略小,一般热空气也是往上升的,处于火场中的人员应处于低位往外撤离比较安全;没有防毒口罩,也可用湿毛巾捂住鼻部,既可一时性的防毒,也可防脸面烧伤。

抢救人员应首先做好自身应急防护。有条件者应佩戴好输气式防毒面具或滤毒式口罩;系好安全带或绳索。无条件者也要戴简易防毒口罩,但一定要系好安全带或绳索,场外设监护人员,一旦发现情况立即将其拉救出来。

第四节　化学品急性中毒事故调查与应急救援预案制订

一、急性中毒事故的调查

（一）目的和意义

为了及时准确掌握化学品中毒的品种和原因，积极开展有效防范措施及防止其蔓延，并为中毒者的急救治疗提供可靠准确的依据，对已采取的急救治疗措施给予补充或纠正；挽救更多的生命财产，把危害减小到最低程度，必须及时、快速、准确、科学、规范地进行事故的调查。

（二）调查处理的程序

1. 接报告人要详细询问并记录。
2. 接报告人要告之报告人除及时抢救中毒者外，还要保护现场，保留可疑化学品等。
3. 接报告人要立即按规定向有关部门及领导报告。
4. 组成调查组，作调查前的准备工作（包括人员、采样物品、交通工具、调查记录表及相机、录像设备）等。
5. 现场调查。
6. 现场、实验室检测。
7. 依法采取临时控制和应急救援措施，指导现场处理工作。
8. 根据现场调查、检验结果得出结论。
9. 将调查和检验结果及时告之抢救中毒者的医院，可使原定的急救治疗措施给予补充或纠正。
10. 及时按规定向有关部门及领导报告事故调查情况及结果。
11. 写出调查处理报告，并结案存档。由监督部门依法查处。

（三）调查处理的内容

1. 接报告人详细询问、记录的内容　应包括化学品中毒的详细地点；单位名称及负责人姓名、电话；报告人的身份、姓名、电话；联系人的姓名、电话；化学品中毒的发生时间；报告人认为是哪种化学品中毒或现场发现的详细情况（包括嗅到的气味、观察到的颜色等种种迹象）；中毒人数和程度；住院情况（医院名称、住院人数、病情、主要临床表现等）；目前现场的详细情况（毒物是否继续在散发、人员是否撤离等）。总之，询问越详细越好，对现场事故的调查能做到及时、快速、准确是极为有利的。

2. 接报告人要立即按规定向有关部门及领导报告　如果接报告人是卫生技术服务机构人员，除向本单位领导报告，开展调查工作外，应按照《急性中毒事故的调查处理办法》规定进行事故报告。

(1) 事故的分类：按一次事故所造成的危害后果严重程度，分为三类：

①一般事故：发生10人以下急性中毒；

②重大事故：发生1~4人死亡，或者发生10~49人急性中毒；

③特大事故：发生5人以上死亡，或者发生50人以上急性中毒。

(2) 事故的报告人及时限：无论事故的大小，用人单位（或首先发现者）应当立即以最短的时间、最快的方式向所在地县级卫生行政部门和有关部门报告。县级卫生行政部门接到急性中毒危害事故报告后，应当实施紧急报告：

①对于特大或重大事故，应当以最短的时间、最快的方式分别上报同级政府、省级卫生行政部门和卫生计生委；

②对于一般事故，应当于6小时内上报同级政府和上级卫生行政部门；

③首诊医疗卫生机构，接收遭受或者可能遭受急性中毒危害事故的患者时，应当及时向所在地卫生行政部门报告。

（3）报告内容：急性中毒危害事故报告的内容包括：事故发生的地点、时间、发病情况、死亡人数、可能发生原因、已采取措施和发展趋势等。

3. 现场调查

（1）组织调查：按照事故的等级，县级以上卫生行政部门应当及时组织有关单位主管部门、公安、安全生产部门、工会等有关部门组成化学物品中毒危害事故调查组，进行事故调查。

（2）事故调查组成员应当符合的条件：具有事故调查所需要的某一方面的专长；与所发生事故没有直接利害关系。

（3）急性中毒危害事故调查组的职责包括：

①进行现场勘察和调查取证，查明危害事故发生的经过、原因、人员伤亡情况和危害程度；

②分析事故责任；

③提出对事故责任人的处罚意见；

④提出防范事故再次发生所应采取的措施的意见；

⑤形成事故调查处理报告。

（4）事故调查的内容包括：

①询问有关事故发生的原因：了解生产工艺过程；所用原料、产品、中间体；生产使用的装置、压力、温度、湿度；操作步骤；防护措施使用情况；以上内容事故发生时与正常生产有何差异，以及事故发生经过的各个环节（包括时间、地点、人物、过程）等。

②调查中毒患者发病情况：了解发病人数、主要症状、中毒程度、中毒患者诊治情况，中毒患者的抢救是否落实，都在哪些医院等；最好能找中毒患者询问当时发病的经过、主要症状，可能是接触了什么化学品等。

③调查管理工作情况：包括有无管理机构和专兼职人员管理职业卫生和安全工作；有无管理制度和操作规程；是否定期更换、是否失效；工人上岗前是否接受职业卫生知识的培训；有无应急预案和应急措施；是否有培训和演练等。

④亲自到现场进行勘察：对现场发生中毒事故的化学品的气味、颜色、状态进行感官调查。

⑤个案调查：访问幸存中毒患者（或访问同工种现场操作人员），内容应包括：中毒患者的姓名、性别、年龄、本作业工龄；当时操作情况、劳动条件；事故发生于上班后多长时间；事故发生时的感觉和印象；主要症状、体征；接受职业卫生安全教育的程度等。最好要请被访问者签字。

4. 现场检测　急性中毒事故的现场医学救援中，迅速查明中毒原因至关重要。应急检测及常用方法如下：

（1）检气管法：检气管分为比色型和比长型两种，适用于检验空气中的气态和蒸气态物质。检气管法具有在现场使用简便、快捷、便于携带和灵敏等优点。但有的检气管准确度较差,抗干扰物性能差。有些国家检气管的品种较多,如日本理光公司有200~300种,我国有几十种,常用的有一氧化碳、二氧化碳、二氧化硫、氮氧化物、氨、氰化氢、苯及其化合物、汽油、磷化氢、丙烯腈等。

(2) 试纸法:通常分为两种。一种是使被测空气通过试剂浸渍的滤纸,根据被测物与试剂在纸上发生化学反应所产生的颜色变化加以测定,如浸渍了醋酸铅的滤纸,有硫化氢时滤纸即变黑,因其生成硫化铅的缘故,它适合于能与试剂迅速反应的气态和蒸气态的毒物;另一种是将被测空气通过未浸渍试剂的滤纸,使有毒物质吸附或阻留在滤纸上,然后往纸上滴加试剂,以产生颜色的深浅变化测定其浓度,适用于气溶胶形态的有毒物质。试纸法具有操作简单、快速、测定范围广等特点,但测定误差大,可做定性或半定量的方法。用此类方法可检测氯、光气、硫化氢、硫酸雾、砷化氢、磷化氢、氰化氢、臭氧、苯胺、脂肪胺(如三甲胺)等。

(3) 溶液法:是将吸收液作为显色剂,当被测空气通过吸收液时,立即显色,根据颜色的深浅与标准系列比较,在现场即可测出其浓度。它具有采样量小、灵敏度高和准确度好等优点,适用于气态、蒸气态有毒物质的测定。常用于硫化氢、二氧化硫、氯化氢、光气、氨、苯乙烯、丙酮等。

(4) 仪器法:是利用有毒物质的热学、光学和电化学原理设计的特殊仪器,这类仪器灵敏度和准确度都比较高,有可带到现场的、放置实验室的两种。目前带到现场测定的仪器,测定范围尚不够广,数据亦不十分正确,但是快速、方便。放置实验室的仪器,测定范围非常广,但必须采样后,送实验室进行检测,需要一定的时间。

应急所需的是定性或半定量,确定中毒物质的性质,以便能更快、更迅速、更正确地抢救中毒患者。目前常见的急性中毒事故最好用仪器法。

5. 依法采取临时控制和应急救援措施 依法采取临时控制和应急救援措施,指导现场处理工作。

(1) 应采取的紧急措施包括:

①停止导致危害事故的作业,控制事故现场,防止事态扩大,把事故危害降到最低限度;

②疏通应急撤离通道,组织疏散;

③保护事故现场,保留导致危害事故的材料、设备和工具等;

④对遭受或可能遭受急性中毒的人员,及时组织救治、进行健康检查和医学观察;

⑤按照规定进行事故报告;

⑥配合卫生行政部门进行调查,按照卫生行政部门的要求如实提供事故发生情况、有关材料和样品;

⑦落实卫生行政部门要求采取的其他措施。

(2) 具体措施:县级卫生行政部门接到急性中毒危害事故报告后,根据情况可以采取以下措施:

①责令暂停导致危害事故的作业或运输等;

②保存造成中毒危害事故的材料、设备和工具等;

③组织控制中毒危害事故现场(包括及时的洗消、掩埋等)、人员的撤离等;

④组织医疗卫生机构救治遭受或可能遭受急性中毒危害的人员。

6. 撰写调查报告及其内容　根据现场调查及检测结果，进行综合判断，撰写调查报告，内容包括：

①中毒发生的单位、时间、地点、中毒发生的经过（包括毒物侵入的途径）及现场处理情况；

②引起急性中毒的毒物名称和理化特性、中毒原因分析；

③临床资料分析：包括中毒人数（最好能分别写出轻、中、重的人数）和死亡人数、同时接触人数，年龄、性别的统计分析、主要症状和体征、化验结果、治疗过程及效果、愈后状况；

④环境检测结果与评价；

⑤模拟试验或动物实验结果；

⑥结论；

⑦改进意见及要求。

二、应急救援预案的制订

当前，国际国内各类突发事件、意外事故、恐怖事件屡见不鲜，由于化学物质引发的一系列事件、事故和导致的后果，告诫我们一定要做好化学品突发事件和灾害事故的预防工作。鉴于化学品中毒事故的突发性、灾害性、紧迫性、危险性、复杂性的特点，加深对化学事故应急救援工作的认识，精心组织制订应急救援预案尤显重要。

（一）制订应急救援预案的目的

制订应急救援预案的目的是：

（1）尽可能地排除紧急情况，如不能排除，则使其危害不扩大；

（2）减少紧急事件对人、财、环境的不利影响。

（二）制订化学品急性中毒事故应急救援预案的依据

制订化学品急性中毒事故应急救援预案的依据是国务院公布的《突发公共卫生事件应急条例》《国家突发公共卫生事件应急预案》和《国家突发公共卫生事件医疗卫生救援应急预案》。

（三）制订化学品急性中毒事故应急救援预案的指导思想

突发事件应急工作，应当遵循预防为主、常备不懈的方针，贯彻统一领导、分级负责、反应及时、措施果断、依靠科学、加强合作的原则。

（四）制订应急救援预案的前期准备及其内容

在调查研究的基础上，首先应建立区域或本单位易引起急性化学品中毒物品的档案，包括种类及其理化性质、毒性、中毒临床表现与救治方法；危险源方位、生产、储存数量范围及状况，特殊情况下可能影响的范围；周围建筑情况，出入路径、水电气布局走向、周围居民分布、数量、距离、居住条件、文化，以及气象资料等，并定期通过检查进行修改补充，以形成一个动态的数据资料库。同时亦应掌握当前军用毒剂研制的进展。

根据上述掌握的重点目标，制订具体的监控措施和预防对策。

1. 建立化学品中毒事故检测分析体系，建立相应的检验方法，检验方法应尽力做到快速、准确。

2. 由于化学品中毒事故具有发生突然、扩散迅速、作用范围广的特点，一定要根据本地区、本单位化学品种类及其特性、生产、储存数量范围、状况、地形特点、各季节的主导风向预计有毒气体泄漏扩散伤害的区域，预设撤离距离（可参考中国协和医科大学出版社《危险化学品应急救援指南》第六部分首次隔离和防护距离）；毒物对人群反应的强弱呈剂量-反应关系，伤害分区的主要依据是人的伤亡。根据历次有毒气体泄漏事故中人员伤亡情况，可将事故范围划分成致死区、重伤区、轻伤区和吸入反应区。根据平时调查，在重大危险源周围划出危险区，禁止在此区域内建住宅、市场和公共娱乐场所等人口密集的设施等。亦可据此制订出撤离、疏散的方向和距离。

3. 根据本地区、本单位化学物品种类及其特性、生产、储存数量范围，可能发生事故的各种情况，制订事故处理的各种对策与步骤，一旦发生要尽快、尽可能地使事故处理到影响范围及损失最小。如重庆开县的特大井喷事故的教训。同时也要准备事故后处理问题，如洗消方法及其物资的储备。后处理的准备要考虑防止次生灾害的发生，如吉林化工厂发生事故后用大量水冲洗，致使毒物大量排入松花江，扩大危害面，甚至流至俄罗斯境内，造成不良的国际影响。

4. 建立医学救援系统和网络　急性化学物品中毒的急救，时间就是生命，必须争分夺秒地做好现场的应急救援。有关主管部门与各区、县医疗单位应建立紧密的工作网络，开展经常性的业务交流和培训；各有关医疗单位建立"急性化学物品中毒事故应急救援"专业队伍，并针对性地配备急救器材和药品，一旦发生化学事故，均有应急救援措施。具体急救医疗服务体系分为院前急救（现场急救）、医疗急救中心和重症监护（ICU）三部分，其中以院前急救为主，是挽救中毒者生命的关键，应争分夺秒地阻止毒物继续侵入体内；组织受害者撤离事故现场至新鲜空气之上风向；建立畅通无阻、不间断的通信、联络，迅速鉴定化学物品的种类和毒性；急救调度中心起到指挥和协调作用，将伤病员进行鉴别分类处理；组织现场群众互救、自救和医护人员急救的现场救援；清除毒物及污物，减低毒物的毒性，做好预防性治疗；备有安全、迅速运送伤员的运输工具；尽快得到医疗急救中心或重症监护的医疗救援，积极获得有效的对抗毒物的各种急救措施，防止病变加重，防治并发症和后遗症等。

5. 建立专家库　包括职业卫生、职业病临床、化学分析、卫生工程和相关临床学科专家，为解决急性化学品中毒应急处理中的疑难问题提供咨询服务。

（五）应急救援预案的主要内容

应急救援预案的主要内容包括：

(1) 突发事件应急处理指挥部的组成和相关部门的职责；
(2) 突发事件的监测与预警；
(3) 突发事件信息的收集、分析、报告、通报制度；
(4) 突发事件应急处理技术和监测机构及其任务；
(5) 突发事件的分级和应急处理工作方案；
(6) 突发事件预防、现场控制，应急设施、设备、救治药品和医疗器械以及其他物资和技术的储备与调度；
(7) 突发事件应急处理专业队伍的建设和培训。

（六）应急救援程序

1. 控制化学毒物来源　这是控制化学物质继续扩散的首要任务，只有及时控制化学物质的来源，才能及时、有效地进行救援。特别对发生在城市或人口稠密地区时，显得尤为重要。

2. 抢救中毒人员　抢救中毒人员是实施事故应急处理预案的重要任务。在救援行动中，有序、高效、迅速地进行现场急救与安全转送伤员是降低伤亡率、减少事故损伤的关键。

3. 指导和组织群众防护与撤离　由于化学品中毒事故发生突然、扩散迅速、涉及范围广、危害大，所以应及时指导和组织群众采取各种措施进行自身防护，并向上风方向迅速撤离出危险区或可能受到危害的区域。在撤离过程中应积极组织群众开展自救和互救工作。

4. 做好现场环境检测评价与污染的清除，消除危害后果。

5. 查找事故原因，估算危害程度　事故发生后应及时调查事故的发生原因和事故性质，估算出事故的危害波及范围和危险程度，查明人员伤亡情况，做好事故调查处理工作。

（七）化学品急性中毒事故应急救援队伍的建设与培训

1. 专业队伍的建设　各个层次都要有专业队伍，但重点在基层。如具有易发生急性化学物品中毒事故物质的单位、单位所在地的社区。

2. 单位应设的专业机构及其职责

（1）现场控制组（亦可称工程控制组）：主要任务是事故发生时立即进入现场，尽快切断毒物源，同时要保护现场，防止扩散；迅速修复或更换已破损的设备、仪器仪表等装置；火灾扑救，化学物品的洗消和处理等。

（2）医疗卫生救护组：主要任务是负责现场中毒伤员的抢救、搜寻、转运，以及现场环境污染的检测评价等工作。

（3）安全保卫组：应由公安、交警、巡警、治安等部门组成。负责交通、治安、火种管制及安全等。

（4）专家技术组：包括消防、安全、卫生、环保、化工、防化等行业的专家。主要是对专业人员进行培训和咨询，建立有关数据库等，对化学中毒事故进行评价和建议。

3. 地区性化学品急性中毒应设的组织机构与职责　采取统一指挥与属地指挥相结合的原则，下设相应的现场控制、安全保卫、专家技术、医疗卫生救护等专业组，开展应急救援工作。

（1）现场控制组：应由消防、防化、人防、水电气、急救等有关部门有经验的单位组成。主要任务是立即进入事故现场，尽快切断毒物源，同时要采取措施保护现场，防止扩散；迅速修复或更换已破损的设备、仪表等装置；火灾扑救、化学物质的洗消和处理等。

（2）安全保卫组：应由公安、交警、巡警、治安等部门组成。负责交通、治安、火种管制及安全等。

（3）专家技术组：包括消防、安全、卫生、环保、化工、防化等行业的专家。主要是对专业人员进行培训和咨询；建立有关数据库等，对化学中毒事故进行评价和建议。

（4）医疗卫生救护组：主要负责现场中毒伤员的抢救和搜寻、转运等，以及现场环境污染的检测评价等工作。

4. 专业队伍的培训　首先是专业知识及操作技术的培训，并应经常进行演练，不断熟练和提高技术水平。演练过程也是对应急预案的科学、合理、实用性的进一步验证，发现问题可进一步修改。

（八）群众队伍的培训

《突发公共卫生事件应急条例》明确规定，县级以上各级人民政府卫生行政主管部门和其他有关部门，应当对公众开展突发事件应急知识的专门教育，增强全社会对突发事件的防范意识和应对能力。

联合国环境规划署与环境活动中心，协同美国化学制造协会及欧洲化学工业联邦委员会在1986年根据全球发生化学事故灾害情况，为加强对急性化学事故的防范，做好地区性为主的防灾、救援工作，提出了"地区性紧急事故意识和防备"计划，英文全名为"awareness and prepare of emergency of local level"，称为APELL（阿佩尔）计划，主要由社区来进行。

1. 阿佩尔计划的内容
(1) 促使工作增强对社区中可能产生的危险事故的认知和防范意识；
(2) 制订对可能产生事故的合作行动计划；
(3) 强调对事故的预防。

2. 阿佩尔计划的目标
(1) 让社区和当局认识到他们社区内的工业危险；
(2) 制订能够有效地对能演变成大灾难事故的应急计划；
(3) 向社区内居民提供如何应对紧急事故的信息。

3. 阿佩尔计划的作用
(1) 阿佩尔计划是地区性计划，由社区居民自行操作，有助于鼓励居民更关心社区内紧急事故的防范；
(2) 有助于已有计划的提高；
(3) 能帮助社区对当地危险源产生更多的认识，一旦发生危及生命、财产和环境的事故时，能有效地进行应急救援。

（九）各级各部门的职责

国务院设立全国突发公共卫生事件应急处理指挥部，由国务院有关部门和军队有关部门组成，国务院主管领导人担任总指挥，负责全国突发公共卫生事件应急处理的统一领导、统一指挥。国务院卫生行政主管部门和其他有关部门，在各自的职责范围内做好突发事件应急处理的有关工作。

突发事件发生后，省、自治区、直辖市人民政府成立地方突发事件应急处理指挥部，省、自治区、直辖市人民政府主要领导人担任总指挥，辅助领导、指挥本行政区域内突发事件应急处理工作。县级以上地方人民政府卫生行政主管部门，具体负责组织突发事件的调查、控制和医疗救治工作。

（张　强　刘　欢　张　欣）

参考文献

1. 孙贵范. 职业卫生与职业医学. 7版. 北京：人民卫生出版社，2012.
2. 郭新彪，刘君卓. 突发公共卫生事件应急指引. 2版. 北京：化学工业出版社，2009.
3. 周志俊. 化学毒物危害与控制. 北京：化学工业出版社，2007.
4. 宁工红. 常见毒物急性中毒的简易检验与急救. 北京：军事医学科学出版社，2001.
5. 邢娟娟，姜秀慧，郝秀清. 突发职业中毒事故应急准备研究. 中国安全生产科学技术，2009，5（2）：88-92.

6. 陶永娴. 化学物品急性中毒的原因. 中国急救复苏与灾害医学杂志，2007，2（3）：185-186.
7. 伍郁静，何健民. 常见有毒化学品应急救援手册. 广州：中山大学出版社，2006.
8. 邢娟娟. 危险化学品中毒事故应急预案编制与响应关注要点. 中国安全生产科学技术，2011，7（10）：75-79.
9. 陶永娴. 化学物品急性中毒的预防措施. 中国社区医师，2007，15（23）：43-44.
10. 任引津，张寿林，倪为民，等. 实用急性中毒全书. 北京：人民卫生出版社，2003.

第八章　核（放射）突发事件应急处理

随着科学技术的不断进步，核能和放射线技术在我国工农业生产、医疗卫生和科研等各个领域获得了广泛的应用。在给人类带来了巨大的社会效应和经济利益的同时，由于使用目的不同和安全防护不当，也会造成对人类的辐射损害，甚至造成灾难性后果。如1986年发生在苏联切尔诺贝利的核电站事故，1999年发生在日本茨本县核燃料工厂核泄漏事故，以及2011年的日本福岛核泄漏事件。这些严酷的事实，使人类在重视核技术应用发展的同时，更加关注核技术应用的安全问题。同时，美国"9·11"恐怖事件发生后，核恐怖作为制造恐怖事件的手段之一，更是受到世界各国的普遍重视与关切。

第一节　核（放射）突发事件概述

一、核与辐射的基本知识

（一）物质具有放射性的核物理基础

世界是由各种各样的物质组成，而物质都是由在化学变化中保持其性质不变的最小单元——原子组成。原子的结构类似太阳系，其中心是带正电的原子核，周围是带负电的电子。

原子核是由质子和中子组成。质子和中子统称为核子，二者的质量几乎相等，质量数都是1，但是一个质子带有一个单位的正电荷，中子不带电。具有相同质子数的同类原子称为一种元素。它们具有相同的化学性质，但物理性质可以不同。具有相同质子数，但中子数不同，周期表上位置相同的元素互称为同位素。具有相同质子数和中子数，并处在相同特定能量状态的原子称为核素。所谓放射性是指某些核素自发地衰变放射出阿尔法（α）、贝塔（β）、伽马（γ）射线的性质。具有放射性的同位素叫做放射性核素，如钴60、铀40、氡222等。

有些放射性元素衰变时同时放出结合在一起的两个质子和两个中子，即α粒子，这就是α衰变。原子核内的质子和中子是可以相互转化的。质子可以转化为一个中子，同时放出一个正电子和一个中微子；中子可以转化为一个质子，同时放出一个电子和一个反中微子，这种衰变称为β衰变。α粒子、β粒子（电子）、中子都是具有质量的基本粒子，所以α射线、β射线、中子射线的本质是这些基本粒子的高速流动现象。

原子核衰变后往往有多余的能量而处于激发态，通常在极短的时间内可将多余的能量以电磁波的形式释放出来变为稳定状态。这种从原子核内放射出的电磁波叫做γ射线。X线也是电磁波，两者区别在于产生方式不同，X线是在原子核外产生的。此外，原子核虽然放出了γ射线，能态发生了变化，但是核的种类并没有变化。事实上，γ射线、X线的本质与可见光、无线电波、微波、红外线、紫外线一样，都属于电磁波，是能量的传播方式，只不过它们的波长及能量不同而已。

α射线、β射线、中子射线等由带电或不带电的粒子组成的射线与本质为电磁波的γ射线、X线，有一个共同的特性，这就是当它们照射物质时可以使其电离，所以它们被称为致电离辐射，简称电离辐射。与此相反，可见光、无线电波、微波、红外线、紫外线被称为非电离辐射。一般认为，电离辐射对机体的危害比非电离辐射大得多。但是近年来随着电子信息技术的普及和发展，非电离辐射对人的危害也日益受到重视。在放射卫生或放射防护领域所称的放射、射线、辐射等术语，如无特别说明均指电离辐射。

（二）放射相关术语

1. **放射性** 某些核素具有自发地放出粒子或γ射线，或在发生轨道电子俘获之后放出X线，或发生自发裂变的性质。放射性是指核素（或元素、同位素、物质）放出射线的性质，如钴-60、碘-131、铱-192都是具有放射性的核素，核材料、核废物是放射性物质。

2. **放射性同位素** 是指某些发生放射性衰变的元素中具有相同原子序数，但质量不同的核素。原子序数相同而质量数不同的原子互称为同位素，同位素分为放射性同位素和非放射性同位素，如钴-60、钴-59都是钴元素的同位素，其中钴-60是放射性同位素，钴-59是非放射性同位素。

3. **放射性污染** 是指存在于所考虑的物质中或表面上的放射性物质量超过其天然存在量，并导致技术上的麻烦或危害。

4. **放射源** 是指除研究堆和动力堆核燃料循环范畴的材料以外，永久密封在容器中或者有严密包层，且呈固态的放射性材料。放射源必须是由放射性物质制成，没有放射性的物质不能称为放射源。

5. **密封源** 是指一种密封在包壳或紧密覆盖层里的放射源，该包壳或覆盖层应具有足够的强度，使之在设计的使用条件和正常磨损下，不会有放射性物质散失出来。

6. **非密封放射性物质** 非永久密封在包壳或紧密地固结在覆盖层里的放射性物质。

7. **辐射源** 指发射或能发射致电离辐射的装置或物质。辐射源包括放射源和射线装置，广义的辐射源甚至包括天然辐射物质，如大气中的氡就是天然辐射源。

8. **射线装置** 指X线机、加速器、中子发生器，以及含放射源的装置。

（三）辐射相关概念

1. **半衰期** 是指一定数量的放射性核素的原子数目衰减到它初始值一半时所需要的时间，通常用 $T_{1/2}$ 表示。单位可以是年、月、天、小时、分、秒等时间单位。

2. **放射性活度** 即放射性强度，是表示放射性核素强度特征的物理量。其物理意义是在单位时间间隔内核素的原子核发生衰变的数目。国际制单位是贝克（Bq），1 Bq＝1次衰变/s；沿用的专用单位是居里（Ci），1 Bq＝2.703×10^{-11} Ci。

3. **照射量（X）**：指X线、γ射线在单位质量空气中释放出的所有次级电子，完全阻止在空气中时产生同一种符号的离子的电荷量绝对值。即X线、γ射线在空气中产生电离作用的能力大小。照射量的国际单位是库仑/千克（C/kg），专用单位是伦琴（R），二者换算关系：1 C/kg ＝3.877×10^3 R。

4. **吸收剂量（D）** 表示受照射物质吸收辐射能量的水平。其概念适用于任何电离辐射、任何物质。吸收剂量的国际制单位是焦耳每千克（J/kg）；专用单位是戈瑞（Gy），1 J/kg＝1 Gy。原来的单位是拉德（rad），1 Gy＝100rad。

5. **剂量当量（H）** 人体组织或器官受到不同种类的射线照射时，即便是吸收剂量相同，也会产生不同的效应。为衡量不同类型电离辐射的生物效应，将吸收剂量乘以若干修正系数，即为剂量当量。剂量当量的专用名称是希沃特（Sv）。原使用单位名称为雷姆（rem）。1 Sv＝100 rem。

二、辐射的作用方式及其影响因素

（一）辐射的作用方式及效应类型

1. 作用方式　电离辐射对人体的作用方式按照辐射源与人体的位置关系可分为外照射、内照射、放射性核素体表沾染以及复合照射；按照电离辐射对生物学大分子的影响特征分为直接作用和间接作用。

（1）外照射：指辐射源位于人体外而形成的对人体的辐射照射。外照射的特点是随辐射源距受照机体的距离不同，受照部位和强度不同。即辐射源离人体近时形成局部照射，辐射源离人体足够远时形成全身照射；当远离辐射源时辐射作用减弱，达到一定距离时辐射作用消失。

（2）内照射：超常量进入人体的放射性核素，在体内对人体形成的辐射照射称为内照射。超常量进入机体的放射性核素称为放射性核素内污染。放射性核素沉积的器官叫做源器官。被源器官辐射照射的器官称为靶器官。内照射对机体的辐射作用与进入机体的放射性核素的类型、量及其在体内的留存时间有关。

（3）放射性核素体表沾染：各种原因造成的放射性核素留存于人体表面叫做放射性核素体表沾染。体表沾染部位可能是完整皮肤也可能是破损皮肤。沾染的放射性核素在体表对人体形成外照射，若经吸收进入机体就可形成内照射。

（4）复合照射：一种以上辐射照射方式同时作用于人体，或一种及以上辐射照射和非放射性损伤因素共同作用于人体的作用方式称为复合照射。

（5）直接作用、间接作用、低剂量刺激效应：

①直接作用：电离辐射直接作用于核酸、蛋白质等生物学大分子，使其发生电离，导致生物学大分子的结构和性能发生改变，而表现出生物学效应的作用方式。

②间接作用：电离辐射非直接作用于机体的生物学大分子，而是直接作用于其他小分子物质如水等，引起小分子物质电离和（或）激发，形成异常活泼的产物，这些异常活泼产物与机体生物学大分子作用，并引发相应生物学效应发生的作用方式。

③低剂量刺激效应：指实验结果提示较低剂量辐射对生物体多种细胞所表现的刺激功能，可表现在繁殖能力、修复机能、免疫效应、激素平衡等方面的变化。

2. 效应类型　电离辐射作用于人体将其能量传递给人体的分子、细胞、组织、器官，并对其功能和形态产生影响，即为辐射生物效应。该效应按剂量-效应关系分为确定性效应和随机性效应；按效应影响的个体分为躯体效应和遗传效应；按效应程度和时间特点分为急性效应、慢性效应和远期效应。

（1）确定性效应和随机性效应：

①确定性效应：受到电离辐射作用的组织，当损伤细胞数足够多，表现出组织或器官功能呈现不同程度丧失的一类生物效应。确定性效应具有明确的剂量-效应关系，其损伤概率从 0 到 100%。即超过阈剂量后，照射剂量越大，确定性效应的发生率越高，损伤表现出现越早，损伤程度越重。确定性效应造成的损伤和辐射照射的类型、作用方式、剂量、时间、受照射组织特点等有关。

②随机性效应：电离辐射效应发生的概率随辐射照射剂量的增加而增加，而效应的严重程度与照射剂量无关，不存在阈剂量的效应称为随机性效应。也可以理解为放射性损伤的发生概率与辐射剂量大小有关，而损伤程度与剂量无关，损伤效应无剂量阈值的电离辐射

效应。

（2）躯体效应和遗传效应：

①躯体效应：指电离辐射作用致受照机体自身的细胞、组织、器官发生改变的电离辐射效应。

②遗传效应：指电离辐射作用于生殖细胞，改变其结构和（或）功能，并将这种改变的后果传递给子代，导致子代的功能、形态出现异常的一类生物学效应。

（3）急性效应、慢性效应、远期效应：

①急性效应：短时间大剂量辐射照射，致使受照机体在短时间内出现明显异常变化的生物学效应。

②慢性效应：长时间、低剂量辐射照射，致使受照机体经过较长时间后出现异常变化的生物学效应。

③远期效应：电离辐射照射机体后，经过相当长的时间并表现出致癌、致畸、致突变后果或遗传后果的生物学效应。

（二）辐射效应的影响因素

1. 电离辐射因素

（1）辐射的物理特性：如辐射类型、电离密度、穿透力等。X线、γ射线穿透力强，对人体的穿透辐射作用明显；当其能量降低、速度变慢时，与机体作用概率增加，电离密度增加。α粒子的电离密度大，而穿透性低，可在短距离内引起物质较多电离，主要形成内照射。β粒子质量小，其粒子径迹末端电离密度最大，所以β粒子的电离密度主要集中在径迹末端，可用于对肿瘤组织进行照射。

（2）剂量和剂量率：辐射剂量和剂量率是决定辐射损伤生物学效应的主要因素，随着剂量增大，随机性效应发生频度增加；在超过阈剂量后，确定性效应随着剂量增大而增加。剂量率是指单位时间里机体所接受的照射剂量。一般剂量率越大，效应也大。

（3）辐射作用方式：强穿透性的X线、γ射线和中子，多属于贯穿辐射的外照射，而致急性效应；α粒子、β粒子为内照射，多引起远期效应。

（4）照射部位和面积：受照射部位的重要性决定辐射损伤的危害性，同样的照射剂量和剂量率照射躯干引起的效应常大于四肢；受照射的面积越大生物学效应也越严重。

（5）照射次数：导致同样的生物学效应，多次照射的总剂量通常高于单次照射所需剂量。这是因为机体对辐射损伤的修复作用所致。

2. 机体因素　对辐射损伤的敏感性是机体影响辐射效应的最重要因素。当照射条件完全严格一致时，机体组织、器官对辐射作用的反应强弱、快慢不同。反应强、速度快，其敏感性高，反之则低。不同种属、不同个体、不同组织和器官、不同细胞对辐射损伤的敏感性各不相同。就整体而言，机体对辐射照射的敏感性自高向低的顺序依次是腹部、盆腔、头颈、胸部、四肢；不同种类细胞的辐射敏感性自高向低的顺序依次为淋巴细胞、原红细胞、髓细胞、骨髓巨核细胞、精细胞、卵细胞、皮肤和器官上皮细胞、眼晶状体上皮细胞、软骨细胞、骨母细胞、血管内皮细胞、腺上皮细胞、肝细胞、肾小管上皮细胞、神经胶质细胞、神经细胞、肺上皮细胞、肌肉细胞、结缔组织细胞、骨细胞；具有增殖能力的细胞在DNA合成期敏感性最高，因为辐射敏感性与细胞间期染色体的体积呈正比。

3. 环境因素和其他因素　除上述因素外，离辐射源的距离、反复照射的时间间隔、辐射源与受照部位间有无其他阻隔、是单一暴露还是多因素暴露、暴露后是否及时处理等都会影响辐射所致的生物效应。

三、辐射危害的临床表现

一定剂量的电离辐射作用于人体可引起的局部性或全身性的放射性损伤，临床上分为外照射放射病和内照射放射病。外照射放射病又分为急性放射病、亚急性放射病和慢性放射病。

（一）外照射性放射病

1. 外照射急性放射病　是指人体一次或短时间（数日）内受到多次全身外照射，吸收剂量达到1Gy以上时所引起的全身性疾病。病程具有明显的时相性，有初期、假愈期、极期和恢复期四个阶段。根据临床表现可分为三种类型。

（1）骨髓型（1～10Gy）：最为多见，以骨髓等造血系统损伤为主，临床表现为白细胞减少和感染性出血。口咽部感染灶明显。病程表现时相特征明显。

（2）胃肠型（10～50Gy）：主要出现消化系统的症状和体征，临床表现为频繁呕吐、腹泻、血水便和水样便，可导致失水，常发生肠麻痹、肠套叠、肠梗阻等。

（3）脑型（>50Gy）：受照者主要出现中枢神经系统障碍，临床表现为精神萎靡、意识障碍、共济失调、躁动、抽搐，甚至休克。

急性放射病有明显的大剂量照射史，多见于事故性照射和核爆炸，结合临床表现和实验室检查，并依据《外照射急性放射病诊断标准》（GBZ104-2002）进行诊断。对急性放射病的治疗，主要包括应用抗放射药物、改善微循环、防感染、防治出血、造血干细胞移植和应用细胞因子等。

2. 外照射亚急性放射病　是指人体在较长时间（数周到数月）内受到连续或间断较大剂量外照射，累积剂量大于1Gy时所引起的一组全身性疾病。造血功能障碍是外照射亚急性放射病的基本病变，主要病理变化为造血组织破坏、萎缩、再生障碍；骨髓细胞异常增生；骨髓纤维化。诊断须依据受照史，受照剂量、临床表现和实验室检查等作出正确诊断。治疗原则是保护和促进造血功能恢复，改善全身状况，预防感染和出血等并发症。

3. 外照射慢性放射病　指人体在较长时间内连续或间断受到超过当量剂量限值0.05Sv的外照射而发生的全身性放射性疾病。累计剂量超过1.5Sv时，常出现造血组织为主的损伤，并伴有其他系统的异常表现。

外照射慢性放射病早期主要表现为头痛、头晕、乏力、记忆力减退、睡眠障碍等，常伴有消化系统和性功能障碍。早期无明显体征，后期出现腱反射减退等神经反射异常。实验室检查常表现为外周血细胞减少，且与受照射的累计剂量和辐射损伤严重程度密切相关。慢性放射病除全身性放射病外，患者可伴有局部放射性损伤，如辐射性白内障、放射性皮肤病等。

外照射慢性放射病的诊断原则是：
（1）有明确的放射线接触史和超当量剂量限值职业史；
（2）有接触射线的个人受照水平记录；
（3）出现临床症状和体征；
（4）有阳性实验室检查结果；
（5）排除其他疾病的可能性；然后综合分析并做出诊断。

外照射放射病的治疗原则包括立即脱离接触环境，清除污染，积极对症治疗，减少痛苦，改善全身健康状况，增强患者信心，积极促进康复。采取中西医结合的治疗措施促进患者造血功能的恢复，是外照射慢性放射病治疗中的主要环节。

(二) 内照射放射病

当大量放射性核素进入机体，在组织、器官沉积形成源器官，在沉积过程中和沉积后作为放射源对机体照射而出现的全身性放射病。临床上多见于放射性核素内污染。放射性核素可通过饮食经消化道进入机体，或通过气体、粉尘、气溶胶形式经呼吸道进入机体，也可经过破损皮肤进入机体，还有少量放射性核素可透过完整皮肤进入机体，形成对机体的内照射。

内照射放射损伤时，进入体内的放射性核素持续作用，损伤与修复同时存在，临床表现没有明显的时相分期。由于距离近，作用持续，靶器官损伤明显，有的放射性核素所致的放射性损伤与化学性损伤同时存在，更加重了对机体的损害作用。

内照射放射病的诊断要依靠明确的职业接触史，相关临床表现，实验室检查结果，体内放射性核素检查及源器官功能检查，污染量和体内照射剂量推算结果等进行综合分析。内照射放射病的诊断依据是《内照射急性放射病诊断标准》(GBZ96-2002)。

内照射放射病治疗原则和方法与外照射放射病基本相同，同时还要强调减少放射性核素的吸收，促进体内放射性核素的排出，治疗并恢复源器官功能等手段。

(三) 其他放射性损伤

1. **放射性复合伤** 指平时核事故或战时核爆炸所造成的、人体同时发生或相继发生的以放射损伤为主，并伴有烧伤、冲击伤的复合损伤。受照剂量超过1Gy。最常见的放射性复合伤是放烧冲复合伤，以病死率高，存活时间短；症状出现早，病程短；多发生休克；感染难以控制；造血组织破坏严重；烧伤、创伤愈合困难等为特点。

2. **放射性皮肤损伤** 指身体局部一次或数日内几次受到大剂量照射而引起的皮肤损伤。可以表现为急性放射性皮肤损伤和慢性放射性皮肤损伤。放射性皮肤损伤类型及程度因电离辐射的性质、剂量、暴露时间、暴露面积等的差异而不同。

急性放射性皮肤损伤包括急性放射性皮炎、急性放射性皮肤溃疡和黏膜溃疡。慢性放射性皮肤损伤包括慢性放射性皮炎、慢性放射性皮肤溃疡和黏膜溃疡等，也可以由急性放射性皮肤溃疡迁延形成。

放射性皮肤损伤的诊断要根据接触史、临床表现、实验室检查，在排除其他原因引起的皮肤损伤后确定，其诊断依据为《放射性皮肤病诊断标准》(GBZ106-2002)。

放射性皮肤损伤的治疗主要包括脱离接触，清除放射性污染；保护受照射部位，避免其他损害；积极治疗，避免感染；利用多种手段对症治疗；调整整体状态，增加营养，提高抵抗能力；及时处理可疑病变部位，避免恶化等措施。

3. **辐射性白内障** 当眼部受到电离辐射过量照射时，会导致眼晶体浑浊，并伴有视力障碍。该类型损伤潜伏期长短不一，主要和放射剂量大小及受照者年龄有关。通常剂量大、年龄小者潜伏期较短。初期表现为晶体后极部后囊膜下出现空泡和灰白色颗粒状浑浊，逐渐发展为环状浑浊；前极部前囊膜下皮质出现点状、线状浑浊，从前极向外放射；后期逐渐加重成为盘状、楔形浑浊，严重时形成全白内障损害。

辐射性白内障的诊断要根据眼部照射史、临床表现、实验室检查，在排除其他原因引起的类似损伤后确定，其诊断依据为《辐射性白内障诊断标准》(GBZ95-2002)。

4. **辐射的远后效应** 指机体在受电离辐射照射后几个月、几年、十几年，甚至更长时间才发生的慢性效应。远后效应可以发生在一次大剂量照射后，也可以发生在长期反复累积作用后。远后效应可以发生在受照射的机体本身，也可以发生在其后代身上。电离辐射远后效应包括：

(1) 诱发恶性肿瘤，如白血病、甲状腺癌、支气管肺癌、乳腺癌、皮肤癌等；
(2) 对血液系统造成损伤，如造血系统损伤、白血病、贫血等；
(3) 导致寿命缩短，出现胚胎效应、遗传效应等。

第二节 核（放射）突发事件的类型和特点

一、核（放射）突发事件的类型

由《突发公共卫生事件应急条例》确定的突发公共卫生事件的含义，可以把核（放射）突发事件理解为：由于放射性物质或其他放射源造成或可能造成严重影响或严重损害社会公众健康的突发事件。核（放射）突发事件根据在不同应用领域的发生情况，将其分为核突发事件、放射突发事件和核恐怖事件3种类型。

（一）核突发事件

1. 概况 核突发事件是指核电站或其他核设施（如铀富集设施，铀、钍加工厂与燃料制造设施、研究堆，核燃料后处理厂，放射性废物管理设施等）发生的意外事故，造成放射性物质外泄，致使工作人员、公众受到超过或相当于规定限值的照射，亦即为核泄漏事故（简称"核事故"）。

核电站（厂）是利用核反应堆中原子核裂变反应释放出的能量来发电的。核能发电具有经济、清洁和安全等优越性，在国民经济建设中的应用日益广泛，在世界上已经成为一种成熟的能源。据国际原子能机构（IAEA）统计，到2002年，世界上共有442座发电用的核反应堆在运行，651座研究反应堆（其中284座在运行），以及250个燃料循环厂，包括转化、富集贮存和后处理核材料的铀工厂。核电站是否会像原子弹那样发生爆炸呢？回答是不会的。核电厂核反应堆的结构和特性与原子弹完全不同，燃料中铀235的含量约为3%，而核炸弹中的铀235含量高达90%以上，正像啤酒和白酒都含有乙醇，白酒因乙醇含量高可以点燃，而啤酒则因乙醇含量低却不能点燃一样。而且反应堆具有类似"不倒翁"的特性，在任何外来影响下都不会像原子弹那样发生核爆炸。

现代科学和管理水平虽然可以使核电站发生事故的概率降到很低，但发生事故的潜在可能性仍然存在。核事故可以造成大量人员的辐射损伤和放射性污染，甚至引起灾害性恐慌。

2. 核突发事件分级 我国于1992年4月正式按照国际核事件分级制（INES）评定和报道核突发事件。国际核事件分级制是由IAEA和经济合作与发展组织核能机构（NEA/OECD）联合确定的，它使核事件的严重程度有了一个统一评定的标准，从而可用统一的口径向公众通报核事件，促进核事件方、新闻界和公众对核事件的了解，消除误解，减少社会和公众的心理恐慌。

INES适用于核电站及与核反应堆有关的设施发生的事故，包括发生概率为每年每堆 $10^{-4} \sim 10^{-5}$ 的大事故，以及有潜在影响的小事故（件）。根据INES的分级，核突发事件被分为0～7级共8个级别：0级，安全上无重要意义；1级，异常；2级，事件；3级，严重事件；4级，在设施内并无显著场外危害的事故；5级，具有场外危害的事故；6级，重大事故；7级，特大事故。1～3级称为事件，4～7级称为事故。也就是说，不是所有的事件都称为事故，只有当其后果或潜在后果不容忽视时，才称为事故。1999年9月30日，日本茨本县核燃料工厂核泄漏事故为4级；1979年3月28日，美国三里岛核事故为5级；1986

年4月26日，苏联切尔诺贝利核事故为7级；2011年3月11日，日本福岛核泄漏也为7级。我国核电厂2002—2004年发生了161起0~1级运行事件，但没有发生2级以上事件。

（二）放射突发事件

1. 概况　放射事故与核事故的定义是不同的。我国（原）卫生部和公安部联合颁发的《放射事故管理规定》（卫监发［2001］第16号）中将放射事故定义为：指放射性同位素丢失、被盗或者射线装置、放射性同位素失控而导致工作人员或者公众受到意外的、非自愿的异常照射，又称为放射突发事件。在我国，放射和辐射事故属于同一概念。

尽管自20世纪60年代以来，我国陆续发布了一系列监督管理法规和技术标准，建立了较为完善的监督体系，但是造成人身伤亡的放射事故仍有发生，而且随着放射源数量的增加出现上升趋势。1954—1998年的44年间，全国共发生放射事故1346起，平均每年发生事故30起，与美国等发达国家相接近。但将事故的发生数与放射源的应用规模结合起来看，事故发生率高于美国约40倍。从事故发生数量来看，高居第一位的事故是放射性物质丢失，其次是人员受到超剂量照射事故。虽然放射性物质污染事故发生较少，但造成了工作场所和（或）环境的污染，影响范围一般较大。

2. 分类　我国对放射事故的认定标准与IAEA不同，放射事故的发生频度难以与IAEA相比较。2001年，（原）卫生部、公安部联合发布的《放射事故管理规定》第七条，将放射事故按人体受照剂量或者放射源活度分为一般事故、严重事故和重大事故三类。而1995年由（原）卫生部、公安部发布的原《放射事故管理规定》第五条，将放射事故按类别分为以下三类：

（1）人员受超剂量照射事故：由于操作失误或设备故障，使放射源丧失屏障，导致工作人员或公众受到意外照射。如辐照装置事故。

（2）放射性物质污染事故：放射性物质的意外泄漏、外溢或释放，使人员和（或）环境受到污染及人员受照。

（3）丢失放射性物质事故：放射源或放射性核素被误放、丢失或被盗，捡拾或盗窃放射源者将原容器拆卸，使放射源失去屏障，造成其本人和（或）他人受照。

3. 放射突发事件分级

（1）放射源和射线装置的分类：我国对放射源和射线装置实行分类管理，并根据放射源和射线装置分类对放射突发事件进行分级。参照国际原子能机构的有关规定，按照放射源或射线装置对人体健康和环境的潜在危害程度，将放射源从高到低分为五类，将射线装置分为三类，见表8-1和表8-2。

表8-1　放射源分类

类别	放射源
Ⅰ类	放射源为极高危险源。没有防护情况下，接触这类源几分钟到1小时就可导致人死亡
Ⅱ类	放射源为高危险源。没有防护情况下，接触这类源几小时至几天可致人死亡
Ⅲ类	放射源为危险源。没有防护情况下，接触这类源几小时就可对人造成永久性损伤，接触几天至几周也可致人死亡
Ⅳ类	放射源为低危险源。基本不会对人造成永久性损伤，但对长时间、近距离接触这些放射源的人可能造成可恢复的临时性损伤
Ⅴ类	放射源为极低危险源。不会对人造成永久性损伤。Ⅴ类源的下限活度值为该种核素的豁免活度

表 8-2 射线装置分类

类别	射线装置
Ⅰ类	为高危险射线装置，事故时可以使短时间受照射人员产生严重放射损伤，甚至死亡，或对环境造成严重影响
Ⅱ类	中危险射线装置，事故时可以使受照射人员产生较严重放射损伤，大剂量照射甚至导致死亡
Ⅲ类	低危险射线装置，事故时一般不会造成受照射人员的放射损伤。按照使用用途分医用射线装置和非医用射线装置

（2）放射突发事件分级：根据国务院第 449 号令《放射性同位素与射线装置安全和防护条例》和（原）国家环境保护总局、公安部与（原）卫生部联合颁布的《关于建立放射性同位素与射线装置辐射事故分级处理和报告制度的通知》，按照辐射事故的性质、严重程度、可控性和影响范围等因素，将放射突发事件从重到轻分为四个等级：

①特别重大辐射事故：是指Ⅰ类、Ⅱ类放射源丢失、被盗、失控造成大范围严重辐射污染后果，或者放射性同位素和射线装置失控导致 3 人以上（含 3 人）急性死亡；

②重大辐射事故：是指Ⅰ类、Ⅱ类放射源丢失、被盗、失控，或者放射性同位素和射线装置失控导致 2 人以下（含 2 人）急性死亡或者 10 人以上（含 10 人）急性重度放射病、局部器官残疾；

③较大辐射事故：是指Ⅲ类放射源丢失、被盗、失控，或者放射性同位素和射线装置失控导致 9 人以下（含 9 人）急性重度放射病、局部器官残疾；

④一般辐射事故：是指Ⅳ类、Ⅴ类放射源丢失、被盗、失控，或者放射性同位素和射线装置失控导致人员受到超过年剂量限制的照射。

（三）核恐怖事件

1. 概况　目前，核武器仍然是世界 5 个核大国确保各自战略安全的最重要威慑力量。但是"9·11"恐怖袭击事件后，国际社会更加关注核安全问题，特别是核恐怖。在核能、核技术广泛应用的今天，如何防范有预谋的极端恐怖集团的袭击，特别是自杀性攻击，确实是个很棘手的问题。防核恐、反核恐的目的是：加强核设施的防护能力，在遭受恐怖分子袭击时确保核设施不会对公众和环境造成辐射危害，或造成的放射性后果最小，并防止恐怖分子利用核材料和放射性材料进行恐怖活动。

2. 核恐怖事件分类　近年来，国际原子能机构组织了一系列活动讨论防核恐怖的问题，估计核恐怖危险主要存在于以下 3 个领域。

（1）制造"放射性扩散装置"：放射性扩散装置俗称"脏弹"。恐怖分子利用放射性物质或放射源和常规炸药结合制造"脏弹"是最容易的手段，它不需要高纯度的核材料，其中的放射源或放射性物质可来自核废物处理车间、核电站、大学研究机构、核医学治疗医院或工业合成物。爆炸造成的辐射释放可以造成大面积的污染。虽然造成的后果不会像核武器那么严重，但会造成极大的社会恐慌。

（2）袭击核电站或其他核设施：恐怖分子袭击核设施的对象主要是能造成严重放射性后果的核设施，如核电站、大型研究堆、后处理厂等。破坏核设施除可产生高强度的贯穿辐射外，还可造成放射性物质向环境大量释放，引起所在地区的大面积放射性污染，然后随着大气扩散，引起附近地区或国家，甚至造成全球性放射性污染，对人员和环境造成更大的伤害。这种袭击可能是内部的破坏或外部的袭击。

核电站是恐怖分子袭击核设施的首选目标。在核电站设计过程中考虑了所有可能的内部事件对环境和公众的影响及外部事件对核电站的影响。内部事件包括机械故障、电器故障和人因事故。该人因事故是指操作员由于操作失误造成的事故，并没有考虑操作员或工作人员故意破坏。对熟悉核电站的内部人员，这种故意破坏并不是一件很难的事，能造成什么样的严重后果还很不清楚，因为在所有的核安全法规中还没有明确规定要求进行这方面的分析。在核电站的设计中考虑的外部事件包括飓风、地震、洪水、外部飞射物等对核电站的影响，在核电站的选址时一般都要求避开飞机航线，但没有要求考虑像"9·11"事件那样的有预谋的攻击，或任何来自空中的袭击。

（3）制造核武器：拥有核武器引发核爆炸是最为恐怖的手段之一。获得核材料制造核武器对一个非政府组织来讲并不是一件很容易的事，因为它需要一定量的武器级核裂变材料。据专家估计，制造一枚原子弹至少需要 8kg 钚或 25kg 高浓缩铀，还需要一些必备的设备和高水平的技术专家。但并不能排除此种可能性，最容易的方法是偷盗或通过非法手段买核材料制造核武器。

核材料按照制造核武器的难易程度分为 3 级：一级核材料，一般是武器级核材料，是恐怖分子最希望获得的，可以直接用来制造核武器。各国对武器级核材料的控制非常严格，国际社会也非常关注。二级核材料，为核电站用的新燃料元件，而从反应堆出来的乏燃料则定为三级核材料。对非武器级核材料，除非是国家行为，一般很难转变成核武器级材料，所以控制不是很严格。在核材料实体保卫中，一级核材料防范级别要求最高，要求放在要害区，由两道可靠的具有探测、报警和复合三大功能的实体屏障予以保护，与核电站的实体保卫基本相同。但有些少量的一级核材料，如放在实验室或在临时贮存场所，就不可能达到这样高的保护级别。近几年来，IAEA 各成员国已证实核走私事件达 175 起，其中包括核材料的非法运输。我们不能排除恐怖分子搜取核材料进行恐怖活动，但他们成功制造和爆炸核弹的可能性不是很大，偷盗或走私核武器的可能性更小，因为军用核武器的管理非常严格。

二、核（放射）突发事件的基本特点

核（放射）突发事件在世界范围内时有发生，突发性强，危害性大，其中放射事故的发生概率高于核事故，近年来核恐怖活动有逐年上升的趋势。由于有害因素同为电离辐射，它们对人员的损伤和心理、社会影响相类似，但严重程度各不相同，概括起来有以下几个基本特点：

（一）时间、地点的不确定性

核（放射）突发事件同其他突发事件一样，具有发生时间上的突然性，是人们始料不及的。设置于固定地点的核电站或研究堆、核燃料制造和后处理厂等核设施，以及辐照装置和加速器等，可能由于管理不善、操作不当或技术故障等原因导致难以预料的事故发生。如苏联切尔诺贝利核电站事故，就是操作人员在低功率工程试验中，违反操作规程，形成失控性不稳定状态，进而引起爆炸和起火，使反应堆遭到破坏，并使放射性气体和颗粒物质向环境释放。而核恐怖活动、放射源丢失等突发事件更具有突发性，没有或很少有先兆，发生的地点不可预知，可以发生在任何地方，尤其涉及核与放射性物质的恐怖主义活动及其他恶意行为在很大程度上增加了核（放射）突发事件的不可预测性。因而在突发事件发生后，各级应急组织必须迅速启动应急响应，确保快速、高效的展开应急处置。

（二）危害程度的差异性

不同核（放射）突发事件所造成的危害和导致的后果差别很大，取决于事故的严重程度和影响范围。例如在放射性事故中，密封放射源丢失或被盗，在放射活性较低时，仅造成拾捡者或盗窃者本人及周围其他人受照，危害不大，影响范围很小；如放射源被破坏，且活度值较大时，可造成人员外照射和内污染的辐射损伤，严重的甚至危及生命，并引起环境污染，应立即报告环保部门，控制污染范围，组织清污工作。

核反应堆发生事故，特别是有大量放射性物质泄漏的情况下，由于放射性烟云飘移，致使污染范围广，受照人数多，因而需要采取应急防护措施的地区也大。例如切尔诺贝利核突发事件最严重的沾染区主要在白俄罗斯、俄罗斯与乌克兰，释放大量的放射性核素以 ^{131}I、^{137}Cs、^{134}Cs 为主，放射性物质总活度超过广岛、长崎原子弹爆炸后放射性活性总量的200倍，3个国家共疏散居民13.8万人。而恐怖分子使用"脏弹"，爆炸引起的辐射影响范围根据放射性物质强度的大小，可能仅局限于一个城市的几个街区或离事件发生区域几千米远的地方，也可能危及整个城市及周边地区。核武器爆炸时，则可产生极严重的破坏和杀伤后果，包括冲击波、热（光）辐射、核辐射及放射性污染，其杀伤程度和破坏范围因当量、爆炸方式（如地爆或空爆）、地形、气象条件等而异。

（三）事件发展迅速并呈阶段性

核（放射）突发事件一旦发生，发展迅速。一般将核（放射）突发事件的全过程按放射性污染水平、污染场所及明显影响人和环境的主要途径等划分为3个阶段，即早期、中期和晚期，不同阶段间亦会有重叠。尽管这3个阶段的划分主要用于核事故，但也可应用于放射事故和核恐怖事件。事件的不同阶段，其主要照射来源和照射途径有一定的差别。

就核反应堆事故而言，早期是指从有严重的放射性物质释放的先兆，到放射性物质开始释放后的最初几小时，时间约为30分钟到1天或几天。中期是从放射性物质开始释放后的最初几小时到1天或几天，释放时间可持续几小时到几天。此期释放的放射性物质大部分已进入大气，且主要部分已沉积于地面。晚期即恢复期，此期可持续较长时间，由事故后的几周到几年，甚至更长，这取决于释放特点、释放量和释放放射性核素的种类。此时长寿命的放射性核素已进入环境及食物链，应采取限制和恢复行动，同时要进行代价利益分析。当限制解除，可以自由出入、居住和利用土地，则晚期结束。

在核装置或核武器爆炸时，早期最关心的重要照射途径是吸入烟云中的放射性物质或悬浮于烟云中的放射性物质的外照射，冲击波、热辐射和瞬时核辐射，均可引起人员伤亡。此期可持续几小时到几天。核爆炸后，一旦不可控制的大气释放终止，放射性污染烟云消散，抢救工作已完成，则中期开始。其主要的照射来源是刚沉积的放射性物质，通过直接照射，吸入再悬浮物质和食入外部污染的食品及牛奶和饮水对人体产生损害。由于长寿命的放射性铀和钚是核武器的装料，晚期危害持续时间很长，广岛、长崎原子弹爆炸的晚期效应至今尚未结束。

在核（放射）突发事件的不同阶段，应采取相应的防护措施，以防止或减少对公众的某些照射，晚期采取相应的恢复行动，使受事件影响的地区可以重新开始正常生活。

（四）对人体辐射损伤的复杂性

核（放射）突发事件中释放的放射性核素的组成是很复杂的，有核裂变产生的核素及在核燃料内产生的超铀核素和受中子活化产生的放射性核素。一般情况下惰性气体几乎全部释出；具有挥发性的碘、碲、铯释放量也较高。碘和铯的放射性同位素最具有放射毒理学意义。碘的放射性半衰期短,是早期、中期对公众危害严重的放射性核素之一,铯的半衰期为几十年,后期对公众危害严重。

核(放射)突发事件对人体产生损伤主要通过两条途径:一是来自体外射线照射引起的机体损伤,称为外照射放射损伤,如全身外照射损伤、皮肤局部放射性烧伤;其次是通过放射性核素污染空气、土壤、水源及食物等,经呼吸道、消化道、伤口和皮肤等途径侵入体内引起的机体损伤,称为内照射放射损伤。

核(放射)突发事件对人体的危害:

(1)释放的放射性物质使污染区人员受到较高剂量的照射,产生急性损伤效应。如外照射急性或亚急性放射病,皮肤放射损伤,内照射放射损伤,外照射放射损伤或放射性污染与一般烧伤、创伤或冲击伤结合的放射性复合伤。

(2)放射性物质在环境中长期滞留,可对公众造成持续性照射,产生长期健康效应,表现为确定性效应(如辐射性白内障、慢性放射性皮炎、生育障碍、寿命缩短等)和随机性效应(致癌和遗传效应)。

(五)影响范围广和作用时间长

一旦核(放射)突发事件发生,大量放射性物质泄漏释放,烟云漂移,辐射影响的范围往往比较广泛,受照射的人数也较多,除核设施周围的居民外,更远距离的公众,甚至世界范围内某些地区的人员,均有可能受到异常照射,同时对环境的污染最为严重。1999年9月30日,日本茨城县那珂郡东海村JCO东海事业所(核燃料厂铀加工设施)发生一起核事故,周围10km以内的大约31万名居民受到放射性危害的影响。

在放射性事故中,由于操作中的疏忽导致密封放射源丢失或被盗,接触者又缺乏相应知识,致使事故发现较晚,受照射人数增多,并引起环境污染,造成大范围的影响及较大经济损失。核恐怖爆炸引起的辐射影响范围根据放射性物质强度的大小,可能在一个城市的几个街区或离事故发生区域几千米远的地方,也可能危且整个城市及周边地区。

核(放射)突发事件影响时间较长,是因为长寿命放射性核素,如锶90、铯137、钚239等核素的半衰期长,作用时间长。同时,辐射危害的远期效应,特别是致癌和遗传效应,要经过数十年甚至终生观察才能得出科学评价。有关专家预测,要完全消除切尔诺贝利核突发事件的影响至少需要800年。

(六)造成巨大的社会心理效应

广岛和长崎原子弹爆炸、美国三里岛、苏联切尔诺贝利核事故,以及日本福岛核泄漏事故的危害,加深了人们对核突发事件的恐惧。实践证明,核突发事件引起的公众社会心理影响和效应非常显著,表现为心理紊乱、紧张、压抑、焦虑、恐慌和长期慢性心理应急,不仅影响身心健康,还可导致正常社会生活和生产秩序混乱,造成严重政治影响和经济损失,远比核辐射所致的危害和造成的损失要大。产生明显恐惧心理的基本原因是:以往核战争或核事故污染面积大,人员伤亡多,并对健康和生命造成持久性威胁;核事故的无法控制性和灾难性;电离辐射是看不见、摸不着,使人捉摸不定;电离辐射不仅可引起受照者的近期损伤,还可诱发远期效应,而远期危害又可能是可怕的癌症及对后代的遗传效应。对公众产生心理影响的因素是多方面的,也是十分复杂的,但主要因素是社会因素,包括撤离、改变食物供应、限制种种活动等措施,影响的大小在很大程度上取决于个人的知识和情绪等因素。不熟悉辐射及危害的人不可能正确估计其危害,常常是基于来自传媒和口头传播的信息进行判断,广泛存在的互相矛盾的信息加重了其紧张,提供给公众的不完整的信息,有时甚至是严重歪曲事实的信息,增强了心理上的反应。

核事故社会心理影响除可严重影响人们的心理和身体健康外,还会破坏正常的生产和生活秩序,在政治方面造成严重的冲击和破坏,造成重大的经济损失等。例如,美国三里岛事故时,原计划仅要求撤走2500人,而实际上无组织无计划地自发逃离者达14.4万人;美国公众对政府核能政策的信任和支持明显降低,赞成发展核电者明显减少,态度不明确者转向反对核电;反应堆本身损失及去污费用在10亿美元以上,且在商品销售方面损失约7400万美元。

通过以上综合分析显示,使公众正确了解辐射及其效应和核突发事件是十分重要的,所以平时应采取切实的措施,加强对公众的宣传教育和有关人员的专业知识培训,使其对辐射的性质、危害、防护措施等有科学、正确的认识;重视舆论导向,做好信息服务,并与传媒有较好的沟通,做到信息的发布和传播及时、统一、明确,才能消除不必要的心理压力,维持社会稳定。

(七) 应急工作的复杂性和艰巨性

核(放射)突发事件时,有的影响范围广、涉及人数多、社会心理影响大,加之辐射对人员的照射必须使用特殊仪器才能发现,对放射损伤与放射复合伤的防护、诊断、治疗和远期危害的检查与评价,以及处理发生事件的现场及消除放射性污染等工作较复杂,均需一定的专业技术人员、医疗救助人员、药品和设备。因此,放射突发事件后的应急救援和善后处理,往往要投入较大力量,动员各方面的人力、物力,甚至全国范围或国际间的合作。例如,在切尔诺贝利核突发事件应急救援中,政府成立了专门组织,总共动用了约60万人,其中现役军人约34万,包括大批野战部队及防化、医疗分队,还动用了相当数量的工程兵、通信兵、军用气象部门和运输汽车、飞机等。为提供医学保障,共动用了1964个医疗队,22 000余名各类医务人员、1600余名科技与工程技术人员和1200多名大学生。为在全苏联境内进行辐射监测,共动员了7000多个辐射实验室、防疫站,以及各科研机构的许多辐射安全方面的专家。为消除此次事故的后果,政府有关部门还接受了某些国家政府和一些机构、社会团体、民间组织以及个人提供的援助。

第三节 核(放射)突发事件的应对

一、应急准备

核(放射)突发事件包括的范围较广,既包括核设施(如核电厂、各类核反应堆、核燃料处理厂等)出现的核事故和放射源意外照射或丢失,以及核动力卫星坠毁等事故,也包括放射恐怖事件。而放射恐怖事件又可分为放射性物质散布事件、核装置或核武器爆炸事件,以及攻击破坏核设施事件等。

一旦发生核(放射)突发事件,因其涉及面广,危害人群众多,其后果往往非常严重。除了造成人员的直接伤亡外,还容易引起人们的恐惧心理,造成明显的社会心理影响与后果。因此,必须做好核(放射)突发事件的医学应急准备和响应工作,建立应急组织,制订应急计划,并做好应急准备,以应对万一发生的核(放射)突发事件,最大限度地控制和减轻事故的可能危害,防止事态扩散,保护公众,保护环境。

为加强核事故应急管理,我国在1993年已发布了《核电厂核事故应急管理条例》,此后，又发布了一些有关核与辐射安全的标准、规定和技术文件，并正在进一步地充实和完善。为了有效预防并及时控制突发公共事件，保障公众身体健康与生命安全，在 2003 年，我国还发布了《突发公共卫生事件应急条例》，对应急组织的建立与任务，应急指挥，应急工作的方针、原则，应急事件的预防与准备，以及事故发生后的报告与信息发布、应急处理、相应的法律责任等方面作了较全面的规定。

（一）核（放射）突发事件应急组织体系的建设

设立突发事件应急中心，是为了一旦发生核（放射）突发事件时，能确保有必要的应急力量，迅速、有效地做出反应，有组织地、有条不紊地投入到应急任务。核应急是针对核电站可能发生的核事故，进行控制、缓解、减轻核事故后果而采取的紧急行动。所有核电国家都设有核应急机构。中国是国际原子能机构成员国，同时也是《及早通报核事故公约》及《核安全公约》的缔约国，承担着相应的国际义务。

根据国务院发布的《核电厂核事故应急管理条例》的规定，以及新版的《国家核应急计划》，我国的核应急管理实行三级应急组织体系，即国家核应急组织、核电厂所在省（自治区、直辖市）核应急组织和核电厂营运单位应急组织。三级核应急组织在应急期间的基本职能见表 8-3。

表 8-3　我国三级核应急组织的基本职能

三级核应急组织	基本职能
国家核应急管理部门	1. 负责全国核应急管理工作 2. 统一决策、组织、指挥应急支援响应行动，调用应急支援力量 3. 赴现场指导地方、电厂应急响应 4. 履行国际公约，审批国际通报，请求国际援助
省级场外核应急管理机构	1. 统一指挥场外核应急响应 2. 实施场外应急响应 3. 选用场外应急防护措施 4. 组织支援场内应急响应 5. 应急状态终止后，恢复环境和公众正常生活
核电厂营运单位	1. 缓解事故、恢复核电厂安全状态 2. 确定应急等级 3. 提出进入场外应急状态和采取应急防护行动的建议 4. 统一指挥场内应急响应 5. 配合支持场外响应

（二）制订核（放射）突发事件应急预案

应急预案是应急准备与应急响应的依据与指南，做好应急预案是良好的应急准备必不可少的起点。任何地区（包括没有核或放射性物质的地区）都有可能受到核（放射）突发事件的影响、如放射性物质丢失或被盗等，可能造成工作人员、公众被污染或受到过量照射。各省市应急组织确保一旦发生严重核事故和辐射事故后，能迅速采取必要和有效的应急响应行动，将核事故和辐射事故造成的危害降到最低程度，结合各地区实际，依据《中华人民共和国放射性污染防治法》《核电厂核事故应急管理条例》《放射性同位素与射线装置安全和防护条例》《国家核应急预案》等国家有关规定及本部门承担的应急工作职责，制订本地区核与放射突发事件应急预案。

（三）我国核（放射）突发事件应急预案

我国的核事故应急工作是在切尔诺贝利核电站事故后，随着秦山、大亚湾核电站的建设而逐步发展起来的。国家核应急预案（原称国家核应急计划）第一版编制于1996年，是我国公共安全应急工作领域内最早的应急预案之一。第二版于2001年11月颁布。2003年"SARS"事件后，酝酿修订。2004年12月，《国家核应急计划》更名为《国家核应急预案》。2005年5月，新版《国家核应急预案》经国务院批准，由国务院办公厅颁布施行。该应急预案是我国进行核应急准备与响应的工作文件，主要适用于国家针对核电厂可能发生严重核事故的应急准备和应急响应，也适用于其他核设施、核活动的应急准备与响应。该应急预案由"总则""技术基础""应急组织及其职责任务""应急准备""应急响应""应急终止和恢复正常秩序""附则"和"附件"8章组成。

为应对不断发生的放射突发事件，加强放射事故的管理，及时有效地处理放射事故，减轻事故造成的后果，1995年，（原）卫生部和公安部联合发布了《放射事故管理规定》；2001年8月，卫生部令第十六号又修订了《放射事故管理规定》；2005年8月，国务院第104次常务会议通过了《放射性同位素与射线装置安全和防护条例》。2006年9月，（原）国家环境保护总局、公安部、（原）卫生部联合下发《关于建立放射性同位素与射线装置辐射事故分级处理和报告制度的通知》。

（四）核（放射）突发事件应急队伍建设、培训与应急演习

为保证核（放射）突发事件发生后，能够迅速、有效地作出反应，除了应急预案外，要使应急响应有效，还必须要有一支应急常备队伍，并有计划地对成员进行培训和演习，提高人员应急响应能力。世界多起核（放射）突发事件应急响应和我国放射事件应急的实践经验证明，组织好核（放射）突发事件的应急响应工作，就要充分依靠和发挥应急专业队伍的力量。

（五）核（放射）突发事件应急技术准备

为保障核（放射）突发事件应急准备和响应，必须建立并完善应急通信网络。各级核事故医学应急组织，应与卫生计生委核应急办和卫生计生委核事故医学应急救援中心，建立约定的通信联络方式。通信联络应符合下列要求：有可靠的通信手段，确保专用线路在事故期间绝对畅通无阻；各通信联络点、联络人、替代人应定期进行通信演习和检查，以保证事故时的通信联络畅通；用于核事故医学应急工作的设施、设备和通信联络系统、辐射监测系统以及防护器械等应保持良好的运行状态。目前，我国已建立比较完善的核（放射）突发事件的医学应急通信联络系统，以保证与国家突发事件医学应急指挥部、各级核与放射突发事件医学应急组织的通信畅通。

（六）做好辐射监测和公众宣传教育

对核（放射）突发事件的监测与预警，包括日常监测与事故后监测。日常监测即对可能发生的核（放射）突发事件进行监测，一旦发生异常及时采取有效措施。特别是在发生核（放射）突发事件的情况下，则应进行追踪监测，以及时掌握事件的变化情况，为核（放射）事件的探查和评价、事件控制、缓解行动和紧急辐射防护行动的决策提供依据。如果发生了核电站事故，可能发生放射性物质的大量释放，则应立即启动应急监测系统，进行实地的辐射水平测量，及时准确地为指挥部提供科学的决策依据。环境监测系统主要是利用固定监测点和流动巡测车，测定核电站周围空气、水源中辐射剂量率，确定各项环境指标是否符合规定。在核事故中，主要监测烟云覆盖区域内沉降物产生的辐射剂量率、地表污染水平、水源和食物中的污染水平。对于食品和饮用水的监测，首先须关注那些供人们食用和最可能被污染的食物。监测的优先次序为：居民直接食用的食物、未包装储存但将食用的食物、已经收割的农作物、食用部分在土壤表面以上正在生长的作物、食用部分在土壤表面以下正在生长的作物、动物饲料等。

对公众进行宣传教育，以消除核恐惧心理、缓解社会的紧张气氛，有利于稳定民心。因此，在应急预案中，应包括对公众的宣传教育和心理健康咨询等内容，使公众对辐射危害和辐射防护措施等有科学和正确的认识，使得突发事件对社会、生产和生活秩序造成的影响降低到尽可能低的水平。同时，以科学的、实事求是的态度发布突发事件的信息是政府对社会、对公众负责任的体现，也是有效控制突发事件的积极主动措施。因此，在应急预案中，应明确如何及时、准确、全面地发布信息，以发挥政府信息主渠道的作用。

二、应急响应

为了应付万一发生的放射性物质外泄事故的情况，最大限度地控制和减少核突发事件的后果和危害，保障公众健康，保护环境，要求建立应急组织，制订应急计划。一旦发生核（放射）突发事件，各级应急组织即可根据预先制定的应急预案，实施应急计划，以便对可能受照的公众和应急人员给予卫生防护，对受照伤员实施医学救治，使核（放射）突发事件对人员和环境造成的危害降低到尽可能低的水平。

（一）核突发事件医学应急状态分级

根据核突发事件的特征、性质、规模、后果及其严重程度，将核电厂核事故的应急状态分为4级，即应急待命、厂房应急、场区应急和场外应急。

1. 应急待命状态　出现可能导致危及核电厂安全的某些特定情况或外部事件，核电厂内医学应急组织和人员进入戒备状态。相关人员立即到位，设备、食品等应急物资准备就绪。应急待命时，核电站可自行处理，但需及时报告。

2. 厂房应急状态　事故后果仅限于核电厂的局部区域。此时，核电厂场内医学应急人员按照场内核事故医学应急计划的要求，采取医学应急响应行动，并通知场外的有关核事故医学应急响应组织。

3. 场区应急状态　事故的辐射后果已经或可能蔓延至整个场区，但场区边界处辐射水平没有或预期不会达到应急干预水平。场区内的人员采取核事故医学应急响应行动，并向场外应急组织通报和向上级机构报告情况；场外核事故医学应急响应组织可能采取核事故医学应急响应行动。

4. 场外应急状态　事故后果已经或预期可能超越场区边界，实施场内和场外总体核事故医学应急计划。核电厂场外应急响应是地方政府在核事故情况下为保护厂外公众免受或减轻场外后果影响而采取的行动，是地方政府的职责体现。

（二）医学应急组织的应急响应

根据《核事故医学应急管理规定》，国家对核事故医学应急工作实行国家、地方二级管理。在核事故处于应急待命、厂房应急、场区应急时，国家核事故医学应急组织应根据核电厂或地方政府的要求决定是否赶赴现场协助工作。在核事故处于场外应急状态时，国家核事故医学应急组织应在国务院的统一指挥下，派出人员赴现场指导核事故医学应急响应行动，必要时直接派出救援力量参加医学应急救援工作。

场外应急时采取的防护措施由省政府决定，国家协调委及有关部门给予指导、帮助和支援。省政府卫生行政部门指定的核事故医学应急组织，根据核事故发生、发展的情况适时选择隐蔽、服用稳定性碘制剂、控制食物和饮用水源等防护措施。控制通道、撤离、避迁等防护措施的实施由省政府统一组织，并按照规定的程序执行核事故医学应急响应的报告办法。进入核事故现场的核事故应急响应人员必须服用稳定性碘制剂，并佩戴个人剂量监测仪、穿着防护服装，尽可能地避免过量的照射。

万一发生核事故，导致放射性物质外泄，核事故达到场外应急状态时，正确的防护行动直接关系到公众自身的健康。在发生重大核电厂事故时，保护公众是第一重要的。各级应急组织会采取一切保护措施，对公众成员应采取必要的应急防护措施，以减少受照剂量，使其可能受到的辐射危害降低到最低水平。但是，任何的防护措施均可能给社会及成员带来风险和代价，包括对人员健康产生的直接影响，以及对社会和经济秩序可能带来的某些干扰和破坏。因而，在决定是否应该采取某些防护措施时，应遵循以下基本原则：采取该项措施所致的社会代价和风险，应该小于要避免的辐射剂量所致的代价和风险。

有关核事故医学应急救援的有关信息由国务院卫生行政部门统一发布，场外核事故医学应急状态的终止由国务院卫生行政部门根据场外事故医学应急救援的情况决定，各级核事故医学应急组织应做好核事故医学应急状态终止后受污染地区居民的健康监护工作，并对受过量照射的人员进行医学随访观察，根据病情确定观察时间。核事故医学应急状态终止后，核电厂运营单位应向地方核事故医学应急组织、国家核事故医学应急组织提交详细的事故报告，地方核事故医学应急组织应及时向国家核事故医学应急组织提交场外核事故应急工作的总结报告。

（三）医疗救治应急响应

一旦发生核（放射）突发事件，各级应急救护系统应根据预案，立即启动医疗救治的应急响应行动。

现场救护主要由突发事件发生现场的医疗卫生机构组织实施，主要做好现场伤员救护、早期分类、伤员转运和人员防护等工作。一旦到达事先计划好的接收区，第一步是处理有生命危险的损伤如休克、热烧伤、骨折、出血等，使受辐射损伤的人员稳定病情。第二步是估计沾染范围以及沾染程度，必要时需进行除沾染处理，对于外沾染人员要进行特殊的隔离处理。第三步是如果怀疑有内沾染的，应快速确定沾染的性质和程度，以便尽快采取适当措施减少沾染。应根据伤员的具体情况和复合伤的严重程度，决定是否在普通医院或专门医院治疗。

突发重大核（放射）事件时，卫生计生委核事故医学应急中心临床部应做好现场支援和收治中重度放射损伤伤员的准备，一旦接到应急救援指令，应立即启动医学应急响应程序，在现场指挥部的统一指挥下，参加现场的应急救援工作，并进行技术指导。同时，需做好转送伤病员的救治工作，对有严重内污染、复合伤，以及中重度放射损伤的伤员进行救治。

（四）辐射防护应急响应

在突发重大核与放射事件时，各级医学应急处理技术与监测机构，在接到应急指令后，应立即启动核（放射）突发事件医学应急响应程序，赶赴现场进行辐射防护工作，开展辐射监测与突发事件性质和严重程度的判定。

辐射防护应急行动的第一步，是探测事件发生现场的辐射剂量水平，以判断现场是否有γ射线、α射线或β射线放出，即判断是否受到放射性污染。如果事件现场伤员出现局部皮肤红肿、不明原因呕吐、全身乏力等症状时，也应考虑有存在放射性污染的可能。一旦判定事件性质为核（放射）突发事件，则应进一步进行现场辐射监测，并做好场区周围居民的剂量监测、食品和饮用水污染监测评价、去污洗消和人员防护等防护工作，并进一步开展现场污染样品和人员体内污染的实验室测量分析。如果经现场辐射监测和分析，判定事件为非核（放射）突发事件，且无人员伤亡时，作为医学应急的技术机构，应将监测结果及分析情况及时报告给省级医学应急领导小组和卫生计生委医学应急领导小组，得到进一步的指令后，可停止辐射监测与事件性质判定工作。

（五）医学应急通讯响应行动

应急防护的有效性与其能不能迅速实施有密切关系。因此，在核（放射）突发事件时，各级医学应急组织应立即启动应急事件医学应急通讯响应程序，保障通讯渠道通畅，以确保医学应急指令、通知、报告、数据等信息能快速准确地传递到相关部门，以便核（放射）突发事件医学应急响应行动能够快速有效地实施。

核电厂事故进入场外应急时，省级核事故应急指挥中心将各种命令和信息及时传达给公众，以便使各有关专业组采取相应的应急措施，并使核电厂周围公众了解事故情况，做好应急准备。目前采取的方法有以下几种：

1. 通过行政系统逐级发送应急命令　核电厂事故进入场区应急时，各级应急组织的大部分都已启动工作。在场外应急状态时，全体启动工作（包括行政村），应急命令可以通过专用电话和会议逐级传达到广大公众。

2. 电视播放核电厂事故　场外应急时，一般的信息和命令、核应急知识、需要公众采取什么行动，应通过当地的电视台播出，此时核电厂周围的公众不管是白天或黑夜，应通过电视连续接收信息和命令。

3. 电台广播核事故　利用应急计划区内的县级有线广播系统或无线广播，及时播放应急知识和信息。届时，公众立即进入室内打开收音机或有线广播即可收听。所有居民均应服从指挥，保持镇静，有组织、有秩序地行动，不轻信流言。听到事故警报后立即进入室内，关闭门窗，不外出，打开有线广播、收音机、电视机等。积极主动地了解事故情况及应急要求和命令，依据政府有关部门统一发布的通报和信息，有组织地采取防护措施，使核（放射）事故对公众健康和环境污染的可能影响降低到最低程度。

（六）现场调查与处置

1. 现场调查　一旦突发核（放射）应急事件，在接到应急指令后，调查组应立即赶赴事故现场，根据应急预案，制订出调查方案，确定调查范围与对象，实施现场调查。具体工作可分为四大块，即医疗救护、辐射防护、碘片管理、食品与水监测。

（1）医疗救护：医疗救护的主要任务是对受伤人员进行初步分类诊断和现场救护。

（2）辐射防护：辐射防护的主要工作是开展现场辐射水平测量，确定污染核素的种类，估计辐射水平。同时，采集受照人员的血样或现场物品，送实验室进行剂量测定，估算受照剂量。

（3）碘片管理：主要是负责碘片的管理、贮存和应急发放。在事故发生后的最初36小时内，分发和服用碘片可能是最佳的响应行动。公众服用碘片时，一定要遵照说明，按定量服药，切不可多服或乱服。

（4）食品与水监测：主要工作是采集现场或场区周围一定区域范围内的饮用水和食品等，分析判定其放射性污染水平，以便对食品和饮用水进行控制。

在获得现场辐射水平、伤员受伤情况及剂量估算结果,以及环境中食品和水的放射性污染水平后,应及时汇总资料并报送同级和上级卫生行政部门,分析确定是否为核(放射)突发事件。如果确定为核与放射突发事件,则应进一步明确事件的性质,是否存在放射性核素污染以及污染的严重程度,受照射的人数和受照剂量,以及辐射的危险度,并提出具体的处置建议,供有关行政部门作为决策依据。

2. 现场处置

(1) 事件现场的分区:在应急干预的情况下,为了便于迅速组织有效的应急响应行动,以最大限度地降低核(放射)事故对公众和环境可能产生的影响,将事件现场进行分区管理。根据国家放射防护基本标准以及各区域相应的辐射水平,一般将事件现场划分为 3 个区,即控制区、监督区和非限制区。

1) 控制区:即事故污染现场中心区域。在控制区域范围内,参加现场救援的人员须装备防护装置,以避免受到照射或放射性污染。一般用红线将该区与其他的区域分隔开来。

2) 监督区:即控制区以外的区域,在此区域的人员要穿戴适当的防护装置,以避免受到污染。该区用黄色线与其他区域分隔,该线称为洗消线,即所有出此区域的人必须在此线上进行洗消处理。此外,在外边界处应设立辐射警示标志。

3) 非限制区:即监督区以外的区域。伤员的现场抢救治疗,以及支持指挥机构均设在此区。

(2) 干预水平与行动水平:核(放射)突发事件,其辐射源不能人为控制,只能在事故后采取某种形式的干预,才能对受照剂量加以限制。一旦发生核(放射)突发事件,各级应急组织将按照应急预案,启动应急响应计划。采取何种应急防护措施,应根据事故阶段、照射途径、对受照人群的剂量水平来决定。通常包括碘防护、撤离和隐蔽等防护措施。

根据近年来核事故应急工作的进展,IAEA 在其 115 号安全丛书(1997 年)中,对干预水平和行动水平提出了相应的建议值。干预水平用与采取相应的防护行动、预期在整个期间内可防止的剂量表示,而行动水平,用放射性核素在食品、水及农作物等内的放射性浓度表示。

(3) 受照人群的救护:在发生核(放射)突发事件时,一些人员可能受到超过剂量限值的照射,甚至可能引起不同类型、不同程度的放射损伤或其他损伤。因此,对于事故受照人员,应视其受照射程度和是否有放射性核素内污染等具体情况,需在不同水平的医疗单位分级处理。对于中度以下放射损伤伤员由现场所在地应急救护系统进行救护和治疗;中重度放射损伤伤员则应迅速送应急中心或放射损伤专科医院治疗。对于有皮肤污染的人员要及时去污,有体内污染的人员,则应在专门的医学监护下,及时给予放射损伤防治药物、放射性核素阻吸收药和促排药物等。

(4) 放射性污染的洗消:放射性污染洗消站设立在监督区与非限制区交界处。洗消站应配备放射性污染的监测与洗消设备和用品,包括放射性污染监测仪、放射物质洗消液等。对于受放射性核素污染的人员,在后送救治前需经初步去污处理,运出控制区和监督区的被污染物品需经去污处理和检测后方可运出。

(5) 对食品和水的控制:对受到放射性污染的水和食物进行控制,称为食物和饮水控制。对污染的水和食物进行控制是针对食入照射途径采取的防护措施,以控制或减少污染的水和食物可能对人体产生的内照射剂量。

在事故情况下,核事故应急委员会应安排对可疑区域环境中的各种食物及饮用水进行采样和测量分析。根据食品和饮用水中的放射性核素水平,决定是否对食品和饮用水进行控制。当食品中放射性核素水平达到规定的食品通用行动水平时,原则上所有受到污染的食品应当禁止食用,并集中销毁。

第四节 核(放射)突发事件的医学处理

一、分级医疗救治

核与放射突发事件的后果和出现的医学问题,主要取决于事件的性质和严重程度。最严重的核与放射突发事件,既可发生放射损伤(包括全身外照射损伤、体表放射损伤和体内放射性污染),也可发生各种非放射性(如烧伤、创伤、冲击伤)和放射性复合伤。根据受伤严重程度的不同,给予不同层次的医学帮助,即分级医疗救治。

(一)一级医疗救治(现场救护)

一级医疗救治主要由核与放射突发事件发生现场的医疗卫生机构组织实施。现场救护的基本任务如下。

1. 首先将伤员撤离事故现场,并进行相应的医学处理,对危重的伤员应先进行急救处理。
2. 初步估计人员受照剂量,设立临时分类站,进行初步分类诊断,必要时尽早使用稳定性碘和(或)抗辐射药物。
3. 对人员进行放射性污染检查和初步去污处理,并注意防止污染扩散。
4. 初步判断伤员有无放射性核素内污染,必要时及早采取阻吸收和促排措施。
5. 收集、留取可供估计受照剂量的物品和生物样品。
6. 填写伤员登记表,根据初步分类诊断,将各种急性放射病、放射复合伤和内污染者,以及一级医疗单位不能处理的非放射损伤人员送至二级医疗救治单位。伤情危重不宜转送者可继续就地抢救,待伤情稳定后及时转送。对怀疑受到照射或内污染者也应及时转送。参加现场救护的各类人员应穿戴防护衣具,视现场剂量率大小,必要时应采取轮换作业和使用抗放射药物。

(二)二级医疗救治(当地救治)

1. 二级医疗救治的基本任务　二级医疗救治由当地应急医疗救治单位组织实施,其基本任务如下:

(1)收治轻、中度急性放射病、放射复合伤和有放射性核素内污染者,以及各种非放射损伤人员。

(2)对体表残留放射性核素污染的人员进行进一步去污处理,对污染伤口采取相应的处理措施。

(3)对确定有放射性核素内污染人员应根据核素的种类、污染水平,以及全身或主要受照器官的受照剂量及时采取治疗措施,污染严重或难以处理者可及时转送到三级医疗救治单位。

(4)详细记录病史,全面系统检查,进一步确定受照剂量和损伤程度,进行二次分类处理。将中度以上急性放射病和放射复合伤患者送到三级医疗机构治疗,对暂时不宜后送者可就地观察或治疗,对伤情难以判定的可请有关专家会诊后及时后送。

(5) 必要时对一级医疗救治给予支援和指导。

2. 二级医疗救治的具体方法

(1) 现场伤员分类：人员受照后要根据需要救护的紧急程度进行分类，最严重的伤员要优先救护。初步分类判断重要的体征和症状，需要立即救治的伤员（如大出血）要给予优先处理，以维持与挽救生命。初步分类一般由医生或急救人员在事件发生地进行。

随后进行详细分类，将怀疑受到照射的伤员送往具备辐射损伤诊治能力的医疗机构，包括伤员的简单病史、基本体检情况、填写损伤记录表等。仔细询问可能的受照人员，尽可能对辐射情景进行全面详细地描述。对受照人员的分类一般采用以下几种途径：

①用个人剂量计或辐射监测仪监测结果估计个人受照剂量。物理剂量能够反映均匀照射下群体的剂量，但是在不均匀照射情况下可能错误表达实际受照剂量。

②通过血象变化等判断受照剂量。早期可采用淋巴细胞绝对值（24~48h）初步判断受照剂量，但是如果伤员受到中等剂量的照射或有复合伤存在，淋巴细胞分析则不太可靠。外周血淋巴细胞染色体畸变率分析是常用的生物剂量评估方法，即使在局部照射的情况下，染色体损伤仍然可以作为生物剂量评估方法使用；

③通过临床症状估计受照剂量，但这种方法估计剂量的不确定度受个体差异和感染等因素的影响。

(2) 伤员的放射性评价：受伤人员的放射性评价由辐射防护人员实施，同时有医务人员在场监督。这种评价包括辐射测量及收集伤员去污和治疗资料，所用的仪器应对贯穿性和非贯穿性辐射都敏感。小心避免探头触到伤员或其他可能的污染表面而造成污染。如果伤员处于污染地区，应在现场医务人员的监督下将伤员移至放射本底较低的地方。记录每个伤员的放射性分析资料，并做好标记，如伤口的位置。其他资料如伤员的姓名、检测人员的姓名、检测时间、日期和地点、所用仪器的类型和序号等都应记录。事先准备好带有解剖学示意图的检测表。

对于中子、γ线或X线照射，受照射人员没佩带个人剂量仪时，剂量估算则需要进行事故重建。细胞遗传学剂量检测、用电子自旋共振仪分析受照人员的衣服棉纤维、牙釉质或其他物质，都可用于进行剂量估算。中子照射时，血液、毛发、指甲的感生放射性分析十分重要。这些物质应尽快取样及保存，尽早进行实验室分析。分析越早，灵敏度越高。另外，珠宝、硬币、眼镜金属框、腰带扣、手表等，也可用于活化分析。

需要使用专门的辐射监测仪确定外沾染的程度，评价出污染效果。核医学的一些仪器可用于检测沾染，或在接收区（诊所、医院）可能有这类仪器。如果发现或怀疑有内沾染，可用全身计数器做进一步检测。在有些情况下，可使用可移动全身计数器在医院测量。

(3) 人员去污：选择皮肤除污染方法应考虑被污染皮肤的表面状况、污染程度及持续时间、洗消剂的性能（如作用特点、对皮肤腐蚀作用、除污染效率）、放射性核素的种类及理化状态等。在进行外污染去污处理时，应尽量减少或防止伤员和工作人员受到内污染。停留在未破损皮肤表面的放射性核素很少会对伤员或医务人员产生足以致伤的高剂量照射。

进行体表监测，以确定污染水平和范围，然后进行去污染处理。一般在到达医疗单位前进行去污最理想。简单的办法是脱去外衣和鞋，最多可以减少90%的污染。小心脱去污染衣服，放入有标记的塑料袋内，转移到污染区的安全位置。最有效的除污染方法是水洗法，彻底清洗皮肤和头发。对未破损皮肤的去污，应从污染最重的部位开始，推进至污染较轻的部位。注意用温水（约为40℃）去污。勿将污染扩散，尽量避免原来清洁的部位也受到污染。避免破坏未破损皮肤的屏障作用，不用剃须，不用力擦洗，勿用硬毛刷和刺激性强的制剂，去污次数不要超过 3 次。清除污染物时流出的放射性废水，要集中收集起来，并进行检测和必要的特殊处理。

一般说来，做到完全去污是不可能的，因为总有放射性物质固定在皮肤表面。通常，去污能做到将污染水平降低到本底水平的 2 倍就足够了。只要测量仪器指示去污已不可能再有成效时，去污工作就应终止。当需要去污的人数很多时，可把受污染人员送到淋浴设备较多的场所如运动中心或驻军单位等，或在气候条件好的情况下，在户外建立临时淋浴设施。

常用的体表污染洗消剂包括各种核素的干性污染，可选用特制洗消皂；^{239}Pu、超铀核素（^{241}Am、^{242}Cm）和稀土核素可选用 5％DTPA 溶液（pH3～5）和 1％～2％的稀盐酸复合剂；污染核素种类不明或难于去除的局部污染，可选用 5％次氯酸钠溶液或 6.5％高锰酸钾溶液浸泡后，再用 10％～20％的盐酸羟胺刷洗。

开放型伤口应在去污后包扎，可用探测器确定污染部位、放射性核素种类和去污程度，然后尽可能及时除污染，以减少放射性物质从伤口吸收或避免对局部组织的损伤。对有伤口污染又复合其他严重外伤的人员，应先行急救，不能因除污染而延误抢救时机或加重病情。伤口除污染可与一般外科处理结合。主要采用冲洗及外科清创、扩创，此法可清除 90％以上的污染。一种较有效的冲洗液组成为：1g Ca-DTPA、2％利多卡因 10ml 加入 5％葡萄糖溶液 100ml 或生理盐水，这种清洗液可与放射性物质络合而将其清除。

处理污染人员的医务人员应进行沾染监测，所有处理沾染人员的工作人员都需佩带个人剂量仪，做好换衣服和洗消或淋浴的准备。除沾染的人数应保持在最少，只有复合伤和（或）有严重初期症状的伤员才需要一些特殊药物。

（4）内污染人员的处理：内污染人员的处理主要程序如下：

①收集适当的样本，如鼻咽擦拭物、尿样和便样等；

②继续清除外污染；

③特殊检查，如全身计数和（或）甲状腺直接计数，这要取决于污染核素的种类；

④除污染治疗，包括污染伤口的切除。

（5）接收区的准备：二级医疗救治的当地接收区在受照者或被污染者到达之前应做好以下准备：

①在建筑物外指定一个区域停放运送伤病员的车辆，在这里车辆可以进行污染监测和除污染。

②建立一个专门的接收区，保证被污染者和非污染者分别处理。医院里的多数地板容易清洁，如果地板不容易清洁，应用厚纸覆盖。如果没有可利用的东西，可以用报纸。这些覆盖的纸张应用胶布粘牢在地板上。要控制通风，防止污染扩散。

③接收区应配有除污染台子，上面覆盖不透水的被单，并有收集除污染废液的措施。

④为防止污染扩散，只允许少数经过培训的人员处理被污染者。控制除污染人员引起的污染扩散，除污染人员和设备撤离污染区前应有除污染措施。

⑤处理被污染者的手术台或看护室应与医院其他部分适当隔离，以防止或减少放射性污染。

⑥所有处理放射性污染的工作人员都应佩带防护衣具（不透水的围裙、大褂、口罩、手套、套鞋）。

⑦准备较大的装污染物品（如衣服等）的不透水袋子，准备足量的纸巾和棉纸用于除

污染。

⑧张贴辐射警告标志，防止无关人员进入。

（三）三级医疗救治（专科医治）

1. 三级医疗救治的基本任务　三级医疗救治由国家指定的设有放射损伤治疗专科的综合性医院实施。三级医疗救治的基本任务是：收治中度以上急性放射病、放射复合伤和严重放射性核素内污染人员；进一步明确诊断和给予良好的专科治疗；必要时对一、二级医疗救治给以支援和指导。

2. 三级医疗救治的具体做法　一旦接到事故通知，医院立即启动医学应急响应预案。承担核与放射突发事件医学救治任务的医疗单位，可在现有条件基础上，为受放射性污染的患者设置随时可被启用的专门通道，直接通向放射性污染处理室；设置典型的无菌手术室，可开展常规手术；具有处理体外放射性污染，并防止放射性污染扩散的条件等。

处理由接收区转来的伤病员要进行诊断检查，尽快制订合适的治疗措施。完成这些任务可能需要各种辐射损伤专家（如骨髓型、胃肠型、中枢神经型放射病或辐射烧伤），还需有化疗或放疗治疗白血病的专家，他们完全胜任辐射所致骨髓造血功能低下的患者的治疗，外科医生特别是烧伤专家可参与治疗辐射烧伤和污染伤口的处理。可用临床实验室对每个伤病员进行常规检查。

必须强调，放射性污染（无论是外污染还是内污染）绝不会即刻危及生命，因此放射性评价或去污绝不能先于医疗救治。按照其重要性顺序列举出受伤患者的处理项目：急救和复苏；稳定病情；治疗严重损伤；评价外污染并去污；治疗其他不严重的损伤；防止对治疗区的污染和使其他人受到污染；尽量减少对治疗人员的外照射；评价内污染；治疗内污染（这条可与上面许多项目协同进行）；评价局部辐射损伤或放射烧伤；对受到严重全身照射或体内污染的伤病员进行长期、全面的随访观察；细心向伤病员和家属介绍可能会有长期效应和危险。不要采用损害性大的手术来消除放射性污染，如截肢或大范围探查，因为外科伤害一般比辐射所致危害大得多。可用手术方式去除放射性碎片，以避免更大的辐射。

二、常见的医学应急处理方法

核（放射）突发事件发生时，高能量核反应堆释放的射线、中子、散落的放射性核素，以及较高威力核武器爆炸产生的早期核辐射、冲击波、热辐射、放射性落下灰，使周围人群遭受外照射、内照射、热烧伤、创伤等多种损伤，短时间内可集中许多不同种类、不同程度的受伤伤员，需及时进行医学应急处理。

（一）急性放射损伤的医学处理

外照射急性放射病和放射复合伤是医学应急处理的重点目标。受照射伤员由于距辐射源距离、防护条件、环境情况和个体敏感性的不同，受照的辐射剂量和病情可有明显差别。遭受辐射剂量高、病情较重者，如救治不及时则病情发展快，病死率高。因此，首先要准确判断受照个体是否造成放射损伤及病情严重程度，可依据早期反应（症状、皮肤反应）、外周血白细胞改变和辐射剂量初步估算对急性放射损伤伤员进行早期分类诊断（见本章第一节）。

辐射剂量在 100cGy 以下，无明显早期症状或症状较轻者可在就近医疗单位观察；而辐射剂量过高，早期症状危重，也宜就近医疗单位重点护理和对症治疗，积极救治，待病情稳定后转送放射病救治中心治疗。辐射剂量在 100cGy 以上，轻度急性放射病应住院观察和治疗，中、重度、极重度骨髓型急性放射病和偏轻的肠型急性放射病的预后与早期治疗措施密切相关，经积极治疗可获得有效救治，应尽早应用抗辐射损伤有效治疗药物，如苯甲酸雌二醇（1mg，肌内注射）、雌三醇（10mg，肌内注射）、茜草片（300mg，口服，2～3天1次，共4次）。

放射复合伤的医学处理应根据复合伤的特点采取不同的治疗方案。针对主要损伤进行止血、包扎、骨折固定等急救医疗，出现休克时需抗休克治疗，有放射性物质污染的伤口须先以纱布或棉花填塞后包扎，并迅速撤离污染区。对放射损伤的医疗处理按急性放射病治疗原则进行，注意防治休克和积极抗感染、抗出血治疗。外科手术应在假愈期尽早进行。

急性放射性皮肤损伤如伴有放射性核素污染，在体表去污染处理后予以消毒敷料包扎，以保护损伤皮肤。对Ⅰ、Ⅱ度皮肤放射损伤采取保护创面、防止破损治疗；出现较大水疱时，在无菌下抽出疱液，并包扎，防止感染。对出现溃疡的Ⅲ度损伤宜手术治疗，以皮片移植、皮瓣移植、肌皮瓣移植等方法修复创面。注意抗感染和全身支持治疗，必要时可静脉滴注丙种球蛋白，以提高免疫能力，并促进创面愈合。

（二）放射性污染伤口的医学处理

体表伤口遭受放射性物质污染后，伤口组织受射线作用引起放射损伤而影响伤口愈合，且增加放射性物质的吸收。因而，对体表伤口污染的放射性物质必须及时进行医学处理，以减少或阻断放射性物质经伤口吸收和对局部组织的损伤。

1. 应用放射性探测仪对体表伤口污染部位、放射性物质的种类、理化特性和放射性活度等进行检测，以了解伤口的污染性质和程度。

2. 用灭菌生理盐水或3%肥皂水（或去污肥皂）反复冲洗，与外科清创、扩创相结合处理，可清除污染量的90%以上。手术过程中避免再污染。

3. 应用含Ca-DTPA的冲洗液可络合伤口中沉积的放射性物质，更有效地去除污染，其组成为：1g Ca-DTPA，10ml 2%利多卡因，加入100ml 15%葡萄糖液或生理盐水。

4. 伤口污染并有严重创伤者，应先行止血、抗休克、骨折固定等急救医疗。

5. 颜面污染伤口，需注意美容，宜通过外科整容术去污。

（三）放射性体表皮肤污染的医学处理

体表皮肤遭受放射性物质污染，对人体形成外照射放射源，并被皮肤吸收进入体内形成内照射源，因而应尽早清除污染。依据体表皮肤表面状态、污染程度、污染时间、洗消剂性能和去污效率、放射性核素的种类和理化状态等，可选择机械方法（清洁水冲洗、擦洗、软毛刷刷洗等）、物理方法（肥皂或合成洗涤剂，与机械法结合）和化学方法（络合剂、氧化剂、复合洗消剂等）去污染。

1. 如无伤口和需急救处理等特殊情况，尽早就近全身洗消，可用清洁温水和中性肥皂擦洗，或用毛巾、软毛刷刷洗，清洗2～3遍。

2. 如无水源，可用湿毛巾或软质布仔细擦拭局部，可消除60%以上的污染。

3. 鼻腔内污染物先用棉签擦拭，剪去鼻毛，滴入血管收缩剂（如1%麻黄碱滴鼻液），用生理盐水冲洗；上呼吸道喷0.1%肾上腺素溶液收缩血管；用祛痰剂祛痰，以排出呼吸道污染核素；口腔也用生理盐水冲洗。外耳道、眼睑周围的污染，可用棉花蘸水擦洗多次。

4. 如长寿命α核素污染毛发，将污染毛发和眉毛剃去或剪掉，并用肥皂洗涤。

5. 对粗糙、有裂痕和污染较重的皮肤，可采用以下方法进一步洗消：

（1）EDTA肥皂以温水洗刷2～3次，再用清水冲洗；

（2）5%枸橼酸钠或5%碳酸氢钠溶液清洗；

(3) 饱和高锰酸钾溶液浸泡数分钟，用清水冲洗后，再以5%亚硫酸氢钠或草酸溶液浸洗，以除去染色剂，然后清水冲洗。

6. 去污时宜用温水（约40℃），勿将污染扩散，禁用硬毛刷和刺激性强的制剂。

（四）放射性核素体内污染的医学处理

对核（放射）突发事件发生地区周围人群和在放射性核素污染区停留人员应进行体表（注意甲状腺部位）和体内污染的检测，及时应用阻断吸收和加速由体内排出的药物或其他措施，尽可能减少体内放射性核素的存留量。根据放射性核素内污染途径和在体内主要蓄积部位及代谢特点，可采用机械方法，如冲洗鼻腔、含漱、洗胃、灌肠、体表去污染、皮肤伤口清创和扩创等；生理方法，如物理刺激引起呕吐、喷嚏、咳嗽等；药理方法，如服用阻吸收剂、温和催吐剂、缓泻剂和应用局部血管收缩剂等。促进已蓄积在体内器官的放射性核素排出的方法主要有离子竞争法、代谢调节法、螯合促排法、洗肺法和血液透析法等。阻吸收剂与促排药物在体内污染后越早使用，其效果越好。例如，碘131是核反应裂变产物的主要成分，进入体内后迅速蓄积于甲状腺，可引起甲状腺炎、甲状腺功能减退，远期可发生甲状腺结节和癌变。稳定性碘对甲状腺可起封闭作用，阻断放射性碘参与甲状腺激素的代谢，抑制甲状腺摄取放射性碘，从而减少甲状腺中放射性碘的蓄积。应用的稳定性碘，一般为碘化钾（KI），成人一次口服量为100～300mg，1～10岁儿童为20～50 mg，11～18岁青少年为50～100mg，婴儿为10～20mg。

（张　强　刘　欢　张　欣）

参考文献

1. 陈万金，陈燕俐，蔡捷. 辐射及其安全防护技术. 北京：化学工业出版社，2006.
2. 顾乃谷，吴锦海. 核（放射）突发事件应急处置. 上海：复旦大学出版社，2004.
3. 蔡建明. 日本福岛核电站事故对人体健康影响及医学防护. 第二军医大学学报，2011，32（4）：349-353.
4. 陈惠芳，刘英，秦斌，等. 核与辐射突发事件医疗救援应急准备. 中华医院管理杂志，2010，26（5）：344-347.
5. 陈肖华，聂岁峰. 核与辐射突发事件的医学救援. 军事医学，2011，35（3）：161-164.
6. 刘长安，刘英，苏旭. 核与放射事故医学应急计划指南. 北京：人民卫生出版社，2005.
7. 苏旭，刘英. 核辐射恐怖事件医学应对手册. 北京：人民卫生出版社，2005.
8. 刘英，秦斌，韩玉红，等. 核与放射应急医学救援准备和响应. 中国急救复苏与灾害医学杂志，2006，1（4-5）：134-137.
9. 王善强. 核与辐射恐怖事件及其应对策略. 核电子学与探测技术，2004，24（1）：97-103.
10. 刘长安，刘英，耿秀生. 核与放射突发事件医学救援小分队行动导则研究. 中国辐射卫生，2006，15（2）：135-137.

第九章　心理危机干预

第一节　应激概述

突发公共卫生事件中，人们由于恐慌往往会出现严重的应激反应，包括心理反应和躯体反应。心理反应是指过度唤醒（焦虑）、紧张；过分的情绪唤起（激动）或低落（抑郁）；认知能力降低；自我概念不清等。这种反应会妨碍个体正确地评价现实情境、合理选择应对策略和正常应对能力的发挥。躯体反应机制主要涉及同化（副交感，胆碱能）功能的抑制和异化（交感，肾上腺能）功能的激活。

一、应激的概念

应激，俗称"压力"，英文用"stress"一词来表示。该词最初源自拉丁语"stringere"，意思是"费力地抽取"或"紧紧地捆起"。应激原意是指一个系统在外力作用下，竭尽全力对抗时的超负荷过程，Selye 将这个词引入到生物和医学领域，并根据对其本质认识的发展而不断对它进行修正、补充和扩大。应激及其对个体的健康状态、医疗保健人员及其他职业群体的效应已经成为一个举世瞩目的问题。它吸引了医学、心理学、生理学、社会学及其他广泛学科的注意。

当前，在医学心理学研究领域中，应激的含义可概括为三大类：

（一）应激是一种刺激

这是把人类的应激与物理学上的定义等同起来。即金属能承受一定量的"应力"（stress）。当应力超过其阈值或"屈服点"（yield point）时就引起永久性损害。人也具有承受应激的限度，超过它也会产生不良后果。

（二）应激是一种反应

应激是对不良刺激或应激情境的反应。这是由 Selye（1956）的定义发展而来。他认为，应激是一种机体对环境需求的反应，是机体固有的，具有保护性和适应性功能防卫反应，从而提出了包含三个反应阶段（警戒期、阻抗期、衰竭期）的一般适应综合征学说。

（三）应激是一种察觉到的威胁

这是 Lazarus（1976）综合了刺激与反应两种学说的要点而提出的。他指出，应激发生于个体处在无法应对或调节的需求之时。它的发生并不伴随于特定的刺激或特定的反应，而发生于个体察觉或估价一种有威胁的情境之时。这种估价来自对环境需求的情境以及个体处理这些需求的能力（或应对机制，coping mechanism）的评价。这种说法，可以解释对应激性刺激（应激原）作出反应的个体差异，该理论认为，个体对情境的察觉和估价是关键因素。

二、应激反应

突发公共卫生事件的发生不仅可以引起躯体的反应，也会导致心理的变化。躯体反应会涉及神经系统、内分泌系统和免疫系统的改变（见图9-1）。当机体处在急性应激状态时，应激刺激被中枢神经接收、加工和整合，后者将冲动传递到下丘脑，使交感神经-肾上腺髓质轴被激活，释放大量儿茶酚胺，引起肾上腺素和去甲肾上腺素大量分泌（见图9-2），引发中枢兴奋性增高，导致心理、躯体、内脏等功能改变，即所谓非特异系统功能增高，而与之相对应的营养系统功能降低。结果，网状结构上行激活系统的兴奋增强了心理上的警觉性和敏感性；骨骼肌系统的兴奋导致躯体张力增强；交感神经的激活，会引起一系列内脏生理变化，如心率、心肌收缩力和心排血量增加，血压升高，瞳孔扩大，汗腺分泌增多，血液重新分配，脾缩小，皮肤和内脏血流量减少，心、脑和肌肉获得充足的血液，分解代谢加速，肝糖原分解，血糖升高，脂类分解加强，血中游离脂肪酸增多等，为机体适应和应对应激源提供充足的功能和能量准备。必须指出，如果应激源刺激过强或时间太久，也可造成副交感神经活动相对增强或紊乱，从而表现心率变缓、心排血量和血压下降、血糖降低、造成眩晕或休克等。

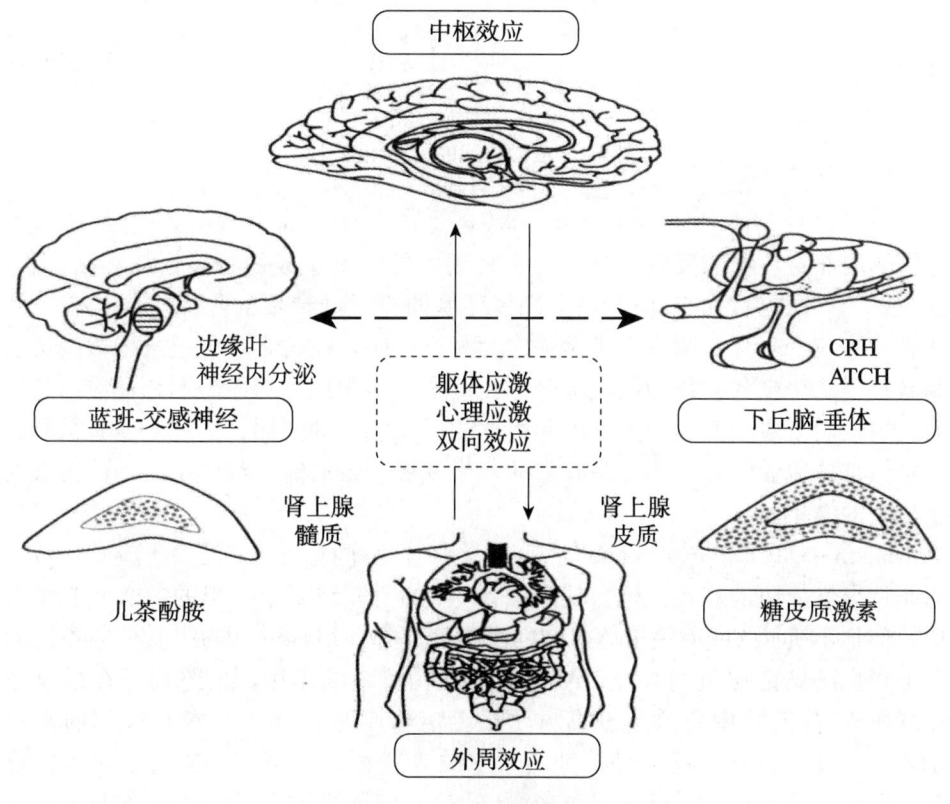

图 9-1　应激的躯体反应

（黄宁等. 病理生理学. 北京：科学出版社，2013：90）

心理反应主要包括一些应激所引起的心理变化，这种变化可以是积极的，当然更多的时候是消极的。消极的心理反应主要有焦虑、紧张，烦躁不安，失眠多梦，甚至会引起抑郁状态，有人在伴发抑郁状态下会出现自伤或自杀行为。

三、应激反应模型

Selye是应激研究领域最具影响力的专家之一，他认为应激是涉及机体组织内部的一种

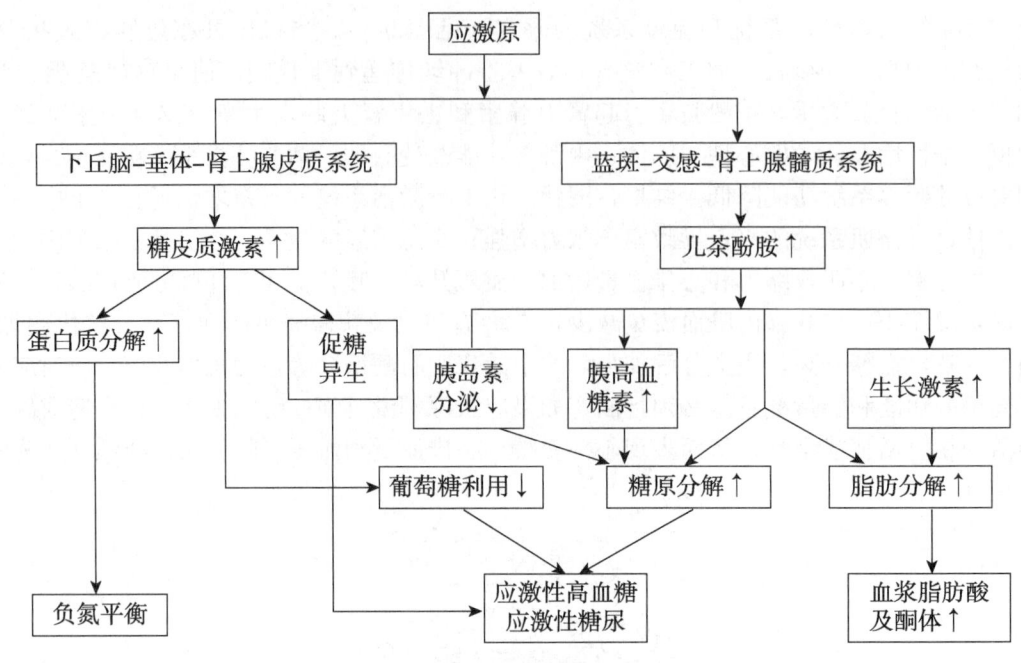

图 9-2 应激引起的内分泌变化

（陆德琴. 病理生理学. 成都：四川大学出版社，2013：140）

状况，是机体内部对环境的反应，是在任一时刻由外界所造成的身体损耗和破坏程度。Selye 强调应激是一种非独立的反应，是由许多环境的应激源致使的全面反应状态。而这一全面反应状态分为三个步骤：第一个步骤被称为警报反应，在这个步骤里身体被动员去抵御应激源的刺激；第二个步骤被称为抵抗部分，在这个步骤中机体与应激源相适应，这一部分持续时间的长短取决于应激源的激烈程度和机体的适应能力的强弱；第三个步骤被称为衰竭部分，由于机体抵抗应激的能力毕竟是有限的，当发展到最后时，组织抵抗的能力被耗尽，将得到一个崩溃的结果。

John Mason 一直都不赞同 Selye 的观点，至少他不同意 Selye 的关于应激是对于任何有害刺激的非特异性反应的观点。他虽认同了 Selye 的研究结果中指出的应激引起了普遍的适应性反应，但他不赞同 Selye 关于此机制的潜在性解释。Mason 认为应激反应不能通过在实验动物身上得出的结论推及到人类。Mason 更强调情绪的作用，他陈述了在最有效和普遍的自然刺激垂体-肾上腺皮质激素升高方法中，情绪刺激是处于非常高级别的水平。根据 Mason 的观点，非特异性的反应是一种实验室的人造物品，而应激相对于非专门反应来说更可能是一种特异化的反应。他还提议应激应该类似于病原体因素那样能被概念化，但并不意味着必然能导致疾病。由于他对应激导致疾病的潜在性的强调允许个体的多样性，因而对此做出预测将更困难。

心理学家 Richard Lazarus 阐述的一种更具影响力的选择性模式。在 Lazarus 的观点中，由于认知具有可变性，因而对应激事件的解释比应激事件本身所带来的影响要更重要。因而他认为应激既不属于环境事件，也不是人的一种反应，而是个体对自己心理状况的一种感受。它不仅包括了内心的恐惧、面对的威胁和挑战，还涉及个体处理这些心理状况的能力。Lazarus 强调了认知的中介性，即内在的解释系统，一件事本身并不一定可以作为应激源而引起应激反应，而是在自我信息加工系统的作用下才会产生不同的意义，反应很大一部分取决于自身对于应激的解释,或者是一种主动性思考。

第二节 应激相关障碍

应激相关障碍(stress related disorders)是指一组主要由于强烈或持久的心理和环境因素引起的异常心理反应而导致的精神障碍。在以前,我们将其称之为心因性精神障碍(psychogenic mental disorders)或反应性心理障碍(reactive mental disorders)。这类障碍的特点是:发病时间与应激因素有密切的关系,症状反映刺激因素的内容,病程和预后也取决于刺激因素能否及早解除等。

1854年,Delbruck描述了一种由于严重心理创伤引起并很快恢复的心理障碍;1913年,Kraepelin提出心因性精神病一词;1916年,Wimmer在总结大量病例的基础上,首次提出了心因性精神障碍的诊断名称,认为心理创伤在本病发生中起着至关重要的作用。McCabe(1975)从临床特点和遗传学等方面进行了研究,也认为本病不同于精神分裂症及情感性精神障碍,应列为一个独立的疾病单元。此后许多国内外学者对其病因、发病机制、临床过程和预后等进行了大量的研究,均认为这是一组由心理-社会因素所致的精神障碍。他们认为,机体处于应激状态时可出现明显的生物学变化,如神经系统、神经生化、神经内分泌及免疫系统的改变,可造成情绪和行为等精神活动方面的改变。而且,应激相关障碍的发生往往紧接着应激反应之后,心理障碍的内容围绕着应激事件,并随着应激源的消除而缓解,治疗缓解较快,预后良好。这些特点在长期随访病例中得到了证实,相当多的病例维持了原来的诊断。而另一种观点认为,本病的临床表现无特异性,可归类于其他精神障碍中,且认为到底是应激反应还是素质因素所致很难确认。

一、应激分类

应激相关障碍在不同的诊断系统具有一定的相似性,但是也有所不同,表9-1列举一些我国常用的相关诊断标准,以进行比较。

表9-1 应激相关障碍三种分类的比较

CCMD-3	ICD-10	DSM-IV
急性应激性障碍	急性应激反应	急性应激障碍
创伤后应激障碍	创伤后应激障碍	创伤后应激障碍
适应障碍	适应障碍	适应障碍
1. 短期抑郁反应	1. 短暂抑郁性反应	1. 伴有抑郁心境
2. 中期抑郁反应	2. 长期的抑郁反应	2. 伴有焦虑
3. 长期抑郁反应	3. 混合性焦虑和抑郁反应	3. 伴有混合焦虑与抑郁心境
4. 混合性焦虑抑郁反应	4. 以其他情绪紊乱为主	4. 伴有品行障碍
5. 品行障碍为主的适应障碍	5. 品行障碍为主	5. 伴有混合情绪和品行障碍
	6. 混合性情绪和品行障碍	6. 未能标明的适应障碍
	7. 以其他特定症状为主	
其他或待分类的应激相关障碍	其他严重应激反应	
	严重应激反应,未定	

二、急性应激障碍

急性应激障碍（acute stress disorders，ASD）又称急性应激反应（acute stress reaction），是由于突然发生强烈的创伤性生活事件所引起的一过性精神障碍。ASD 作为一个诊断类别，最初于 1994 年由 DSM-Ⅳ列出，此后国际疾病分类及我国精神障碍分类方案相继采纳。多数患者的发病时间与心理刺激因素有关，病状的表现与刺激的内容有明显关联，其病程及预后也与心理因素的及早消除有关。ASD 可发生于任何年龄，但多见于青年人，男女患病率无显著差异。

（一）病因与发病机制

突如其来的超乎寻常的威胁性生活事件和灾难是发病的直接因素，应激源对个体来讲是难以承受的创伤性体验或对生命安全具有严重的威胁性。常见的应激源可分为下列几项。

1. 严重的生活事件　如严重的交通事故、亲人突然死亡（尤其是配偶或子女）、遭受歹徒袭击、被强奸或家庭财产被抢劫等创伤性体验。

2. 重大自然灾害　如特大山洪暴发、大面积火灾或地震等威胁生命安全的伤害。

3. 战争场面　据第二次世界大战有关报道，当交战双方进行短兵相接的激烈战斗时，由于遭受炮击、轰炸，甚至白刃战的恐惧体验，战斗中的士兵有的可发病。

当一个人受到的心理刺激因素达到一定的强度，超过个人的耐受阈值，即产生强烈的情感冲击，使个人失去自控能力，导致 ASD 的发生。各种应激源是发病的关键所在，但事实上并非大多数遭受异乎寻常应激的人都会出现精神障碍，而只有少数人发病。这说明个体的易感性、心理应对（psychological coping）方式以及躯体健康状况等多种因素均与发病有关。文化程度低、生活经验少、心理应对方式少、情绪不稳定、适应能力差的个体，以及劳累、饥饿、失眠或者同时存在躯体重病或器质性脑病时，ASD 发生的危险性更高。有家族精神病遗传史者，在遭受强烈刺激时，也较易发生本病。

（二）主要表现

ASD 是遭遇创伤性事件后的一过性状况，一般在应激性事件后几分钟至几小时出现症状，临床表现有较大的变异性。主要表现为强烈恐惧体验的精神运动性兴奋或精神运动性抑制，行为有一定的盲目性。本病病程短暂，一般在几小时至 1 周内症状消失，最长不超过 1 个月。恢复后对病情可有部分或大部分遗忘，预后良好。

ASD 的表现具有多样性，按照临床优势症状的表现可划分为以下几种。

1. 反应性朦胧状态（reaction twilight state）　主要表现为定向障碍，对周围环境不能清楚感知，注意力狭窄。患者处于精神刺激的体验中，表现紧张、恐怖、难以交流；有自发言语，缺乏条理，语句凌乱；行为混乱，无目的性，偶有冲动。可出现片断的心因性幻觉。约数小时后意识恢复，事后有部分或全部遗忘。

2. 反应性木僵状态（reactive stupor state）　以精神运动性抑制为主要表现。目光呆滞，表情茫然，情感迟钝，呆若木鸡，不言不语，呼之不应；对外界刺激无反应，呈木僵状态或亚木僵状态。此型历时短暂，多数持续几分钟或数小时，不超过 1 周；多有不同程度的意识障碍，有的可转入兴奋状态。

3. 反应性兴奋状态（reactive excitement state）　以精神运动性兴奋为主，有强烈情感反应。情绪激动，情感爆发，可有冲动伤人、毁物行为。一般在 1 周内缓解。

4. 急性应激性精神病（acute stress psychosis）　也称急性反应性精神病（acute reactive

psychosis)。是强烈并持续一定时间的精神创伤事件直接引起的精神病性障碍。临床以妄想或严重情感障碍为主，反应内容与应激源密切相关，易于理解。呈急性或亚急性起病，历时短暂，一般在1个月内恢复，经治疗预后良好。

（三）诊断与干预

1. ASD的诊断要点主要有

（1）有异乎寻常的，严重而急剧的应激事件；

（2）起病急，在受到精神创伤后的数分钟或数小时内发病；

（3）症状出现的时间与应激事件密切相关；

（4）临床主要表现为有强烈情感变化的精神运动性抑制或精神运动性兴奋，可有轻度意识障碍；

（5）病程短，随着应激源的消除或环境改变迅速缓解或逐渐减轻。若病程超过1个月，应变更诊断或考虑别的诊断。

2. 治疗干预的策略　因患者和创伤性事件的特点有所不同，其基本原则是及时、就近、简洁和紧扣问题。

首先要使患者尽快脱离创伤情境，并最大限度地避免进一步的刺激。接着与患者适当地讨论问题，以减少可能存在的消极评价。教给患者应对的知识，鼓励他们勇敢面对，并给予保证。还要尽可能动员社会支持系统，提供更多的帮助。

必要时可以采用药物对症治疗作为辅助手段，在改善症状的同时为心理治疗作准备。一旦情况有所好转，应鼓励患者逐渐面对与创伤性事件有关的情景并恢复工作。

三、创伤后应激障碍

创伤后应激障碍（post-traumatic stress disorder，PTSD），又称为延迟性心因性反应（delayed psychogenic reaction），是一种与遭遇到威胁性或灾难性心理创伤有关，并延迟出现和（或）长期持续的精神障碍。患者常出现创伤性体验的反复重现、持续的警觉性增高、持续地回避等。PTSD总的患病率为人口的1.0%~2.6%，各种应激导致的后果有所不同，如3.6%的遭遇火山爆发人群、30%的志愿救火者和劫难幸存者、45%遭遇灾难的妇女会发生PTSD。

1871年，美国的Da Costa描述了南北战争中一组经历了严重创伤的士兵出现的以焦虑为核心的症状。到20世纪70年代，因部分精神卫生人士对从越南战场回来的老兵的关注，PTSD作为一个新的诊断类别日益受到重视，1980年出版的DSM-Ⅲ首次制定出了PTSD的诊断标准。此类别以创伤后应激障碍来描述恶性创伤事件的不可避免的结果，并设想这种障碍的症状可在最初的数月、数年，甚至数十年后出现，表现为个体对创伤性事件的反应在非创伤性情境中持续存在或反复发作。

（一）病因

根据创伤后应激障碍的定义，异乎寻常的创伤性事件（如自然灾害、战争、严重事故、目睹他人惨死、身受酷刑等）是本病发生的直接原因。这些应激源常引起患者极度恐惧、紧张害怕和无助感等。这主要是由于机体在遭受重大创伤性事件后，其心理应激的"重建和再度平衡"机制失调的结果。研究表明，大多数人在经历创伤性事件后都会出现不同程度的症状，而只有部分人最终出现PTSD。存在精神障碍家族史、早期或童年的心理创伤（如遭受性虐待、10岁前父母离异等）、性格内向、既往曾患心理疾病，以及创伤性事件前后存在负性事件、家境困难、躯体健康状况欠佳等,易发生 PTSD。而应激源的严重程度、暴露的时间长短,以及人格特点、个人经历、社会干预与支持、躯体心理素质等是影响 PTSD 病程的重要因素。

(二) 主要表现

PTSD 主要表现为在重大创伤性事件后出现闯入性症状、回避症状和警觉性增高症状等三大核心症状。患者以各种形式重新体验创伤性事件,有驱之不去的闯入性回忆,频频出现的痛苦梦境。有时可见患者仿佛又完全身临创伤性事件发生时的情境,重新表现出事件发生时所伴发的各种情感,持续时间可从数秒钟到几天不等,称为闪回 (flash back)。患者面临、接触与创伤性事件相关联或类似的事件、情景或其他线索时,通常出现强烈的心理痛苦和生理反应。事件发生的周年纪念日、相近的天气及各种场景因素都可能促发患者的心理与生理反应。

患者对创伤相关的刺激存在持续的回避。回避对象不仅限于具体的场景与情境,还包括有关的想法、感受及话题。对创伤性事件的某些重要方面失去记忆也被视为回避的表现之一。同时,还有被称之为"心理麻木"或"情感麻痹"的表现。患者在整体上给人以木然或淡然的感觉,他们自己感到对过去热衷的活动兴趣索然,甚至难以对任何事情发生兴趣,感到自己与外界疏远、隔离,甚至格格不入;似乎对什么都无动于衷,难以表达与感受各种细腻的情感;对未来意懒心灰,轻则听天由命,重者万念俱灰,以致自杀。另外一组症状是持续性的焦虑和警觉水平增高,如难以入睡或不能安眠。警觉性过高,容易受惊吓,做事无法专心等。

(三) 诊断与干预

1. PTSD 的诊断要点
(1) 由严重的威胁性或灾难性的应激事件而引起;
(2) 精神障碍发生于创伤后的 3~6 个月内;
(3) 临床以反复重现创伤性体验、持续性回避和警觉性增高为主要症状,并有焦虑、抑郁、对创伤性经历的选择性遗忘等。

2. 治疗干预的策略　对于急性 PTSD,主要采用危机干预的原则与技术,侧重于提供支持,帮助患者接受所面临的不幸与自身的反应,鼓励患者面对事件,表达、宣泄与创伤性事件相伴随的情感。治疗者要帮助患者认识其所具有的应对资源,并同时学习新的应对方式。治疗中不仅要注意症状,还要识别与处理好其他并存的情绪。各种形式的心理治疗在 PTSD 治疗中都有报告,效果比较公认的有焦虑处理、认知疗法和暴露治疗等。此外,还需要注意患者的社会支持情况。必要时对症使用小剂量药物,如 5-羟色胺再摄取抑制剂 (SSRI) 类药物。

四、适应障碍

适应障碍 (adjustment disorder) 是指在紧张性生活事件的影响下,由于个体素质及个性的缺陷而导致对这些刺激因素不能适当地调适,从而产生较明显的情绪障碍、适应不良的行为障碍、或生理功能障碍,并可使社会功能(正常工作及人际关系)受损。适应障碍一般在紧张性刺激因素的作用下 3 个月以内发生,持续的时间较长,但一般不超过半年。随着刺激因素的缓解以及个体的不断调试,适应障碍也会逐渐缓解。

（一）病因或影响因素

发病前1~3个月内存在可辨认的一个或多个生活事件是诊断适应障碍的必备条件之一。应激源可以是单一的，如离婚或失去工作；也可以是多重的、全方位的。入学、参军、移民、离家、结婚、子女出生、子女离家、事业失败、退休等生活重大改变等是常见的应激源。但青少年最常见的应激源是父母不和、父母离婚和物质滥用等，成年人最常见的应激源是婚姻冲突、离婚、迁居或经济等问题。

适应障碍的严重程度与应激源的强度、性质、时间等均有关系，但更多的是与个体对应激源的主观体验有关。

（二）主要表现

适应障碍的主要临床表现为情绪障碍，如焦虑、抑郁，也可表现为适应不良行为（包括品行问题和行为问题）及生理功能障碍如失眠、食欲缺乏等。以焦虑情绪为主要表现者可出现紧张不安、神经过敏、担心害怕，同时可伴有心慌、气短、消化不良、尿频等躯体症状，社会适应能力也可受到不同程度影响，如注意力不能集中、学习成绩或工作效率下降等；以抑郁情绪为主症者可表现为整日愁眉苦脸、情绪不高，甚至对生活失去兴趣，自卑自责，无望及无助感，也常伴有食欲减退、睡眠障碍、体重减轻等躯体症状和社会适应能力降低、退缩等表现。

适应障碍根据抑郁情绪持续时间的长短可分为短期抑郁反应（发生不足1个月）、中期抑郁反应（1个月~半年）和长期抑郁反应（半年~2年）。一般长期抑郁反应较少见。还有些人则表现为焦虑和抑郁的混合状态。儿童可表现为尿床、吸吮手指，或讲话奶声奶气。以品行问题为主症者常见于青少年。他们在外界的压力下感到适应的能力不足，因此自暴自弃，表现为一些品行障碍与社会适应不良行为，如说谎、逃学、离家出走、打架斗殴、物质滥用、过早的性行为等。严重者可表现为攻击性或反社会行为。也可有情绪障碍与品行障碍并存者。

（三）诊断和治疗

1. 适应障碍的诊断要点

（1）有明显的生活事件（如生活环境或社会地位改变）为诱因，适应障碍往往发生于这些事件的3个月内；

（2）在事件发生前，当事人的一般适应功能水平正常，但存在有一定的个性缺陷或不足。因此可推断当事人所患适应障碍与外在的紧张性刺激因素及个体的人格特征有关；

（3）以情绪障碍为突出表现，并伴有适应行为不良或生理功能障碍；

（4）当事人的正常社会功能受到影响，如不能进行正常的学习、工作或训练，或以往的适应功能水平降低。人际关系也受到不同程度的影响，如不愿与人交往、怕见人，或变得易发脾气，影响了同周围人的关系；

（5）症状持续1个月以上，但一般不超过半年。

2. 治疗的策略

适应障碍治疗的根本目的要放在帮助患者提高处理应激境遇的能力，早日恢复到病前的功能水平，防止病程恶化或慢性化。

首先要评定患者症状的性质与严重程度，了解其诱因、人格特点、应对方式等因素在发病中的相对作用，注意应激源对患者的意义。病前的功能水平和既往处理应激性境遇的经历，也是评定的重要内容，尤其要考虑是否存在不利于预后的危险因素，如同时面临多重问题或应激事件持续存在、缺乏支持性的人际关系、存在躯体健康问题、病前功能欠佳等。

对于适应障碍的患者来说，如条件允许可以设法改变当事人所处环境，如转学或休学、暂时回避不良环境等，但根本的考虑是提高当事人的适应能力和耐受性。

心理治疗是适应障碍的主要治疗手段，要根据患者和病情的特点，在指导性咨询、支持性心理疗法、短程动力疗法、认知行为疗法等方法中酌情选用。无论采用哪种心理治疗方法，治疗中都要抓住三个环节：消除或减少应激源，包括改变对应激事件的态度和认识；提高患者的应对能力；消除或缓解症状。

抑郁、焦虑较为严重时可以将药物治疗作为辅助手段。

第三节　心理危机干预

心理危机干预，简称危机干预，也可以称作心理救助或心理援助。它作为一种专项心理咨询与治疗技术，自20世纪后期以来，在西方发达国家发展非常迅速，极大地丰富和发展了心理咨询学的理论和实践。目前在发达国家，心理危机干预已成为一门正式职业，危机干预工作者不仅帮助个体应对当前的危机，而且参与到社区，甚至政府的公共危机事件救助、控制和预防工作当中来。

一、心理危机

心理危机（mental crisis），简称危机（crisis），目前尚缺乏一个国际上广泛认可的概念。西方的学术界对此有着几种比较具有代表性的观点。

（1）心理危机是当人们面对重要生活目标障碍时产生的一种混乱状态。生活障碍，一般是指在一定时间内，使用常规的解决方法不能解决的问题；

（2）心理危机是一些个人的困难和境遇，它使得人无能为力，不能有意识地主宰自己的生活；

（3）心理危机是一种认知，当事人认为某一事件或境遇是个人资源和应对机制所无法解决的困难。除非及时缓解，否则心理危机会导致认知、情感和意志行为等方面出现严重的功能失调。

综上所述，我们认为心理危机是指个体面临重大生活事件如亲人死亡、婚姻破裂或天灾人祸等时，既不能回避，又无法用通常解决问题的方法来应对时所出现的一种心理失衡状态。

一般而言，危机由不良生活事件所引起。但是，并非所有的不良生活事件所引起的所有心理改变都是可以成为心理危机，只有那些人们感到心理压力超过了其自身可以承受的范围以外的事件，并由此产生了暂时或较为持久的心理失衡状态，才称之为危机。

引起心理危机的因素有很多，归纳起来可以分为以下几个类别：

（1）重大的自然灾害和意外事故，如地震、火灾、矿难、交通事故等；

（2）疾病，特别是突发威胁生命的重大疾病或长期的慢性疾病，如脑卒中、肿瘤等；

（3）人际关系紧张或矛盾冲突，例如：家庭纠纷是中国人自杀的首因；

（4）适应障碍，多指因为环境改变或角色改变所引起的一系列功能失调性行为，如学生的升学或毕业、女性的怀孕、丧偶或丧子等。

尽管心理危机的种类千差万别，但是其存在一些共同的特征，主要包括：

1. 中立性　尽管心理危机常常引起人们心身极大的反应，但不一定都是消极的影响。根据上述 Lazarus 的观点，危机事件作为一种应激源间接作用于个体，其中间有认知因素在起作用，换句话说，发生什么事本身不重要，重要的是个体怎么看。塞翁失马的故事就充分说明了这一点，这也是对于危机进行心理干预的前提，有一些环境或事件已经发生，我们本身无法更改，或者无能为力，但是我们可以改变应对方式，或者说改变认知，从而调整自己的心理状态，最后逐步化解其带来的伤害。

2. 反应的个体差异性　因为心理危机本身是中立的，换句话说，有的人可能会因为危机而出现严重的应激反应，包括躯体的和心理行为的方面；而有的人可能借此成长，最终使自己得到锻炼，从而变不利因素为有利因素，卧薪尝胆就是一个例子。那么决定个体的反应的心理因素就有个性的差异了。个性（personality）就是个体在物质活动和交往活动中形成的具有社会意义的稳定的心理特征系统。人与人之间个性迥然不同，所以面对心理危机的反应也就不尽相同了。

3. 危机的时效性　心理危机作用于个体并产生影响是有一定的时间周期的。也就是说，它不是一直存在，持续作用的。通常危机持续作用时间不超过 2 个月，在作用时间的后半段，主观不适感会减弱。根据行为主义的研究结果，个体对于刺激的反应会有同化和致敏两种方式，由于较长时间的频繁刺激，很有可能会导致个体出现一定程度的适应状态。当然在危机作用的有效时效内，个体会出现严重的应激反应，甚至会出现一些病态的行为，如抑郁、自杀等精神病性症状，或者酗酒、吸毒等成瘾行为，或引发躯体疾病，如应激性溃疡等；也有可能转化为慢性状态。

二、危机干预

危机干预（crisis intervention）又称危机介入、危机管理或危机调解，是给处于危机中的个体提供有效帮助和心理支持的一种技术，通过调动他们自身的潜能来重新建立或恢复到危机前的心理平衡状态，获得新的技能，以预防心理危机的发生。危机干预是一种从简短心理治疗（brief psychotherapy）基础上发展起来的，帮助处于危机状态下的个体度过危险的方法。危机干预需要干预者倾听个体的陈述，所以也有人称其为倾听治疗。

危机干预的重点在于"人格健全"，即帮助求助者寻找产生危机的性格特点，创造温暖、自由的成长氛围，帮助求询者重塑性格，从而达到逐步调整状态、恢复自信的程度，挖掘求助者的潜能，重建心理平衡，最终也帮助求询者变得更加坚强，得到成长的目的。

危机干预的目标可以分为两个层次。第一个是短期目标，即使处于危机中的个体摆脱严重的应激反应，逐步改善其状态，避免自伤或伤人；第二是中长期目标，让受助者恢复心理平衡，恢复到危机发生前的功能水平，并最终让受助者获得成长，进一步完善其人格。

危机干预的基本方式包括个别干预和团体干预。个别干预是对发生心理危机的个体，以一对一的方式进行心理危机干预。个别干预的特点是针对性强，效果较显著。个别干预的方式有电话干预、网上在线干预和面谈等几种。

1. 电话干预（telephone crisis intervention）　通过设立心理救助热线，由发生危机的个体主动拨打热线电话求助，寻求干预。这种方式多数是处于紧急情绪障碍、精神崩溃或企图自杀的个体使用。电话干预的优点在于及时、经济、匿名、避免依赖。电话干预的基本策略是先稳住对方情绪，引导他倾诉，缓解其情绪，适时进行疏导。

2. 面谈干预（face to face assistance）　在咨询室或现场直接和求助者交流，有利于采取多种咨询与治疗技术对其进行危机干预，包括调整认知、改善应对技巧、松弛训练、扩大交往和建立支持系统。基本策略是倾听、关注、评估与干预、必要时转诊。这种干预方式的优点是能相对快速地、详细地、全面地、准确地了解求助者的状况，从而及时地、有针对性地对求助者实施解释、疏导及具体干预。

3. 书信指导（letter counseling）是一种以信函为媒介的干预方法。这种方法大多是因路途遥远、交通不便或求助者暂时不愿意暴露身份或针对难以当面启齿的问题而使用。随着网络的普及，通过电子邮件、网上聊天等形式进行的危机干预也可以列入这一类型。

团体干预是指通过传媒（报纸、电台、电视）讲座、培训班、社区性危机干预、现场救助等形式，对多人同时实施危机干预。团体干预一般只是针对可能引起社会应激反应的重大社会事件而采取，例如 SARS；此外还可以是经常性的预防工作。其中，社区性危机干预就主要是预防性质的，包括成立各种自助组织，及时识别高危人群等。

三、危机干预的六步法

尽管对于不同的危机有不同的危机干预策略，但总结起来，所有的干预策略中都贯穿了一套相对直接和有效的干预方法，这就是危机干预的六步法。危机干预六步法是由美国当代危机干预学家吉利兰和詹姆斯在《危机干预策略》一书中提出来的，他们把危机干预的六个步骤设计整合到危机干预的全过程中，现已广泛被危机干预工作者采纳，用于帮助许多不同类型危机的求助者。

这六步分别是：①确定问题；②保证求助者安全；③重新找回控制并给予支持；④提出可变通的应对方式并验证；⑤制订计划；⑥得到承诺，采取积极的应对方式。

前三步主要是倾听询问，了解情况并建立良好的关系，而非采取行动。后三步主要以行动为工作重点，采取一定措施。而评估（assessment）则应贯穿于整个六步法的干预过程中。在干预过程中，干预者应该系统地使用一些技术，在应用技术时应该是自然、流畅的，而不是机械式的生搬硬套，这样才能收到实效。

（一）确定问题

危机干预的第一步是确定问题。危机干预工作者应注意必须从求助者的角度，确定和理解求助者本人所认识的问题，这对于以后的整个危机干预工作的成败很关键。因为如果干预者所认识的危机境遇和求助者所认识的不一致，并非为求助者所认同，那么干预者所采取的全部干预策略可能对求助者而言就收效甚微，甚至对求助者没有任何价值。因此，在整个危机干预过程中，干预者在使用倾听询问等有关技术时，应紧紧围绕所确定的问题，力求达成与求助者对问题的一致认识。为了确定危机问题，主要采取倾听、询问等技术，并注意向求助者表现出同情、理解、真诚、接纳和尊重的态度，和求助者建立良好的关系。

（二）保证求助者的安全

在危机干预过程中，干预者应该将保证求助者的安全作为首要目标，这是至关重要的。保证求助者的安全，是指把求助者对自己和对他人的生理和心理危险性降低到最小的可能性。我们在进行危机干预的整个过程中，安全问题必须是首要的考虑。无论是在检查评估过程中，还是在倾听询问阶段，或者在制订行动策略阶段，安全问题都必须予以足够的关注，一时一刻都不能放松。从事危机干预工作，就必须将求助者的安全问题自然地融入自己的思维和行动中，这是我们必须强调的重点。

（三）提供支持

第三步要求危机干预工作者给予求助者足够的支持，与求助者沟通与交流，让求助者知道干预者是能够给予其关心帮助的人。干预者不要对求助者的观点和行为进行评价，而应以无条件的、积极的方式接纳所有的求助者，和求助者之间建立起信任和谐的关系，让求助者感觉到"这里有一个人确实很关心我"，使求助者信任干预者。如果没有建立信任和谐的关系，那么干预者就很难对求助者产生积极的影响，干预也可能收效甚微。在危机干预中无条件的接纳是指能够接纳和肯定那些投入愿意接纳的人，表扬那些没人会表扬的人，不带有丝毫世俗的评价标准，不求任何回报，只有这样的危机干预工作者，才能给予求助者真正的支持。

（四）提出应对方式

由于在危机中的求助者多数情况下处于思维不灵活甚至混乱的状态，因而往往会忽略一个方面——遇到危机时，其实有许多适当的办法或途径可供求助者选择，但求助者却不去选择或不能恰当地判断什么是最佳选择，甚至认为无路可走。在这一步的工作中，干预者要帮助求助者认识到，有许多可变通的应对方式可供选择，可以从中找出最适当的选择，寻求最好的应对方式。干预者应该和求助者一起讨论，从三个方面进行验证：

（1）环境支持，这是提供帮助的最佳资源，与求助者一起找出有哪些人现在或过去能关心自己；

（2）应付机制，即求助者可以用来战胜目前危机行动；

（3）积极的、建设性的思维方式，可用来改变自己对问题的看法，并减轻应激与焦虑水平。

如果能从这三方面客观地评价各种应对方式的可行性，危机干预工作者就能够给感到绝望和走投无路的求助者以极大的支持。

（五）制订具体计划

这一步是从第四步自然、有逻辑地发展而来的，危机干预工作者与求助者共同制订具体的行动计划来矫正其情绪的失衡状态。计划应该包括：

（1）确定另外的个人、组织团体和有关机构能够提供及时的支持；

（2）提供求助者现在能够采用的、积极的应对机制，并确定求助者能够理解和把握的行动步骤。

根据求助者的应对能力，计划应着重在切实可行和能够帮助求助者解决问题。

要注意的一点是，计划的制订应该与求助者合作完成，要让求助者感到没有剥夺他们的权利、独立性和自尊，让其感到这是他自己的计划，不仅仅是工作人员要求求助者应该做什么，这很重要。虽然很多求助者并不反对干预者决定计划，甚至认为帮助他们制订行动计划是应该的，自己没有这个能力完成，但这就使得求助者忽略了自身潜在的能力，也不利于他们实施计划，因为往往自己参与制订的计划能得到更好的落实。合作制订计划就是要发挥求助者的控制性和自主性，让求助者将计划付诸实施，目的在于恢复他们的自制能力和避免他们依赖干预者。

（六）获得承诺

如果制订计划这一步完成得较好，得到承诺就比较容易。一般情况，这一步操作起来比较简单，干预者让求助者复述一遍计划，例如"我们已经商讨了你计划要做什么，下一步将看你如何去做了。现在，请给我讲一下你将采取哪些行动。"在求助者复述的过程中，要进一步明确,求助者自愿按照计划去实施,也就是获得承诺。

尽管这是最后一步,但危机干预工作者仍然不能忽略诸如评估、保证安全和给予支持的技巧,在危机干预结束前,干预者应该从求助者那里得到诚实、直接和适当的承诺。最后,在检查、核实求助者执行计划的情况时,仍然需要用理解、同情和支持的方式来进行询问。

四、主要干预技巧

简单归纳起来,一共包括两大类基本技巧:第一是建立良好关系和提供支持的技巧;第二是干预技巧。

(一)建立关系、提供支持

建立良好关系和提供支持的技术与罗杰斯(Rogers)的以人为中心的咨询(person-centered counseling)是完全一致的。以人为中心疗法最适用的领域就是危机干预领域。下面简要介绍建立良好关系与提供支持技术中涉及的各种技巧和态度。

1. 有效倾听技术　有效倾听是与求助者建立良好关系的第一步,如何才能有效地倾听,却是需要技巧的。倾听技巧,就是指干预者在倾听中采用语言或非语言表达方式的参与行为。首先,干预者不需要说什么,更多的是看着对方、倾身、专心地听对方的叙述。在绝大多数咨询和治疗的初期,求助者除了心理问题造成的应激之外,还会对治疗本身带有一定程度的焦虑和紧张,在危机情况下,这种焦虑和紧张更突出。因此,求助者可能会精心的掩饰自己的情绪而不表现出来,也可能会用愤怒、咄咄逼人等表现代替真实的情感(例如:害怕、悲伤、自责等)。这就要求干预者必须全神贯注于求助者,漫不经心的干预者往往会错过求助者想表达的信息与内涵。而且,漫不经心的态度显示干预者并不关心求助者,这样是很难建立起相互信任的关系的。

2. 询问技术　危机干预工作者在倾听的过程中,不可避免地需要通过向求助者提问来了解情况。干预者有时会遇到这种情况,当向求助者提问时,他们的回答要么很小声,根本听不见,要么就只是点头或摇头说是或不是。对此,干预者会觉得很棘手。其实,能否得到更多的资料和有意义的反应,很大程度取决于提问的方式。危机干预者一定要注意,在进行开放式提问的时候,避免问"为什么"。危机干预者有时不可避免地会对求助者异乎寻常的想法和行为产生不解和好奇,而危机干预的初学者可能就无法控制自己的好奇心,迫切地想知道为什么一个人会这么想,为什么会有这样的感受,为什么会作出这么"疯狂"或"怪异"的事,可能还认为知道为什么才能更好地进行干预。而事实上,有经验的危机干预者是不主张问"为什么"这样的问题的,因为它根本不利于收集到更多、更有效的资料。

3. 语言反馈技术　在交谈中,干预者往往会使用非第一人称,例如:"他们说……""你应该……",这样的表述回避了干预者自己对问题的想法和感受,也让求助者觉得与干预者有距离。只是一个旁观者,不利于交流。而使用第一人称,例如:"我们应该这样""我们会觉得……",则会一下子缩短干预者与求助者的距离,让求助者感觉干预者真正参与并理解了自己的体验,有利于双方建立良好的关系。危机干预不同于其他心理治疗,因为危机干预的求助者失去能动性和心理平衡,需要干预者指导,用第一人称交谈,谈一些干预者自己的感受、想法和行为,会让求助者将干预者当做榜样,能减少防御敌对心理,较好地顺从干预者的指导,因此,在危机干预中使用第一人称是相当重要的。

(二)心理干预技巧

心理干预技术,又称解决问题技术,帮助求助者按以下步骤进行思考和行动,常能取得较好效果：

1. 对自杀者的最大愿望给予直接保证　这种方式并不适用于所有的自杀者，咨询师运用的时候是有限制的。他主要适用于儿童和青少年的一些冲动型自杀。这类自杀者大多是因为自己的愿望没有得到满足，一时冲动而走上绝路。如果有关人员能保证满足自杀者的愿望，即可有效防止自杀。如一位小学生，其父母总是逼他学这学那。现在又要他开始学书法，并自作主张地给他在少年宫报了名。他不愿意学，父母骂了他。孩子哭着跑到河边，想以死来报复父母，被一位在河边散步的老人发现。老人问清缘由后，当即向他保证："我一定说服你爸爸妈妈，今后尊重你的意见，不再逼你。"孩子便放弃了自杀行为，在老人的陪同下回到了家里。在这里，老人的干预之所以成功，是因为他对孩子作了直接保证。咨询师在有把握的范围内，可以给予求助者一些直接保证。

2. 激发求助者对亲友的牵挂和责任　一个人作出自杀决定之时，往往关闭了自己的心灵大门，无暇顾及他人的感受。我们要帮助他重新记起对亲友的责任，让他想想自杀会给亲友造成什么样的痛苦，从而使求助者对这个世界重新有所牵挂。有一个二十多岁的男青年走进咨询室后，一坐下来就忧郁地问："我现在想自杀，但我又说不出明确的理由。你相信吗？"咨询师平静地回答："我相信。但我同时也相信，你的行为将给你的父母和亲人带来无限的痛苦，在他们心灵上所留下的创伤将永远无法愈合。这一点你相信吗？"求助者没有作声，点了点头。在这里，咨询师首先激发起求助者对亲友的责任，为有效地劝阻自杀行为奠定了良好的基础。

3. 帮助求助者主动去寻求更多的社会支持　尽管求助者在绝望之前可能已用各种方式向亲友求助，已发出自杀的暗示，但由于他的求助信息不明确，亲友往往无法向他提供有效的帮助，他有可能已对亲友失望。咨询师的任务之一就是要帮助求助者重新认识社会支持的力量，使他能主动借助社会支持的力量改善自身状况。

4. 重点讨论求助者所面临的挫折事件　咨询师要判断自杀事件的客观现实与求助者的主观反应是否对等。如果不对等，例如为了一点小事而寻死觅活，表明求助者可能存在认知错误，我们就应针对其问题，努力排除他的认知障碍。如果客观现实与主观反应对等，例如因车祸失去双腿而自杀，我们就应帮助求助者勇敢地接受这一挫折，并且鼓励他尝试着去解决问题。

5. 训练求助者有效地解决问题　问题解决训练是认知-行为治疗技术中很重要的一种。它的基本出发点是：如果有人处理不好自己的问题并因此而产生心理障碍，那是由于他缺乏有效的问题解决技术。他采用了不恰当的问题解决方式，往往使问题更加严重。所以，只要咨询师能帮助求助者提高其解决问题的能力，就能有效地改善其心理状态。

第四节　案例分析

案例：SARS 之后的心理干预

一、事件背景介绍

重症急性呼吸综合征（SARS）为一种由 SARS 冠状病毒（SARS-CoV）引起的急性呼吸道传染病，世界卫生组织（WHO）将其命名为重症急性呼吸综合征。本病的主要传播方式为近距离飞沫传播或接触患者呼吸道分泌物。2003 年 4 月 16 日，世界卫生组织根据包括中国内地和香港地区、加拿大、美国在内的 11 个国家和地区的 13 个实验室通力合作研究的结果，宣布重症急性呼吸综合征的病因是一种新型冠状病毒，称为 SARS 冠状病毒。SARS 是一种传播性很强的感染性疾病，当时对它的传播途径尚不十分清楚，而且又缺乏特效治疗药物。在这种情况下，人们很容易出现各种各样的心理反应，这是正常现象。但是某些不良心理反应会影响人们的生活质量和身体健康，同时也会影响 SARS 防治工作的顺利进行。各地政府采取了强有力的应对措施，对确诊和疑似患者进行了隔离和治疗。

二、确定干预人群

刚进入隔离病房的患者，由于恐惧、孤独，处于急性应激状态，部分患者会出现心理障碍。许多医护人员工作在隔离病房中处于高度紧张的工作状态，同时面临被感染的危险，也会出现心理应激反应。因此确定的需要进行心理干预的对象为：SARS 确诊者、疑似者；接触者；家属、同事、朋友等；救援人员：如一线医护人员，应急服务人员、志愿者；易感人群和社会公众。

三、干预措施

由于 SARS 本身的疾病特点，上述干预人群中的部分人会出现不同程度的应激障碍，包括急性应激障碍、创伤后应激障碍、适应障碍等。干预也将针对上述的心理问题展开。

干预措施主要分为三部分，即媒体广泛宣传、人群集体晤谈和个体或群体的治疗性干预。

（一）媒体宣传

由于人们对于 SARS 不甚了解，会出现一定的恐慌情绪，或者有人不足够重视，对自己和家人缺乏足够的保护。这两种情况都是因为对于 SARS 缺乏足够的认知造成的，因此需要借助于大众媒体进行宣传，让大众对于 SARS 有一个相对客观的认识，消除各种曲解和错误的认识，譬如说有人认为喝绿豆汤可进行预防；同时也要提醒一部分麻痹大意的群众，尽量减少去公共场所，居室注意及时通风等。同时通过媒体宣传让广大群众获悉有关传染病防治常识以及心理健康的常识，帮助有恐慌情绪的人消除不良情绪。

（二）人群集体晤谈

集体晤谈，又叫严重事件晤谈（critical incident stress debriefing，CISD），是一种系统的、通过交谈来减轻压力的方法。对于特定人群需要进行有针对性的集体晤谈，如医护群体，由于 SARS 有很强的传染性，所以一部分医护人员会产生应激障碍。针对这样的人群，需要进行有针对性的团体干预。急性集体晤谈的目的在于缓解不必要的压力，消除恐慌心态。可以组织有实际工作经验的医护人员进行交流，畅谈内心的真实感受，获得心理支持和安慰；也可以寻求专业心理咨询师的帮助，进行放松训练及压力管理，学习一些面对应激的处理技巧，如有效调整认知，包括对于 SARS 风险性的客观评估，包括感染早期征兆的识别等；还可以增强积极行为，例如向心理师进行倾诉和求助，适当增加运动，注意营养平衡和充足的休息等。正规 CISD 通常由精神卫生专业人员进行指导，在应激事件发生后 24～48 小时之间实施，指导者必须对小组治疗或团体辅导有充分的了解，同时对应激反应的表现有广泛了解，在事件发生后 24 小时内一般不宜进行 CISD。

（三）个体或群体的干预性治疗

干预性治疗主要针对出现一系列应激相关障碍的个体或群体。治疗目标力求及时有效、通俗易懂。全面促进被干预对象积极地接受现实，采取有效应对措施；同时也可以联合一部分抗焦虑抑郁药物的使用。具体采用的方法包括精神分析治疗、认知行为疗法和支持性心理治疗等。

四、效果评估

效果评估包括被干预人群的效果评估和干预措施的有效性评估。

(一) 干预人群效果评估

对于干预人群的效果评估，一般会应用一些心理测量的问卷，例如 Jung 自评焦虑问卷、汉密尔顿焦虑量表、汉密尔顿抑郁量表或 90 项症状自评量表（SCL-90）等，评估被干预者的心理状态，通常在干预前也做类似的测量，通过比较来明确干预的效果；当然也可以通过心理医师的面诊来判断被干预者的情绪变化。

(二) 干预措施的评估

干预措施的评估不仅要考虑到实际的干预效果，即被干预人群的状态变化；同时也要考虑干预措施的成本效益分析，考虑干预措施的重新组合问题，这时候需要工作人员进行评估，需要写明应用这些措施时最大的问题是什么，或者最主要的困难是什么，是否需要对干预措施进行优化，资源配置是否合理等。同时进一步总结经验教训，归纳整理应激事件处理中的心理干预模式。有人总结在类似于 SARS 这种突发重大公共卫生事件的应对中，导致人们产生焦虑情绪，甚至出现应激障碍的主要因素包括：对于疾病本身的恐慌；过重的工作负担或不良的工作环境；未来的不可预测性以及压力状态下的人际关系处理。针对这些影响因素，可以采取预防性心理干预，帮助被干预对象及时积极地适应新的变化，同时加强团队合作，引导人们进行合理的情绪宣泄和提供有效的社会支持等措施。

（高 磊 张 欣）

参考文献

1. 刘新民. 变态心理学. 2 版. 北京：人民卫生出版社，2013.
2. 孙成斋. 突发公共卫生事件应急处理实践. 合肥：安徽人民出版社，2008.
3. 顾瑜琦, 孙宏伟. 心理危机干预. 北京：人民卫生出版社，2013.
4. 邱鸿钟, 梁瑞琼. 应激与心理危机干预. 广州：暨南大学出版社，2008.
5. 郭薇. 心理危机干预概论. 成都：四川科学技术出版社，2007.
6. 万小燕. 我国突发事件心理危机干预存在的问题及对策研究. 湖北省社会主义学院学报，2013，8（4）：86-89.
7. 何蕊芳, 陈琼琼, 高治国, 等. 甘肃省岷县、漳县地震后 3 周灾区心理危机干预纪实. 中国循证医学杂志，2013，13（8）：912-916.
8. Lunawat VK, Karale M. Hypercalcemia and PHPT presenting with mental health crisis- a case report. Psychiatr Danub，2013，25（4）：423-434.
9. 吕秋云, 丛中. SARS 心理干预的基本方式. 中国心理卫生杂志，2003，17（8）：534-535.
10. 金宁宁. 突发事件时实施群体心理危机干预的效果研究 [D]. 北京：军事进修学院，2005.